最新 作業療法学講座

日常生活活動（ADL）
Activities of Daily Living

編著：
小川真寛
白井はる奈

医歯薬出版株式会社

■執筆者一覧

●編著

小川真寛（おがわまさひろ）　神戸学院大学総合リハビリテーション学部作業療法学科

白井はる奈（しらいはるな）　佛教大学保健医療技術学部作業療法学科

●執筆者（執筆順）

舟木優佳（ふなきゆうか）　広島国際大学総合リハビリテーション学部リハビリテーション学科作業療法学専攻

平澤　玲（ひらさわれい）　広島国際大学総合リハビリテーション学部リハビリテーション学科作業療法学専攻

内田達二（うちだたつじ）　東京医療学院大学保健医療学部リハビリテーション学科作業療法学専攻

増田久美子（ますだくみこ）　県立広島大学保健福祉学部保健福祉学科作業療法学コース

古山千佳子（こやまちかこ）　県立広島大学保健福祉学部保健福祉学科作業療法学コース

菅原洋平（すがわらようへい）　ユークロニア株式会社

小瀬綾美（こせあやみ）　イムス板橋リハビリテーション病院リハビリテーション科作業療法部門

松澤良平（まつざわりょうへい）　イムス板橋リハビリテーション病院リハビリテーション科作業療法部門

木田聖吾（きだせいご）　NPO法人えんしゅう生活支援net　ワークセンター大きな木

小澤友恵（おざわともえ）　イムス板橋リハビリテーション病院リハビリテーション科作業療法部門

山口智晴（やまぐちともはる）　群馬医療福祉大学リハビリテーション学部

齋藤嘉子（さいとうよしこ）　介護医療院茶山のさとリハビリテーション課

助金　淳（すけかねあつし）　信愛会日比野病院診療技術部リハビリテーション科

藤田佳男（ふじたよしお）　千葉県立保健医療大学健康科学部リハビリテーション学科作業療法学専攻

田畑阿美（たばたあみ）　京都大学大学院医学研究科人間健康科学系専攻

森川孝子（もりかわたかこ）　神戸学院大学総合リハビリテーション学部作業療法学科

中岡和代（なかおかかずよ）　大阪公立大学大学院リハビリテーション学研究科作業療法学領域

河本敦史（こうもとあつし）　広島国際医療福祉専門学校作業療法学科

大向優貴（おおむかいゆうき）　フジ住宅株式会社

石橋　裕（いしばしゆう）　東京都立大学健康福祉学部作業療法学科

木下　輝（きのしたひかる）　専門学校社会医学技術学院作業療法学科

船谷俊彰（ふなたにとしあき）　エンナチュラル株式会社

竹林　崇（たけばやしたかし）　大阪公立大学大学院リハビリテーション学研究科作業療法学領域

塩津裕康（しおづひろやす）　中部大学生命健康科学部作業療法学科

松原麻子（まつばらあさこ）　広島市立リハビリテーション病院リハビリテーション技術科

白岩圭悟（しらいわけいご）　大阪河﨑リハビリテーション大学作業療法学専攻

竹原　敦　群馬パース大学リハビリテーション学部作業療法学科

山根伸吾　令和健康科学大学リハビリテーション学部作業療法学科

島　真理子　大阪医専高度作業療法学科

目片幸二郎　四條畷学園大学リハビリテーション学部作業療法学専攻

髙島千敬　広島都市学園大学健康科学部リハビリテーション学科

藤原瑞穂　神戸学院大学総合リハビリテーション学部作業療法学科

田中寛之　大阪公立大学大学院リハビリテーション学研究科作業療法学領域

大下琢也　嶋田病院リハビリテーション部作業療法科

辻　薫　大阪人間科学大学保健医療学部作業療法学科

米持喬　大阪発達総合療育センター

序　文

　日常生活活動は作業療法士が臨床で最も対象にする作業である．作業療法士の独自性と専門性は「作業」を分析し，それを扱うことである．つまり，作業療法が扱う数ある作業で日常生活活動は，いわば作業療法が扱う作業の本丸といっても過言ではない．

　リハビリテーションの臨床をみてみると，作業療法士を筆頭に多くの専門職が日常生活活動を評価し，介入する時代になっている．このような時代背景もあり，作業療法の強みである作業の視点，とりわけ日常生活活動を評価し介入する技能が必要とされている．一方で超高齢社会の進展，社会構造の変化は，在宅復帰後の家事などの手段的日常生活活動のニーズの増加をもたらしている．さらには，QOL（生活・人生の質）を重視した社会の変化は，趣味活動や社会参加に対する作業療法への期待を醸造している．

　本書では，このような時代背景もあり，第1章で日常生活活動と作業療法の関係について説明し，第2章において日常生活活動を広い視点から捉え，日常生活活動や手段的日常生活活動だけでなく，基本動作から社会参加まで収載した．そのうえで，第3章，第4章に作業療法士として日常生活活動に対して評価から介入の視点も組み込んだ．類書も多くある中，幅広い作業と，福祉用具などの代償的な側面だけでなく治療的な側面からの作業への介入の視点，そして評価介入のための手段となる理論については独自性のあるコンテンツとして仕上げた．また，第5章では疾患についてもできるだけ新しい時代に対応できるように，昨今，作業療法で対象疾患として広がりつつある大腿骨頸部骨折や呼吸器疾患についても取り上げた．そして，第6章では幅広い作業療法領域で日常生活活動の支援が行われることも鑑みて，各領域での支援の特徴やできるだけ臨床の現場目線の理解が進むように事例を含めてまとめた．

　その他の本書の特徴としては，学生や若い作業療法士が必要知識を視覚的に理解し，能動的に学べることである．そのため，文章は短く区切り，図表を多く入れ，可読性や理解容易性を増すようにした．そして，学生が国家試験での必要知識が学べるよう過不足なく重要な知識を網羅できるように内容を考慮し厳選した．さらには，演習課題などを通したアクティブラーニングができるように課題を作成した．これらのことを通じて，日常生活活動についての理解を深め，基礎的な知識を学んでもらいたいと考えている．

　本書がクライエントの大切な作業，特に日常生活活動の支援ができる作業療法士の養成に寄与できれば幸甚である．

2025 年 1 月

小川真寛，白井はる奈

最新作業療法学講座　日常生活活動（ADL）
目次

1章　ADLと作業療法とは　　　　　　　　　　　　　白井はる奈　　1

① ADLと作業療法　　　　　　　　　　　　　　　　　　　　　　2

作業と ADL ……………………………… 2
ADL，IADL の概念と範囲，位置づけ …… 4
ADL とライフサイクル ………………… 7
ADL とリハビリテーション …………… 9

ADL 障害に対する作業療法の役割 ……… 12
ADL 障害に対する作業療法のプロセス … 13
ADL における作業療法の実際 ………… 16

2章　ADLに関連する各活動　　　　　　　　　　　　　　　　　19

① 基本動作　　　　　　　　　　　　　　　　　　　　　　　　20

基本動作の定義（舟木優佳・平澤　玲）…… 20
日常生活における基本動作の意義
　　（舟木優佳・平澤　玲）………………… 20
寝返り（舟木優佳・平澤　玲）…………… 22
　1．定義と意義および動作の特徴
　2．健常者の寝返りパターン
　3．片麻痺患者の寝返り動作
　4．片麻痺患者の寝返り方法（自立）
　5．片麻痺患者の寝返り（介助）
　6．福祉用具
起き上がり（舟木優佳・平澤　玲）…… 26
　1．定義と意義および動作の特徴
　2．片麻痺患者の起き上がり（自立）
　3．福祉用具
　4．片麻痺患者の起き上がり（介助）
起立（立ち上がり）（舟木優佳・平澤　玲）…… 29
　1．定義と意義および動作の特徴
　2．環境調整による立ち上がり動作の違い
　3．片麻痺患者の立ち上がり（自立）

　4．片麻痺患者の立ち上がり（介助）
　5．福祉用具
移乗（舟木優佳・平澤　玲）……………… 33
　1．定義と意義
　2．様々な移乗方法
　3．片麻痺患者の移乗
　4．片麻痺患者の移乗（軽介助：健側移乗）
　5．片麻痺患者の移乗（全介助）
　6．リスク管理
　7．福祉用具
移動（舟木優佳・平澤　玲）……………… 37
　1．定義と意義および動作の特徴
　2．片麻痺患者の車椅子駆動（自走）
　3．片麻痺患者の歩行
車椅子による移動（内田達二）………… 40
　1．車椅子とは
　2．車椅子の構造と適合（寸法）
　3．車椅子の移動や回転に必要な環境
　4．日常生活における車椅子移動

v

2 基本的ADL 46

食事 （増田久美子・古山千佳子）……………… 46
1. 食事とは
2. 食事の特徴
3. 食事の観察評価
4. 食事への介入

整容 （増田久美子・古山千佳子）……………… 51
1. 整容とは
2. 整容の特徴
3. 整容の観察評価
4. 整容への介入

更衣 （増田久美子・古山千佳子）……………… 53
1. 更衣とは
2. 更衣の特徴
3. 更衣の観察評価
4. 更衣に対する介入

排泄 （増田久美子・古山千佳子）……………… 59
1. 排泄とは
2. 排泄の特徴
3. 排泄の観察評価
4. 排泄への介入

入浴 （増田久美子・古山千佳子）……………… 63
1. 入浴とは
2. 入浴の特徴
3. 入浴の観察評価
4. 入浴への介入

睡眠 （菅原洋平）……………………………… 66
1. 睡眠とは
2. 生体リズムに従ってやるべきこと
3. 睡眠を構成するホルモン
4. 睡眠の評価
5. 睡眠支援・介入方法

3 IADL 73

調理 （小瀬綾美）……………………………… 73
1. 調理とは
2. 調理における作業の意味
3. 調理の工程
4. 調理の評価と介入
5. 調理練習における心理的配慮

掃除／洗濯 （松澤良平）……………………… 77
1. 掃除とは
2. 洗濯とは
3. 掃除の工程と作業療法における着目点
4. 洗濯の工程と作業療法における着目点
5. 関連する法律や制度
6. 作業療法の評価と介入
7. 疾患や障害に応じた評価や介入のポイント

買い物 （木田聖吾）…………………………… 81
1. 買い物とは
2. 作業療法評価と介入

育児 （小澤友恵）……………………………… 84
1. 育児とは

2. 乳幼児の成長
3. 育児を実施するうえでの必要能力
4. クライエントやセラピストが育児未経験の場合
5. 育児の作業工程と注意点，作業療法における着目点・対応策
6. 疾患や障害に応じた評価や介入のポイント
7. 育児の今後の課題

服薬管理 （山口智晴）………………………… 89
1. 服薬管理とは
2. 服薬管理の工程と作業療法における着目点
3. 作業療法評価と介入

栄養管理 （齋藤嘉子・助金　淳）…………… 93
1. 背景
2. リハビリテーションで問題になる栄養障害
3. 栄養の基礎
4. 作業療法の実際
5. おわりに

演習課題……………………………………… 99

④ 社会参加　101

公共交通機関の利用（小川真寛）・・・・・・101
1. 公共交通機関の利用とは
2. 公共交通機関の利用の工程と作業療法における着目点
3. 関連する法律や制度
4. 作業療法の評価と介入
5. 疾患や障害に応じた評価や介入のポイント

自動車運転（藤田佳男）・・・・・・105
1. 自動車の運転とは
2. 自動車の運転に関する支援と作業療法における着目点
3. 関連する法律や制度，および関係機関
4. 作業療法の評価と介入
5. 疾患や障害に応じた評価や介入のポイント

コミュニケーション（田畑阿美）・・・・・・111
1. コミュニケーションとは
2. コミュニケーションの特徴と作業療法における着目点
3. コミュニケーションの障害と関連する法律や制度
4. 作業療法の評価と介入

5. 疾患や障害に応じた介入のポイント

就労（森川孝子）・・・・・・117
1. 就労とは
2. 疾患や障害のある人が働くことの意義
3. 障害者雇用に関連する法律や制度
4. 就労支援

就学（中岡和代）・・・・・・122
1. 就学とは
2. 就学先
3. どのようなことが就学には必要か
4. 作業療法評価と介入
5. 利用できるサービス
6. 切れ目のない支援

余暇活動（河本敦史）・・・・・・126
1. 余暇とは
2. 作業療法評価と介入

スポーツ（大向優貴）・・・・・・129
1. スポーツの目的・効果
2. パラスポーツ
3. 作業療法士に求められる留意点

演習課題・・・・・・136

3章　ADLの評価　141

① 評価総論　石橋　裕　142

ADL 評価の概要・・・・・・142
ADL 評価のプロセス・・・・・・142
1. ADL の実施状況を知るプロセス
2. 作業療法で介入する ADL を明らかにするプロセス
3. ADL実施時の問題点を明らかにするプロセス

面接・情報収集・・・・・・146
1. 生活サイクルの評価

2. 生活行動範囲や生活空間の評価
3. 作業のニーズ評価

観察・・・・・・148
分析的アプローチ・・・・・・149
1. 運動分析的アプローチ
2. 動作分析的アプローチ
3. 遂行分析的アプローチ

演習課題・・・・・・153

② 評価法の紹介　木下　輝　154

基本的 ADL の評価・・・・・・154
1. FIM（機能的自立度評価法：Functional

Independence Measure）
2. BI（バーセルインデックス：Barthel Index）

vii

3. Katz Index（カッツの ADL 指標）
4. 障害高齢者の日常生活自立度（寝たきり度）
5. 認知症高齢者の日常生活自立度
6. weeFIM
7. The PULSES profile（PULSES プロファイル）
8. ケニー身辺処理評価（Kenny self-care evaluation）

手段的 ADL（IADL, APDL）の評価 …… 164
1. 老研式活動能力指標
2. 改訂版 Frenchay Activities Index（FAI）自己評価表
3. IADL scale（手段的 ADL 尺度）
4. Canadian Occupational Performance Measure（COPM）

4章　ADLの介入 169

① 介入総論 小川真寛 170

ADL の評価から介入までの流れの概要
……………………………………… 170

目標設定と介入 ……………………… 171
1. 目標設定
2. 作業療法計画の作成（介入手段の検討）

3. 作業療法計画の実行（介入の実施）
4. 再評価および実生活への適応

生活行為向上マネジメント ………………… 174

事例紹介 …………………………………… 176

② 介入アプローチ方法 178

治療的アプローチ（小川真寛）…………… 178
1. 身体機能
2. 精神認知機能
3. 実作業や実動作を通じた機能向上
4. 作業療法で行われる治療的手段の分類

習得的アプローチ（小川真寛）…………… 180
1. 習得的アプローチにかかわる要素

代償的アプローチ（船谷俊彰）…………… 185

1. 臨床での代償的アプローチの例（回復期リハビリテーション病棟での排泄へのアプローチの事例）
2. 代償的アプローチの種類
3. 在宅における場所別の代償的アプローチ
4. 介護保険に関連する職種
5. 法制度

演習課題 ………………………………… 197

③ ADL評価・介入理論の紹介 198

Constraint-induced movement
therapy（CI 療法）（竹林　崇）………… 198
1. Constraint-induced movement therapy とは？
2. CI 療法のエビデンス
3. CI 療法の手続き
4. まとめ

PAL（Pool Activity Level）（小川真寛）… 201
1. プール活動レベルとは
2. 理論の特徴

3. 臨床での使い方
4. まとめ

CO-CP（塩津裕康）……………………… 203
1. CO-OP とは
2. 理論の特徴
3. 臨床での使い方
4. まとめ

A-ONE（松原麻子）……………………… 206
1. Árnadóttir OT-ADL 神経行動学的評価法とは
2. 理論の特徴

3. 臨床での使い方
4. まとめ
認知行動療法（白石圭悟）・・・・・・・・・・・・・・・・・ 208
1. 認知行動療法とは
2. 理論の特徴
3. 臨床での使い方

人間作業モデル（MOHO）（竹原　敦）・・・・・ 210
1. 人間作業モデルとは
2. 理論の特徴
3. 臨床での使い方
4. まとめ

5章　疾患別のADL　　　　　　　　　　　　215

① 脳卒中　　　　　　　　　　　　　　　　山根伸吾　216

脳血管障害患者の ADL 障害像・・・・・・・・・・・ 216
脳血管障害患者の ADL 評価・・・・・・・・・・・・ 217
脳血管障害患者の ADL 介入・・・・・・・・・・・・ 217
1. 食事
2. 整容

3. 更衣
4. トイレ
5. 入浴
演習課題・・・・・・・・・・・・・・・・・・・・・・・・・・・・・ 228

② 頸髄損傷　　　　　　　　　　　　　　　島　真理子　229

頸髄損傷とは・・・・・・・・・・・・・・・・・・・・・・・・ 229
基本的評価・・・・・・・・・・・・・・・・・・・・・・・・ 230
1. 損傷レベルと残存能力の把握
起居・移乗・移動・・・・・・・・・・・・・・・・・・・ 230
食事・・・・・・・・・・・・・・・・・・・・・・・・・・・・・・ 234
整容・・・・・・・・・・・・・・・・・・・・・・・・・・・・・・ 234
更衣・・・・・・・・・・・・・・・・・・・・・・・・・・・・・・ 235

排泄・・・・・・・・・・・・・・・・・・・・・・・・・・・・・・ 235
入浴・・・・・・・・・・・・・・・・・・・・・・・・・・・・・・ 236
**書字・スマートフォンやタブレット，
パソコン操作**・・・・・・・・・・・・・・・・・・・・・・・・ 237
自動車への移乗と運転・・・・・・・・・・・・・・・ 237
生活関連活動・・・・・・・・・・・・・・・・・・・・・・ 238

③ 骨関節疾患 —— 大腿骨頸部骨折および関節リウマチ　　目片幸二郎　240

大腿骨頸部骨折とその特徴・・・・・・・・・・・・・・・ 240
1. 大腿骨頸部骨折全般の ADL 評価・介入の
ポイント
2. 股関節人工骨頭置換術の ADL 指導のポイ
ント

関節リウマチとは・・・・・・・・・・・・・・・・・・・・・・・ 243
1. 関節リウマチと ADL
2. ADL 評価
3. ADL への介入
演習課題・・・・・・・・・・・・・・・・・・・・・・・・・・・・・ 248

④ 呼吸器疾患　　　　　　　　　　　　　　髙島千敬　249

呼吸器疾患とは（ADL阻害因子）・・・・・・・・・・ 249
1. 慢性閉塞性肺疾患（Chronic Obstructive
Pulmonary Disease：COPD）
2. 間質性肺患

3. 肺癌
評価方法・・・・・・・・・・・・・・・・・・・・・・・・・・・ 250
活動別の評価と介入・・・・・・・・・・・・・・・・・ 253
1. 起居・移動・階段昇降

ix

2. 食事・整容……………………… 158
3. 更衣動作
4. トイレ動作

     5. 入浴動作
     6. IADL

⑤ 神経筋疾患
藤原瑞穂　262

はじめに………………………………… 262
神経筋疾患のADL ……………………… 263
  1. ADL 評価
  2. ADL への介入・支援
パーキンソン病（PD）………………… 264
  1. ADL 評価
  2. ADL への介入

筋萎縮性側索硬化症（ALS）………… 267
  1. ADL 評価
  2. ADL への介入
脊髄小脳変性症（SCD）……………… 270
  1. ADL 評価
  2. ADL への介入

⑥ 認知症
田中寛之　274

認知症における認知機能障害について… 274
認知機能障害と ADL について………… 274
  1. 認知機能障害と ADL との関連性
行動心理症状（精神症状）とADLについて
………………………………………… 276
  1. 心理症状と ADL
  2. 行動症状と ADL
作業療法場面で使用されるADL評価について
………………………………………… 277
  1. ADL の評価様式について
  2. ADL の評価尺度
  3. ADL の観察評価のポイント
作業療法評価・解釈・介入方針の決定… 279
  1. 介入する ADL 項目の選定
  2. 介入すべき ADL 項目の詳細な評価

  3. 評価の解釈
  4. 介入方針の決定
作業療法介入…………………………… 281
  1. ADL の行動の開始に困難さを認める場合の
    介入
  2. 計画・準備（時間管理，物品・場所認知）
    の困難さを認める場合の介入
  3. 遂行（物品の認知・適切な物品使用）の困
    難さを認める場合の介入
介入の具体的方法の紹介……………… 282
  1. 戦略的 ADL 介入
  2. 工程分析の結果の活用とエラーレス学習
  3. 記憶補助のための支援機器
  4. 手続き記憶の活用
  5. 物理的な環境調整

6章　各領域の臨床におけるADL評価・介入の特徴と事例　287

① 身体障害（脳血管障害）
大下琢也　288

身体障害領域における ADL の特徴…… 288
脳血管障害と ADL の特徴……………… 289
事例紹介………………………………… 289
初期評価………………………………… 290
  1. 第一印象

  2. 作業療法面接
  3. 身体機能評価
  4. ADL 評価
統合と解釈（問題点とストレングスの抽出）291
目標設定………………………………… 292

x

介入計画（排泄）……………………… 292
  1．方針
  2．プログラム
経過（排泄）……………………………… 293
  1．非麻痺側優位での動作方法の取得に向けた
    練習（初期〜介入1カ月）
  2．入院生活における病棟トイレでの排泄練習
    （介入1〜2カ月）

  3．自宅環境を想定した模擬的練習（介入2〜
    3カ月）
  4．自宅環境の調整と生活期への申し送り
    （介入3カ月後〜自宅退院）
最終評価………………………………… 297
退院後…………………………………… 297
考察……………………………………… 297

② 精神領域（統合失調症）　　　　　　　　　　　森川孝子　299

精神領域におけるADLの特徴………… 299
統合失調症……………………………… 299
統合失調症のある人のADLの特徴…… 300
ADL能力低下の要因とその具体例…… 300

評価のポイント………………………… 301
  1．観察
  2．情報収集（客観的情報，主観的情報）
介入のポイント………………………… 302
事例紹介………………………………… 304

③ 発達領域（脳性麻痺）　　　　　　　　　　辻　薫・米持　喬　308

発達領域におけるADLの特徴………… 308
保護者への支援………………………… 310
保育所，児童デイサービス，学校園等との連携
………………………………………… 311
脳性麻痺の定義
〔米国のMaryland州Bethesdaの国際ワーク
ショップで設定された定義（2004年）〕… 311

脳性麻痺の日常生活機能障害と評価指標
………………………………………… 311
痙直型のADL動作における
特徴的課題と介入のポイント………… 312
アテトーゼ型のADL動作における
特徴的課題と介入のポイント………… 314
事例紹介………………………………… 317

④ 老年期領域（認知症）　　　　　　　　　　　　　田中寛之　322

老年期領域のADLの特徴……………… 322
  1．老年期領域のADLの特徴
  2．認知症のADLの特徴
  3．ADLの臨床経過

ADLに対する評価，介入方法………… 324
  1．評価および介入のポイント
事例紹介………………………………… 327

索引　……………………………………… 330

動画の視聴について

以下のURLまたはQRコードからウェブページにアクセスしてください．
ページ上の項目をクリック／タップすると動画が視聴できます．

https://www.ishiyaku.co.jp/ebooks/267220/

［動作環境］
Windows 10以上のMicrosoft Edge，Google Chrome最新版，macOS 13以上のSafari最新版
Android 12.0以上のGoogle Chrome最新版，iOS／iPadOS 16以上のSafari最新版
※フィーチャーフォン（ガラケー）には対応しておりません．

■動画コンテンツ一覧
▶ 車椅子移動の介助
  1．坂昇降
  2．段差昇降
  3．悪路

▶ 脳卒中片麻痺
  1．車椅子でのトイレ動作
  2．上着とズボンの着脱
  3．車椅子自走　①横
  4．車椅子自走　②正面
  5．杖2点歩行
  6．杖3点歩行
  7．杖歩行　見守り

▶ 頸髄損傷
  1．車椅子から車への移乗
  2．車から車椅子への移乗
  3．車椅子駆動（平地）
  4．寝返り→起き上がり①
  5．寝返り→起き上がり②

◆注意事項
・お客様がご負担になる通信料金について十分にご理解のうえご利用をお願いします．
・本コンテンツを無断で複製・公に上映・公衆送信（送信可能化を含む）・翻訳・翻案することは法律により禁止されています．

◆お問い合わせ先
右記のページからお問い合わせをお願いします． https://www.ishiyaku.co.jp/ebooks/inquiry/

1章

ADL と作業療法とは

1 ADLと作業療法

学習目標
- 自立と自律の違いを説明できる．
- 最期まで自律を支援する重要性を説明できる．
- ICFを理解し，作業療法士がADLを支援し，活動・参加を促進する重要性を説明できる．
- ADL障害に対する作業療法の役割と過程，かかわりの中で大切にすべきことを説明できる．

Question
- クライエントの「自立」「自律」を支援することが大切なのはなぜか？
- 「できる活動」と「している活動」に差ができる要因は何か？
- ADLを支援するときに気をつけなければならないことは何か？

作業とADL

- 人の生活は作業の連続である．
- 学生であれば，朝起きてから学校で授業を受けるまでに，多少の順序の個人差はあるが，「布団から起き上がる→トイレに行く→朝食を作る→朝食を食べる→歯を磨く→顔を洗う→着替える→登校準備（教科書などを鞄に入れる）→靴を履く→学校まで移動（徒歩，自転車，バスや電車，バイク，車）→友人とコミュニケーション→授業を受ける……」などと，たくさんの作業を行っている．
- World Federation of Occupational Therapists（WFOT，世界作業療法士連盟）の作業療法（Occupational Therapy：OT）の定義[1]によると，作業療法のゴールは，「毎日の生活の活動に人々が参加（participate）できるようにすること」と書かれている（図1）．
- この定義は，作業療法が何を目指してクライエントを支援していくべきかの道しるべとなる．
- 作業療法士は，performanceだけでなく，engagementを目指すことが大切である．人は遂行せずに作業に参加することができる．自らの身体を使って作業を実際に行わ

▶世界作業療法士連盟：World Federation of Occupational Therapists（WFOT）
▶作業療法：Occupational Therapy（OT）

ADL と作業療法　1

> Definition of Occupational Therapy 2012
> Occupational therapy is a client-centred health profession concerned with promoting health and well being through occupation. The primary goal of occupational therapy is to enable people to participate in the activities of everyday life. Occupational therapists achieve this outcome by working with people and communities to enhance their ability to engage in the occupations they want to, need to, or are expected to do, or by modifying the occupation or the environment to better support their occupational engagement.

図 1　作業療法の定義　　　　　　　　　　　　　　　　　　　　　　　　　　　　　　(WFOT, 2012)[1]

表 1　作業に関連する状態

	定義
結び付き（engagement）	自分自身がかかわる，あるいは専念すること，参加
遂行（performance）	作業を実際に行うこと，やり遂げていくこと

(Townsend Elizabeth A・他，2011)[2] をもとに作成

なくても（＝遂行しなくても），作業に参加すること（＝結び付くこと）が大切である．結び付き（engagement）と遂行（performance）の定義を表 1 に示した．

- 遂行せずに作業を行う事例[2] を紹介する．二分脊椎で脳障害があるリックは，1 歩も走ることなく，43 歳までにフルマラソンに 85 回も出場した．父のディックが息子の乗る車椅子を押して走ったり，ゴムボートに乗せて泳いだり，自転車のハンドル前にリック用の座席を付けて自転車をこいだのである．リックはまさしく遂行せずに作業に参加している．

- 他の例でいえば，ALS で ADL（activities of daily living）が全介助で，人工呼吸器を装着していたとしても，様々な介助や工夫により，好きなアーティストのライブに参加したり，同窓会に参加したり，旅行したりと，様々なことを楽しむことができる．

- クライエントが全介助であっても，心身機能が低下していても，どのような支援があれば作業に参加できるか．Engagement が高められ，well being が高められるかを考え，作業療法士として支援できることを見つけることが大切である（図 2）．

- 人は誰しもがいずれは死を迎える存在であり，加齢に伴い心身機能は衰えていく．作業療法のクライエントの中には，若くても進行性の病のある方，出生時から ADL すべてに介助を必要とする方もいる．作業療法士は「自立」よりも「自律」を重んじながら，できる範囲での「自立」を目指す支援を行うことが大切である．

- 「自立」は，自分で自分のことができることを指し，「自律」は，自分で自分のことを決めることを指す．

- 服を自分で着替えられなくても，今日着たい服を自分で選択できれば，「自律」であり，自分で自分のことを決めることは，その人がその人らしく生きる手立てとなる．

- ただし，活動を自立して行えれば，他者の介助なしで，やりたいときにやりたいこと

▶筋萎縮性側索硬化症：amyotrophic lateral sclerosis（ALS）

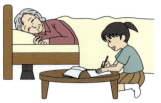

がん末期のAさん

孫を見守ることで
家族としての役割を遂行

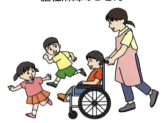

脳性麻痺のBさん

車椅子を押してもらうことで
鬼ごっこに参加

図2　様々な engagement のかたち

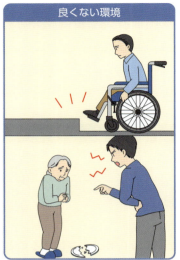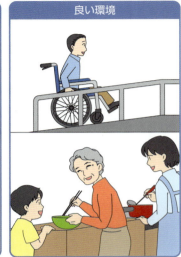

図3　環境によって活動・参加が異なる様子

ができる（例えば，食べたいときに食べたいものを食べられ，ナースコールを押さずに行きたいときにトイレに行けるなど）という自由が生まれ，自己肯定感も高まる．
- ADL に支援が必要であっても，支援を受けながら趣味活動を楽しむこと，社会参加を楽しむことは QOL を高める．そのため，作業療法の介入順序として，まずは ADL 自立と安易に考えないようにしたい．
- 人は環境によって，活動・参加の程度が左右される．環境は物理的環境だけでなく，人々の態度なども含まれる．環境や作業を調整（modify）することで occupational engagement（作業との結びつき）を図る．
- 図3 に環境によって活動・参加が異なる様子を示した．その他，環境によって活動・参加が影響を受ける場面を考えてみよう．

ADL，IADL の概念と範囲，位置づけ

- ADL は Activities of Daily Living の頭文字を取った略称であり，日常生活活動，日常生活動作，日常生活活動（動作）と表記される．現在では日常生活活動を使用することが多い[3)]．起居，移乗，移動，食事，排泄，更衣，整容，入浴といった，いわゆるセルフケアを指す．コミュニケーションを ADL に含む場合もある．これを基本的

▶日常生活活動：Activities of Daily Living（ADL）

ADL といい，**BADL**（Basic Activities of Daily Living）と呼ぶこともある．

- 臨床では ADL＝BADL という意味で使用されることが多い．それは ADL の量的評価として Barthel Index や FIM（Functional Independence Measure，機能的自立度評価法）を使うことが多く，それらの評価に含まれる内容が ADL であると理解されているからだと考えられる．

- ADL の概念や範囲について，現在においても統一された見解があるわけではない[3]．

- ADL は，ニューヨークで Deaver（医師）と Brown（理学療法士）によって提起され，その後 Sokolow，Rusk，Lawton らによって発展した概念である[4]．

- 日本リハビリテーション医学会の 1976 年の定義によると，ADL とは「ひとりの人間が独立し生活するために行う基本的な，しかも各人ともに共通に毎日繰り返される一連の身体動作群をいう．この動作群は，食事，排泄などの目的をもった各作業（目的動作）に分類され，各作業はさらにその目的を実施するための細目動作に分類される．リハビリテーションの過程や，ゴール決定にあたって，これらの動作は健常者と量的，質的に比較され記録される」とある[5]．

- 広義の ADL と考えられる活動は**手段的 ADL**（Instrumental Activities of Daily Living：IADL），**生活関連動作**（Activities Parallel to Daily Living：APDL）と呼ばれ，概念と範囲はほぼ同様と考えてよい[3]．外出時の移動，交通機関の利用，買い物，炊事，洗濯，掃除，服薬，家計の管理，電話の対応などがある．本書においては，IADL という用語を統一して用いる．

- 同居家族の有無など，一人ひとりの生活背景によって，「行っている IADL」「行いたい IADL」は異なるため，作業療法士として評価・介入しなければならない IADL は多様である．

- 大切なことは，目の前のクライエントにとって，評価・介入が必要な IADL は何かを考えることである．

- 皆さんが毎日行っている IADL，週に数回行う IADL，できるけれどたまにしか行わない IADL は何かを考えてみよう（図 4）．洗濯は，普段は同居家族がしてくれるから「できるけどしていない」IADL の一つという学生もいるかもしれない．

- 国家試験では「IADL の項目に含まれるのはどれか」など，IADL の活動を選択させる問題が複数回出題されている．

- 生活行為向上マネジメント（Management Tool for Daily Life Performance：MTDLP）では，一般の人々が理解しやすいように「作業」の同義語として，「生活行為」という言葉を用いている[6]．

▶基本的 ADL：Basic Activities of Daily Living（BADL）
▶バーセルインデックス：Barthel Index（BI）
▶機能的自立度評価法：Functional Independence Measure（FIM）
▶手段的 ADL：Instrumental Activities of Daily Living（IADL）
▶生活関連動作：Activities Parallel to Daily Living（APDL）
▶生活行為向上マネジメント：Management Tool for Daily Life Performance（MTDLP）

1章 ADLと作業療法とは

基本的日常生活活動 （BADL）	手段的日常生活活動 （IADL）
毎日繰り返される， いわゆるセルフケア	BADLよりも高次な脳機能が必要 とされ，工程も複雑である
起居，移乗，移動， 食事，排泄，更衣，整容，入浴， コミュニケーション	外出時の移動，交通機関の利用， 買い物，炊事，洗濯，掃除，服薬， 家計の管理，電話の対応など

図4　ADLの概念と含まれる活動例

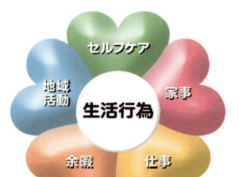

図5　生活行為向上マネジメントのシンボルマーク
（日本作業療法士協会ホームページ）[7]

表2　生活行為の分類と内容

分類	内容
日常生活活動 （ADL）	トイレ，入浴，更衣，歯磨き，整容，睡眠など
手段的 日常生活活動 （IADL）	掃除，料理，買い物，家や庭の手入れ，洗濯，自転車・自動車の運転，公共交通機関利用，子どもの世話，動物の世話など
生産的生活行為	賃金を伴う仕事，畑仕事など
余暇的生活行為	趣味，読書，俳句，書道，絵を描く，パソコン，写真，観劇，演奏会，お茶，お花，歌，囲碁，散歩，スポーツ，競馬，手工芸，旅行など
社会参加活動	高齢者クラブ，町内会，お参り，ボランティアなど

（日本作業療法士協会ホームページ）[7]

- 生活全般の行為とは，図5[7]に示すように，日常の身の回りの生活行為（日常生活活動：ADL），家事などの生活を維持するための生活行為（手段的日常生活活動：IADL），仕事などの生産的生活行為，趣味などの余暇的生活行為，地域活動などの生活行為（社会参加活動）によって成り立っている[6]．生活行為の分類と内容は表2に示した．
- クライエントの作業ニーズを尋ねる際には，ADL，IADLだけでなく，余暇的生活行為や生産的生活行為についても尋ね，病前はどのように1日，1週間を過ごしていたかを把握し，クライエントの過去と今の生活行為を包括的に理解する．
- 急性期など，クライエントがセルフケアしか考えられないという時期もあるかもしれない．しかし，その方が，セルフケア以外にどのような生活行為を行いながら，1日，1週間を過ごしてきたのか，過ごしているのか，過ごしたいのかを理解することは，その方を理解するうえで大切である．

ADL とライフサイクル

- 粗大運動面での定型発達では，定頸が約 3 〜 4 カ月，寝返りが約 5 〜 6 カ月，座位保持が約 7 〜 9 カ月，つかまり立ちが約 8 〜 10 カ月，歩行が約 1 歳過ぎから可能となる．
- 子どもの発達において，身体・認知機能的に易しいものから ADL を獲得していく（例：食事→更衣→トイレ→整容→入浴）．個人差があるが，おおむね表 3 のように獲得していく．
- 高齢になると加齢に伴い，発達過程で得た ADL と逆の順に介助が必要となっていくことが多い（例：入浴→整容→トイレ→更衣→食事）．認知機能の低下に伴い，おおむね表 4 のように ADL に介助が必要となる．
- 入浴は ADL の中でも高い身体的機能，認知的機能が要求される．エネルギー消費量は 2 〜 4METs と ADL の中でも一番大きい．また転倒，ヒートショック，溺れるなど，事故につながりやすいため，リスク管理が必要である．
- 入浴は家族による介助が困難になりやすい ADL である．在宅生活を送るクライエントで，家族による入浴介助が困難な場合は，通所施設での入浴サービスや，訪問入浴サービスの利用なども検討する．
- ADL は，乳幼児も高齢者も，障害のある人もない人も，ライフステージを問わず，気持ちよく行えることが大切である．自立に向けて，ADL 向上を目指した練習も大切ではあるが，ADL が「訓練」とならないようにしたい．入院，入所中も，その日々の暮らしの中の ADL が快適に行えているかという視点で評価し，介入する．
- 発達の過程においても，加齢の過程においても，例えばトイレであれば，補助便座を使用したり，手すりを使用したり，整容であれば仕上げ磨きをしたり，更衣であれば脱ぎ着しやすい衣服を選択するなど，その段階，その人に応じた物的，人的介助を行う．
- 人はライフサイクルのそれぞれの段階において，その時期に特有な発達課題をもって

表3　子どもにおける ADL の発達

年齢	ADL
5 カ月	離乳食を食べさせてもらう
1 歳	スプーンを使って食べる（食べこぼしはある）
3 歳	ほとんどこぼさずに自分で食べる
4 歳	衣服の着脱，ボタンのかけ外しを行う，排尿の自立，歯を磨く（仕上げ磨きは必要）
5 歳	排便の自立
7 歳	一人で入浴できる

表4　Functional Assessment Staging of Alzheimer's Disease（FAST）における ADL の特徴

Stage	臨床診断	特徴
1	正常	主観的にも客観的にも機能障害なし
2	正常老化	もの忘れの訴えあり
3	境界領域	複雑な仕事が困難
4	軽度	買い物，金銭管理などに介助が必要
5	中等度	状況にあわせた適切な衣服を選べない
6	やや重度	入浴，トイレ動作，更衣に介助を要する，尿便失禁
7	重度	言語能力の低下・歩行能力の喪失

FAST：アルツハイマー型認知症の進行度，重症度を評価するスケール．

表 5　ライフサイクルと作業活動との関係

平均的暦年齢 発達段階							
		1　　3　　6　12			20		60
		乳児　幼児前　幼児　学童	青年期	前成人期	成人期		老年期
作業活動の役割	身辺処理 生活管理	身辺処理活動は基本的生活習慣として身につけることが，社会から期待される課題.	生活管理活動は社会参加にあたって，自立の基盤として他者から求められる課題.	何らかの障害がないかぎり，自立していることが社会の一員としての前提.		基本的に機能を維持することが課題.
	仕事	乳幼児期には期待されない．学童期に学業，家事の一部が課題となる.	学業や就労前訓練が，生産的な役割を担う準備，職業選択のはじまり.	職業が選択され，自分や家族の生活を支えるとともに，自己充足，自己実現につながる.		徐々に社会的役割としての生産活動からは退き，退職すると家事が中心となる.
	遊び・余暇	原初的遊びを通して心身の基本的機能や対人関係の基礎が作られる.	自己愛を満たし自己同一性を支える創造的活動から芸術，趣味と多様な経験がなされる.	最大の勤労の時期にあたり，人間性の回復を遊びに求める.		人生の余暇として，個人の趣味やボランティアなどの社会的活動が行われる.
	生活拡大 情報伝達	基本的機能として歩行を中心とした移動が自立の課題．家庭内や近隣，学校が範囲.	自分探しのため仲間や外界とのつながりを求め，もっとも活発．学校と近隣が主範囲.	大半が職業に関連した活動．職場と地域社会が主範囲.		個人的な生活を中心としたものになる．家庭と近隣が主範囲.
	休養・熟成	乳幼児期はこの時間が一日の大半を占める.	わき起こるようなエネルギーにより，わずかな休養で活動を始める.	休養・熟成のもっとも必要な時期でありながら，もっとも時間的ゆとりがない.		比較的ゆったりとした時間が人生経験の統合機能を果たす.

（山根，2005）[8] をもとに作成

いる[8]．作業や作業活動は，その発達段階に応じた役割により，人の生涯を構成する一つの要素ともいえる（表 5）．おのおののライフステージごとの作業活動の役割を理解しておく必要がある.

- 乳児期，幼児期前期の大切な発達課題は，食事，排泄，睡眠，整容，衛生，更衣などの身辺処理を基本的生活習慣として身につけることである[8]．また，他者とのかかわりやコミュニケーションの方法など，社会的行動の基盤といえるものが，この時期に形成される[8].

- 子どもの ADL が自立していく過程において，例えば食事であれば，偏食をなくすことを第一目標にするよりも，食事はおいしく楽しいものだと感じられることに重きをおく．排泄であれば，おむつからの卒業を焦るよりも，トイレで行えると心地良いと感じられるように支援する.

- それぞれのライフステージに応じた作業バランス，一人ひとりの作業活動の意味や役割を理解し，支援する必要がある．ある高齢者にとっての料理は，「単なる食事の準備」という意味ではなく，「子どもや孫への貢献感をもてる生きがい」としての作業かもしれない.

ADLとリハビリテーション

- クライエントについて得られた情報をICF（International Classification of Functioning, Disability and Health：国際生活機能分類）を用いて整理することで，クライエントを包括的に理解することができる．
- そして，クライエントにかかわる保健・医療・福祉等の幅広い分野の従事者が，ICFを用いることにより，障害や疾病の状態についての共通理解をもつことができる．
- ICFは2001年にWHO（世界保健機関）の総会で採択されたもので，1980年のWHO 国際障害分類（International Classification of Impairments, Disabilities and Handicaps：ICIDH）の改訂版である[9]．
- ICIDHの構成要素間の相互作用を図6に，ICFの構成要素間の相互作用を図7に，ICFの構成要素を表6に示した．
- ICIDHとICFの違いについて表7に示した．
- ICFで整理することで，活動制限・参加制約が生じている原因や，活動・参加がうまくいっている理由を理解することができ，どこにアプローチすれば活動・参加をより促進できるかを分析することができる．また，見落としなくクライエントを評価（理解）できているかをICFのリストを用いて確認できる．
- 環境因子の中に，「資産」「態度」が含まれている．物的環境だけでなく，クライエントを取り巻く環境因子の何が促進因子，阻害因子になっているのかを理解し，環境を調整することが大切である．
- 個人因子はその人固有の特徴をいい，分類は将来の課題とされていて，例が挙げられているだけである[9]．年齢，性別，民族，生活歴，価値観，ライフスタイル，コーピング・ストラテジーなどであり，「どのような生活・人生（活動・参加）を築いていくか」

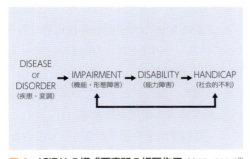

図6 ICIDHの構成要素間の相互作用　(上田，2021)[9]

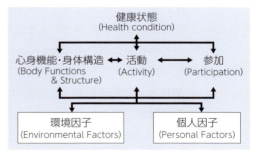

図7 ICFの構成要素間の相互作用　(上田，2021)[9]

▶国際生活機能分類：International Classification of Functioning, Disability and Health（ICF）
▶世界保健機関：World Health Organization（WHO）
▶国際障害分類：International Classification of Impairments, Disabilities and Handicaps（ICIDH）
▶コーピング・ストラテジー：coping strategy

1章 ADLと作業療法とは

表6　ICFの構成要素

	第1部：生活機能と障害		第2部：背景因子	
構成要素	心身機能・身体構造	活動・参加	環境因子	個人因子
領域	心身機能身体構造	生活・人生領域（課題，行為）	生活機能と障害への外的影響	生活機能と障害への内的影響
構成概念	身体機能の変化（生理的）身体構造の変化（解剖学的）	能力標準的環境における課題の遂行実行状況現在の環境における課題の遂行	物的環境や社会的環境，人々の社会的な態度による環境の特徴がもつ促進的あるいは阻害的な影響力	個人的な特徴の影響力
肯定的側面	機能的・構造的統合性	活動参加	促進因子	非該当
肯定的側面	生活機能		促進因子	非該当
否定的側面	機能障害（構造障害を含む）	活動制限参加制約	阻害因子	非該当
否定的側面	障害		阻害因子	非該当

(厚生労働省，2002)[10]

表7　ICIDHとICFの違い

・ICIDHは矢印が左から右への一方向的なものであった
・ICIDHはマイナス面だけをみており，偏っている
・障害の発生には環境的な因子が大きく影響するがICIDHではそれらが考慮されていない
・ICIDHの作成過程に障害のある人が参加せず，研究者だけでつくった

(上田，2021)[9]

という目標の選択・決定に大きく影響する[9].

- ICFの活動と参加は単一の共通のリストである．しかしこれは「活動と参加とは区別しなくてよい」ということではない[9]．活動と参加の大分類を**表8**に示した．
- 一つの参加は多数の活動から成り立っている．一例として，「地域のバレーボールサークルに参加する」ことに含まれる活動を**図8**に示した．
- ADLやIADLを評価する際には「できる活動」（能力）と「している活動」（実行状況）を把握し，両者の差を理解し，要因を分析することが重要である．
- 「できる活動」には2種類あり，一つは，現在は機会や必要がなく，していないが，機会さえあればできる（能力のある）活動である（例えば，水泳や自転車乗りなど）．もう一つの「できる活動」は，リハビリテーションや特別支援教育などの場で，専門家が技術・経験・知識を駆使し，本人も相当な努力をして初めて，評価のときに「できる」ことを確認することができる活動である[9].
- 「している活動」とは，現在の生活で実際に行っている活動であり，実際の生活を観察することで把握できる[9].

表8 活動と参加の大分類

1. 学習と知識の応用	6. 家庭生活
2. 一般的な課題と要求	7. 対人関係
3. コミュニケーション	8. 主要な生活領域（教育・就労・経済活動）
4. 運動・移動	9. コミュニティライフ・社会生活・市民生活
5. セルフケア	

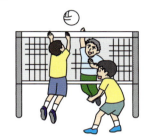

スポーツへの参加（p9201）

必要な活動
- スポーツ技能（a9201）
- 屋外の移動（a4602）：練習場所など目的地への移動
- 自宅以外の屋内移動（a4601）
- セルフケア（a510-560）：更衣・トイレ・シャワーなど
- 仲間とのコミュニケーション（a310-350）

図8 スポーツへの「参加」に含まれる「活動」
（※アルファベットと数字はICFのコードである）

表9 「できる活動」と「している活動」に差ができる要因

- クライエントの意欲
    例）作業療法室ではできるが，病棟や家ではやる気が起きずに自分でやらない．
- クライエントの心身機能（痛みの有無，耐久性など）
    例）頑張ればできるが，痛みがあるので普段はやりたくない．
- 物理的環境（床の状況，手すりの有無，食具，衣服の伸縮性など）
    例）大き目の服であれば着衣できるが，普段着ている服はゆとりがなく介助が必要．
- 人的環境（支援者の声かけの仕方，見守り方，介助者の過介助など）
    例）能力はあるが，家では家族が過介助なために自分ではやらない．

- 「する活動」は，クライエントの将来の「している活動」であり，リハビリテーションの目標ともなる活動である．クライエントの希望を第一に，予後も考えながら「する活動」を予測し，目標を立てる．
- Barthel Indexは「できるADL」を評価するツール，FIMは「しているADL」を評価するツールである．
- 「できる活動」と「している活動」に差がある場合，要因として表9に挙げたことが考えられる．「できる」のに「している活動」になっていない場合は要因を分析しアプローチする．
- 「できる活動」と「している活動」について多職種（医師，看護師，介護士，理学療法士，言語聴覚士，保育士，教員など）と情報共有し，「できる活動」が，無理なく快適に行える「している活動」になるように，チームで支援する．
- 職種間での環境設定，声かけ，介助の仕方などの違いにより「できる活動」のレベル

1章　ADLと作業療法とは

に差がある場合もある．情報交換をし，「できる活動」を引き出すポイントを伝え合い，学び合い，実践することで，クライエントにかかわるすべての職種のレベルが向上し，クライエントの能力，実行状況も高まる．

ADL障害に対する作業療法の役割

- どのような暮らしが目の前のクライエントにとって幸せなのかをともに考える姿勢が大切である．
- 健康と幸福の促進が作業療法の目標である．つまり，「ADLの自立」「ADLの介助量軽減」が第一の目標ではなく，クライエントが幸せに日々を過ごせることが大きな目標である．その目標に向かうときに，「少しでも自分のことを自分で行いたい」という「ADLの自立」という目標が立ち現れるのである．
- 作業療法室で箸の操作練習をしているクライエントが，実は病棟では崩れた姿勢で，おかゆをスプーンで，こぼしながら食べている場合がある．「お箸でこぼさず食べられるように」という，将来の目標に向けたお箸操作の練習も大切ではあるが，「今」のADLが快適に行えるように環境を整えることも作業療法士の大切な役割である．
- 作業療法の目標は，作業療法士が決めつけるのではなく，クライエント本人の想いを理解し，寄り添い，話し合いながら一緒に目標を立てて協業していくことが大切である（Shared Decision Making：共同意思決定）．
- 自立や介助量軽減だけを目標にするのではなく，食事であれば，おいしく食べることができているか，歯磨きであれば，さっぱりと快さを感じられているか，更衣であれば，好みの服を着ることができているかなど，毎日のADL一つひとつが気持ちよく行えているかを考えて評価，介入することが大切である．
- ADLを一つの項目として動作をみるだけでなく，楽しさや，幸せな気持ちなど，"質"の部分も考えてアプローチできるのが作業療法士のすばらしさである[11]．
- 食事は栄養を摂取するだけではなく，家族や友人とのコミュニケーションの場にもなり得る．入浴は保清のためだけでなく，一日の疲れを癒し，リラックスできる時間でもある．そういったADLの背景にある深い意味まで考えてアプローチする．
- 食事や更衣，化粧にはクライエントの習慣や好みが現れやすい．何を食べるか，着るか，どのように装うかは，アイデンティティにもかかわる．クライエントの習慣や好みを尊重することが心地良い暮らし，自己肯定感の向上につながることを理解する．
- 作業療法士になったときに，料理を全く行えないという状態では，「料理を行いたい」というニーズのあるクライエントを評価し，支援することが難しいので，学生の間に生活者としての能力を高め，一人暮らしが行える程度の家事能力を身につけておいたほうがよい．

▶共同意思決定：Shared Decision Making

ADL 障害に対する作業療法のプロセス

- ADL 障害に対する作業療法のプロセスの概略を図9に示した．
- クライエント一人ひとりの生活様式，価値観によって，重要な作業は異なる．そのクライエントはどの作業にやりづらさを感じているのか，再び行いたいと思っているのかをまず理解することが大切である．
- 種々の検査などを行う前に，クライエントの作業ニーズを理解したいと思っている姿勢を示すことで，クライエントに作業療法士は何者なのか，何を支援する専門職なのかを伝えることにもつながり，信頼関係構築の一歩にもなる．
- 作業ニーズの理解とともに，今と病前（元気な頃）の一日，一週間の過ごし方を尋ね，クライエントの生活をイメージする．
- 次に活動・参加を把握し，それらを促進したり制限したりしている心身機能・身体構造・環境因子は何かを評価により明らかにしていく．
- クライエントの重要な作業を理解するためのツールの一つとして，COPM（カナダ作業遂行測定：Canadian Occupational Performance Measure）がある．

①作業ニーズ・個人因子の理解
・COPM や生活行為聞き取りシートなどを用いてもよい
・今と病前（元気な頃）の一日の過ごし方，一週間の過ごし方を理解する

↓

②活動・参加の理解
・Barthel Index や FIM を用いてスクリーニング
・面接，観察，他部門，家族からの情報収集

↓

③原因となっている心身機能・身体構造・環境因子の理解
・評価計画を立て，心身機能・身体構造（身体面，認知面，心理面）と環境因子（物理的，社会的，制度的，社会的環境）を評価する

↓

④目標と介入計画立案し，実施
・具体的な長期目標，短期目標をクライエントと一緒に立案
・介入計画を立案し実施（活動の練習，作業や環境の調整，福祉用具導入など）

↓

⑤再評価
・変化を確認し，終了もしくは④の継続や新たな④の実施

図9　ADL 障害に対する作業療法のプロセス

▶カナダ作業遂行測定：Canadian Occupational Performance Measure（COPM）

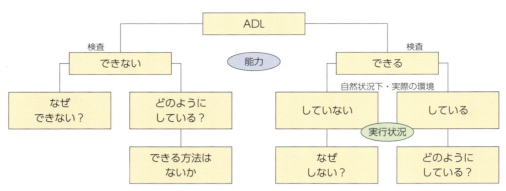

図10　ADL観察のためのフローチャート　　　　　　　　　　　　　　　　（鈴木・他，2005)[12]

- COPMやBarthel Index, FIMなどを用い，結果を数値で示すことで，経過が捉えやすくなる．また他者との情報共有がしやすくなる．ただし，数値を出すことだけで，クライエントのことを理解したことにはならないので，それぞれのADLをどのように行っていたのか，質的な評価と記録が必要である．場面や環境，介助，声かけの工夫により変化しないかを確認する（図10）．
- 同じ作業でも遂行文脈（空間，材料，道具，一緒にいる人，時間，その活動遂行の前後にしていた活動など）が変化すると動作が変化するかという視点での評価も必要である．
- 面接でクライエントが「自分でしている」「できている」と言っても，実際にどのようにしているかを観察することは大切である．安全ではない方法で行っていたり，時間がかかり過ぎて実用的ではなかったりする場合もあり，介入する余地があるかもしれない．
- できないADLであっても，クライエントができる工程を探し，一部分でも行えるように支援する．認知症があり，歯磨き粉を歯ブラシに付ける工程はできなかったとしても，歯を磨く工程は手続き記憶によりできるかもしれない．
- できないIADLであっても，クライエントができる工程を探し，一部分でも行えるように支援する．例えば，洗濯であれば，洗濯物を干すこと，取り込むことは難しくても，畳むことは片手動作でも比較的行いやすいかもしれない．料理を実際にすることは難しくても，献立を考えたり，料理をしている人に助言をしたりすることで，料理に「参加」できるかもしれない．
- IADLの中でも特に家事は，家族と同居している場合は役割や貢献感にもかかわってくるため，クライエントがやりたいIADL，できるIADLはないか，できる工程，方法はないかを模索する．クライエントが一部分でも行うことの意味や重要性，そのときの環境設定や介助，声かけの仕方などを家族にも伝えることが大切である．
- 人は誰しもが，多かれ少なかれ日によって体調や疲労度も異なり，気持ちも変化する．空腹か満腹かで機嫌やADLへの取り組み方も左右される．その日，そのときのクライ

エントの状態を理解し，状態や気持ちに合わせて支援することが大切である．

- クライエントの疾患によっては，ADL の回復・維持を目指すことが難しい場合がある．特に終末期では，いかに心地よく残された日々を過ごせるかが大切である．身体的，精神的苦痛をできる限り軽減し，その日，そのときに，本人が望むことが実現できるように支援する．
- クライエントのどんな言動にも理由があると考え，ADL 練習を拒むクライエントに対し「自発性低下」「モチベーション低下」などと決めつけ，レッテルを貼らないようにする．クライエントの言動の背景にある理由を考え，クライエントに寄り添い，拒否が続く場合には，チームで理由や対応を考えることが大切である．
- ADL 練習を行ったり，評価を行ったりする際のコミュニケーションに気をつけたい．食事が半分残っているクライエントに無表情で「半分も残してしまいましたね」と言うか，笑顔で「半分も食べられましたね！」と言うか，同じ現象を言語化するにしても言葉を吟味したい．コミュニケーションも大切な治療技術である．自らの言動がどのような意味をもってクライエントに伝わっているかを省みたい．
- 援助者が何気なく発した言葉や，何気ない非言語的なサインで，そのときのクライエントの気持ちや次へのモチベーションが大きく左右される．
- クライエントが少しずつ自分でできることを自分で確認できるようになると自信につながる[11]．何らかの改善を自覚してもらえるようにかかわることが大切である[11]．
- 評価において観察する際には，その目的をクライエントに伝える．特に，学生が実習でトイレ動作や入浴場面を観察させていただく場合は，かなりプライベートなところを見せてくださっていることを自覚し，クライエントに感謝し，真剣に学ぶことが肝要である．

ADLにおける作業療法の実際

事例1　頸髄損傷の30歳代女性のYさん
　住宅改修を行い，一人で暮らし，改造された自動車を運転して出勤し，会社員として活躍している．休日は水泳や車椅子バスケットボールなどを楽しんでいる（図11）．

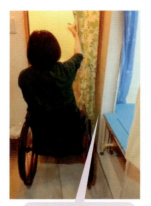
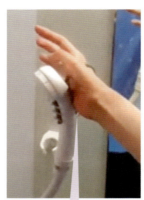
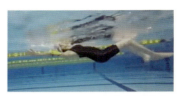
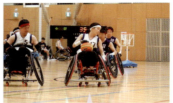

トイレや浴室の扉はカーテンに変更

シャワーヘッドには輪っかをつけている

水泳や車いすバスケットボールを楽しむ

図11　Yさんの生活の工夫など　　　　　　　　　　　　　　　　　　　　　　　　　　　（Yさんに許可を得て掲載）

事例2　きっちりしていないと不安な20歳代女性のCさん
　強迫観念，こだわりの強いCさんは，何ごともきっちりしていないと気が済まない性格．料理に興味があり，精神科デイケアにて小グループ（3名のメンバー＋作業療法士）での料理活動を週に1回継続して行った．始めは調味料を正確に量らないと気が済まなかったが，目分量でもおいしく作れることを経験していくことで，「いいかげん」を少しずつ身につけていくことができ，楽に生活できるようになった（図12）．

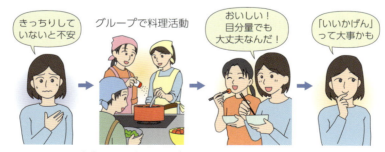

図12　Cさんが「いいかげん」を身につける過程

事例3　見通しがもてず不安になりやすい5歳男児のTさん
　保育所で，終わりの会のときに，絵カードを用いながら，翌日の一日の過ごし方を伝え，

壁に貼っておいた．当日の朝の会でも，その日の一日の過ごし方を伝えた．Tさんは次に何が起こるのかが予測でき，不安が軽減された（図13）．

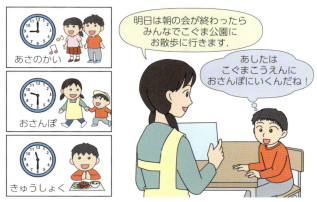

図13　保育所で絵カードを用いて一日の過ごし方を説明

 臨床実習やOSCEにつながるヒント

- 生活の中のADLの場面でどんなときに快，不快を感じるかを振り返ってみよう．
- ICFで自分自身を整理してみよう．
- 片手で更衣や料理などを実際に行い，どの工程でどのような動作が難しくなるのかを体感してみよう．

文献　　　　　　　　　　　　　　　　　　　　　　　　　　（ホームページは2024年12月20日閲覧）

1) WFOT：作業療法の定義（WFOT 2012）．日本作業療法士協会ホームページ．https://www.jaot.or.jp/wfot/wfot_definition/
2) Townsend Elizabeth A, Polatajko Helene（編著），吉川ひろみ・吉野英子（監訳）：続・作業療法の視点　作業を通しての健康と公正．大学教育出版，2011．
3) 柴喜　崇，下田信明（編）：PT・OTビジュアルテキスト　ADL 第2版．羊土社，2021．
4) 川口杏夢，堂免和久：ADL．総合リハビリテーション 43（3）：199-205，2015．
5) 今田　拓：ADL評価について．リハビリテーション医学 13：315，1976．
6) 日本作業療法士協会（編）：作業療法マニュアル75　生活行為向上マネジメント改訂第4版．日本作業療法士協会，2022．
7) 日本作業療法士協会：作業と生活行為．日本作業療法士協会ホームページ．https://www.jaot.or.jp/mtdlp/whats/potential_power/
8) 山根　寛：ひとと作業第2版　ひとにとって作業とは？どのように使うのか？．三輪書店，2005．
9) 上田　敏：ICFの理解と活用 第2版 入門編　人が「生きること」「生きることの困難（障害）」をどうとらえるか．きょうされん，2021．
10) 厚生労働省：「国際生活機能分類―国際障害分類改訂版―」（日本語版）の厚生労働省ホームページ掲載について．https://www.mhlw.go.jp/houdou/2002/08/h0805-1.html
11) 谷川正浩：覗いてみたい!?先輩OTの頭の中　ぼくが臨床で大切にしていること．三輪書店，2006．
12) 鈴木孝治・他（編）：高次脳機能障害マエストロシリーズ③リハビリテーション評価．医歯薬出版，2006．

2章

ADL に関連する各活動

1 基本動作

学習目標
- 基本動作とは何かを説明できる．
- 各基本動作について，健常者のパターンをふまえて，片麻痺患者の動作を説明できる．
- 各基本動作について，適切な介助方法を説明できる．

Question
- 基本動作に含まれる動作とは何か？
- 寝返り～起き上がり動作において，片麻痺患者の患側上下肢の管理の注意点は何か？
- 移乗動作におけるリスク管理とは何か？

基本動作の定義

- 基本動作とは，ベッド（床上）から起き上がり歩行するまでの動作であり，寝返り，起き上がり，起立，移乗，移動（歩行・車椅子駆動）が含まれる．
- 基本動作は基本的には単独で行うことはなく，目的動作に伴って生じる複合的動作である．そのため，行われる活動すべてに必要な環境設定や準備物を予測し，事前に備えておくことが必要である．
- 例えば，ベッドから起き上がったのちに歩行するのであれば，ベッドサイドに靴や装具，杖などを準備しておく必要がある．特に介助する場合，次に起こる動作を予測のうえ，準備を整えておく．

日常生活における基本動作の意義

- 前述のように，基本動作は，起居・起立・移乗・歩行で構成されている．基本動作とは，単独で行うことの少ない基礎的動作であるとともに，すべての活動の基盤となる．多くの場合，目的動作と目的動作を結ぶものである（図1）．例えば，「朝，目覚めて洗顔をするためにベッドから洗面台まで移動する」「ごみを捨てるために自宅から近所のごみステーションまで行く」「職場・学校までの通勤・通学」などである．

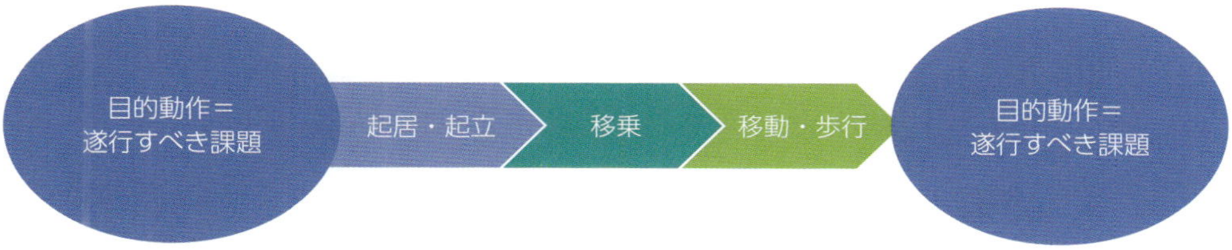

図1 基本動作と目的動作
スムーズな移動が日常生活の中で遂行すべき課題と課題をつないでいる．スムーズな移動は起居，起立，移乗といった準備動作の上に成り立っている．

- 日常生活の中で遂行すべき課題と課題をつなぐためにはスムーズな移動が不可欠であり，移動を主体とする基本動作は，健常者であればほとんど無意識化され，自動的に動作の中に組み込まれている．それゆえに，基本動作に困難が生じた場合，すべての日常生活活動が阻害されるため，当事者が感じる「不自由さ」は圧倒的なものとなる．中途障害を得た際に，主訴として「歩きたい」と歩行の困難さを挙げる対象者は多いが，その理由はこの点にある．対象者が抱えているのは「歩行」そのものの困難感ではなく，スムーズに目的動作に移れないことに対しての苛立ちや焦燥感にある，ということをよく理解し，基本動作に対する方略を立てるべきである．つまり，「起居」や「歩行」など単独の動作自体への対策のみならず，対象者の真のニーズを含めた基本動作への解決策の提示こそが重要である．したがって，基本動作の意義は『自由な移動』にあり，移動先での活動こそが重要という視点に立ち，対象者とかかわる必要がある．

- また，ひとくちに基本動作といっても，移動する距離は千差万別である．ベッドから車椅子への1点から1点の移動の場合もあれば，ベッドから洗面台への移動といった数m単位の自宅内移動，通勤・通学の場合の数km単位，レジャーにいたっては数百km単位にも及ぶ．健常者でも移動においては，各距離に応じて交通手段等を選択するが，障がい者においては，よりきめ細やかに移動手段を考慮する必要がある．例えば，自宅内移動は伝い歩きだが，数kmの屋外移動は電動車椅子を利用するといった具合である．大事なのは，細やかに対象者の能力とニーズに応じた選択肢を提示し，リハビリテーションプランを計画することである．500mの屋外杖歩行が能力として可能な対象者であっても，屋外の移動は杖歩行で可能，と安易に考えてはいけない．移動先で，対象者が真にやりたいこと（買い物だったり趣味活動だったりする）を遂行できるだけの体力が残されているかの確認が必要であり，それが難しければ，電動車椅子の導入など別の手段を視野に入れるべきである．

- 以下の章においては，脳卒中片麻痺の症例を想定した動作を主として紹介する．しかし，障害の種類にとらわれすぎず，対象者の動作をよく観察のうえ，対象者の利点を生かし，問題点に介入していくことが重要であることは言うまでもない．

寝返り

1. 定義と意義および動作の特徴

- 寝返りとは，床上にて姿勢を変換する（寝姿勢を変える）ことである．頸部・肩甲帯・骨盤の回旋運動から起こり，背臥位，左右側臥位，腹臥位の体位変換のことをいう．
- 床上からの起き上がり動作の第一動作ともなり，複合的な動作につながる一方，単独動作として，睡眠・休息中の身じろぎも含まれる．この活動が障害されると，身体の突出部（褥瘡好発部位）への褥瘡発生リスクが高まるため，介助にて体位交換やポジショニングを行う必要性が生じる．

2. 健常者の寝返りパターン

- 健常者の寝返りは，睡眠中でも起こる無意識化された活動である．健常者の寝返りパターンは，大別して屈曲パターンと伸展パターンに分けられる（図2）．
- 両者の違いは，骨盤の回旋機序であり，屈曲パターンの寝返りが股関節・膝屈曲から始まり，骨盤回旋の開始に伴い上体（肩甲帯）の回旋も引き出されているのに対し，伸展パターンにおいては，下肢の運動により床を押し，その反力を用いることで骨盤回旋が引き出され，上体は反る形で回旋が促される．
- 健常者であれば，どちらのパターンであっても寝返り動作自体に問題は生じない．

3. 片麻痺患者の寝返り動作

- 片麻痺患者が寝返る場合，原則として健側に向けて寝返る．片麻痺患者は，患側の肩関節に亜脱臼による疼痛や筋弛緩などの問題を抱えていることが多く，患側への寝返りは疼痛や外傷を引き起こすリスクがあるからである．
- 同様に，寝姿勢についても背臥位もしくは健側を下にした半側臥位を取ることが原則となる．ただし，患側への荷重による感覚刺激や痙性による不良肢位を抑制することなどを目的とした患側側臥位[1]や，腹部安定筋の緊張を高め姿勢維持を改善する目的で行う腹臥位[2]など，治療的目的でその他の肢位を選択する例もある．その場合においては，患側上下肢位置の調整や窒息の予防への対策など，専門家の監視のもと，慎重にポジショニングを調整したうえで導入すべきである．

4. 片麻痺患者の寝返り方法（自立）

- ①患側上肢を健側上肢によって腹部に置く（患側上肢の管理），②健側下肢によって患側下肢をすくい上げる（患側下肢の管理），③ベッド端もしくはベッド柵を健側で握る，④肘を支点として上体の回旋から骨盤の回旋を起こす，という順番で寝返る（図3）．
- 患側上下肢がベッド上背臥位のまま取り残されたままであると，上下肢の重さによって重心移動の阻害となり，回旋運動の出現が困難となるため注意する．

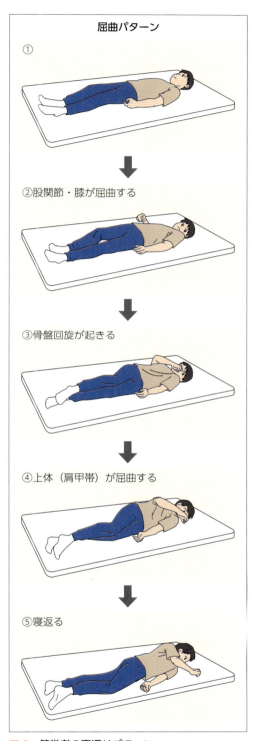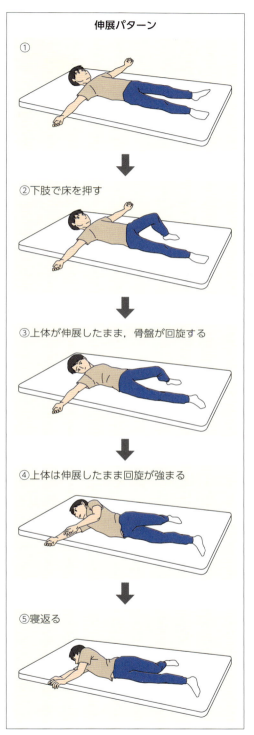

図2 健常者の寝返りパターン
左：屈曲パターン，右：伸展パターンでの寝返り動作．

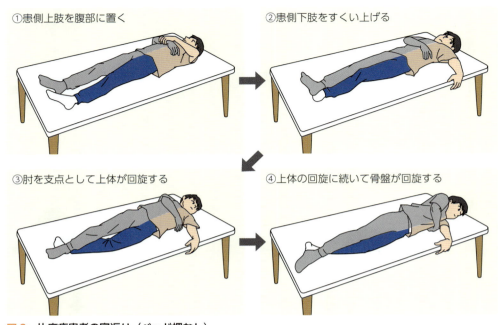

図3 片麻痺患者の寝返り（ベッド柵なし）

- 特に，半側身体無視や深部覚異常のある対象者には，患側上下肢の管理が定着しづらいため注意が必要である．

5. 片麻痺患者の寝返り（介助）

- 自立時と同様に，患側上下肢管理をしたのち，骨盤・肩甲帯の回旋動作を引き出す．その際に，体幹に健側上肢を巻き込ませず，健側上肢の協力動作を引き出すために，健側上肢をやや外転位に広げておく．事前に健側方向に寝返る分，必要なスペースを取るとよい（図4①）．
- 骨盤回旋介助時に押したりせず，殿部の重さを下肢に移動させるイメージで足側に引くことで，スムーズに運動が引き出せる[3]（図4④⑤）．
- 骨盤回旋ののち，上体も回旋方向に連動して動くため，背部から支えるように肩甲帯回旋もサポートする．

6. 福祉用具

- 寝返りや体位交換を補助する福祉用具として，ベッド柵，体位交換用ポジショニングクッション，スライディングシート（図5）などがある．
- スライディングシートは摩擦を軽減し，ベッド上の移動を助けるものである．
- 挿入方向によって縦横どちらの方向にもベッド上移動が可能となるため，寝返りや起き上がりの準備段階として，健側サイドにスペースを空ける際などに活用できる．また，ライトターン（図6）は，寝返りと側臥位保持を容易にする専用の福祉用具である．

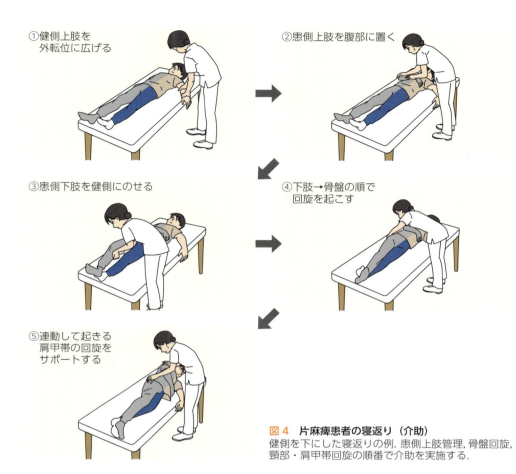

図4 片麻痺患者の寝返り（介助）
健側を下にした寝返りの例. 患側上肢管理, 骨盤回旋, 頸部・肩甲帯回旋の順番で介助を実施する.

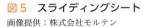

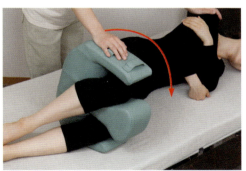

図5 スライディングシート
画像提供：株式会社モルテン

図6 ライトターン
画像提供：アイ・ソネックス株式会社

起き上がり

1. 定義と意義および動作の特徴

- 起き上がりとは，ベッド上臥位（主には背臥位）からベッド端座位に移行するまでの動作のことをいう．背臥位から側臥位を経由したのち下肢を下ろして起き上がる方法が最も努力性が少ないため，片麻痺患者にはよく用いられる．
- その他に，腹筋を利用して垂直に上体を起こす方法（図7）や，片肘を支点として長座位の姿勢を経由する方法（図8）などもある．
- 起き上がりが困難になると，離床機会が減少し寝たきりとなるリスクを招く．移乗や歩行につながる前段階の活動であるため，寝返りとともにかかわりの初期の段階から動作を確認し，指導・訓練を行うべき課題である．

2. 片麻痺患者の起き上がり（自立）

- 片麻痺患者の起き上がりは，原則，健側に寝返り，側臥位を経由して下肢をベッドから下ろしたのち，上体を起こす（図9）．寝返り時と同様に，動作開始直後に患側上下肢を管理する（図9①②）．
- 次いで，健側上肢を肩関節外転位に広げ，腹部を覗き込むように頸部を屈曲させることで肩甲帯・骨盤の回旋を引き起こす（図9③）．健側下肢にて患側下肢を操作し，両下肢ともにベッド上より下ろし，同時に肘をベッド上につき（on elbow），ベッドからの反力を用いて上半身を起き上がらせる（図9④）．
- 肘から手のひらに体重を移動しつつ（on hand）（図9⑤），上半身を垂直に起こし，端座位姿勢となる（図9⑥）．

3. 福祉用具

- 開閉式のベッド用手すりを利用することで，起き上がり後の端座位を安定させることができる（図10）．

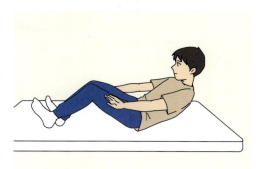

図7　腹筋を利用しての起き上がり

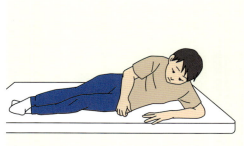

図8　肩・肘をついての起き上がり

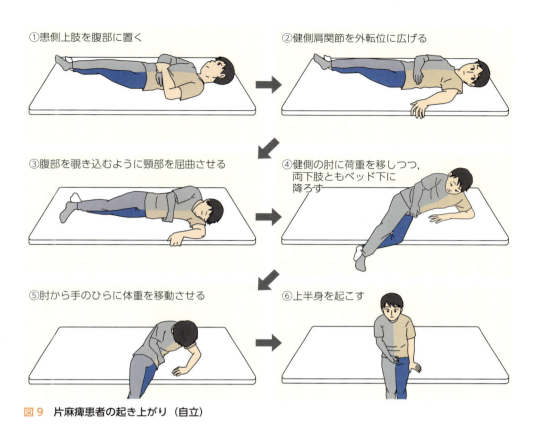

図9 片麻痺患者の起き上がり（自立）

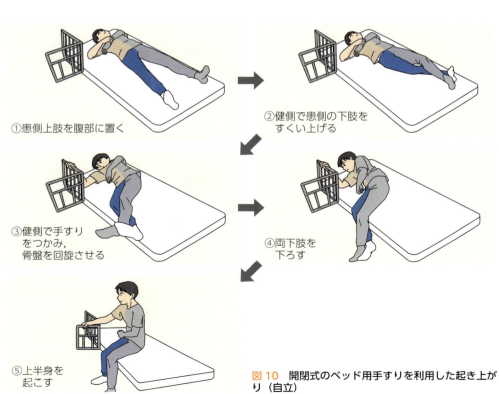

図10 開閉式のベッド用手すりを利用した起き上がり（自立）

- このようなベッド用手すりは起立や移乗時の支持としても利用できるため，起き上がり～移乗動作の自立を図る症例へ導入すると，安全性を確保しつつ自立度を高めることができる．

4．片麻痺患者の起き上がり（介助）

- 寝返り時と同様に，原則，健側方向に寝返り，側臥位を経由してから起き上がる．患側上下肢を管理し（図11 ①②），側臥位を誘導する（図11 ③）．両下肢をベッド上から下ろし，骨盤もしくは膝関節側方と頸部を抱えて，端座位まで起き上がらせる（図11 ④⑤⑥）．
- 対象者に協力動作がある場合，頸部回旋や健側上肢での on elbow，on hand を誘導するとよい．
- 起き上がった後に端座位が不安定となる症例も多い．座位保持が安定するようベッド高をやや低めに調整しておく，杖や車椅子，靴などをベッドの周辺に置いておくなどの工夫が，事前に必要である．

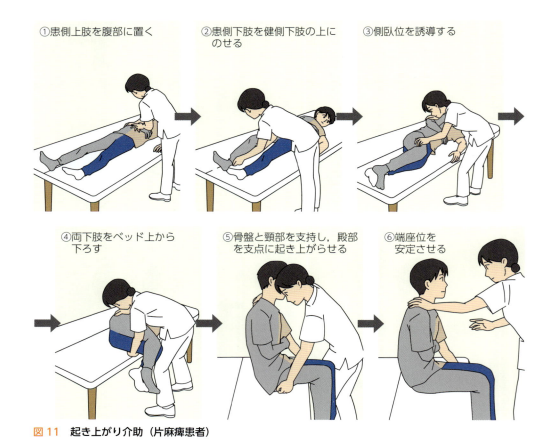

図11　起き上がり介助（片麻痺患者）

起立（立ち上がり）

1. 定義と意義および動作の特徴

- 椅子やベッドからの起立動作は，座っている姿勢から歩行もしくは移乗に移るための重要な要素である．
- 座位姿勢保持が安定している場合，重心の位置は殿部と両下肢を囲む支持基底面内で安定している．立ち上がり動作が出現するためには，この安定している重心位置を支持基底面の外（前方）に移行させる必要がある（図12）．
- 重心位置を移動させる能力には，下肢の筋力，バランス能力が関連している．加えて，起立動作中，大腿の離地に従い，水平面から垂直面への動作移行がスムーズに行われる必要があり，そのためには股関節，膝関節，足関節の筋力とその運動制御が重要である[4]．
- よって，障害をもつとスムーズな立ち上がり動作が難しくなる症例が多い．対象者の立ち上がりの困難さがどこから生じているかをよく動作分析し，問題点に対して介入する必要がある．

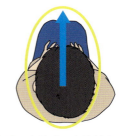

図12 座位時の支持基底面と重心移動の方向
黄線が座位時の支持基底面を示す（支持基底面は殿部〜両大腿から両足部を囲う内側になる）．立ち上がりのためには，支持基底面から前方，矢印の方向へ水平面に重心位置を移動させたのち，垂直方向へ動作の方向を変える推進力が必要である．

2. 環境調整による立ち上がり動作の違い

- 立ち上がり動作はどのような環境下から立ち上がるかで難易度が変化する．
- 図13は，対象者の立ち上がりやすい高さ（47cm）のベッドから立ち上がった際の姿勢の変化（図13①）と，ベッドを低床に下げた位置からの立ち上がり動作の姿勢変化（図13②）を比較して示したものである．
- ベッドが低床になると，重心位置を支持基底面外前方に移動させるまでの距離が長くなるため，対象者は体幹の前屈角度を強める必要があり，反動を利用した努力性の立ち上がり動作となる．
- 努力性動作は，非対称姿勢を強め，立ち上がり後の立位姿勢の不安定さを招くことがあるため，できるだけ効率的な立ち上がり動作を促すような環境調整を行うべきである．そのために，ベッド高の高さを調整する，立ち上がりやすい高さの椅子を準備するなどの工夫を行う．
- 座面高は高くするほど，起立作用筋の筋活動が軽減するという報告があり[5]，起立自体は容易となるが，高すぎる位置にベッド高を上げすぎると，座位姿勢保持が不安定になる．
- 一方，動作の開始に先行して両足の位置を膝より後ろに引くことで，体重の前方移動

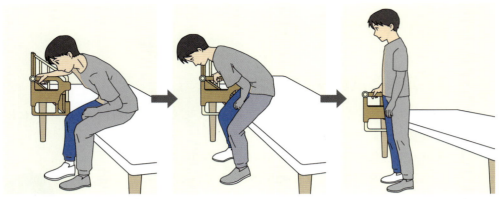
①適度な高さからの立ち上がり（47cm）

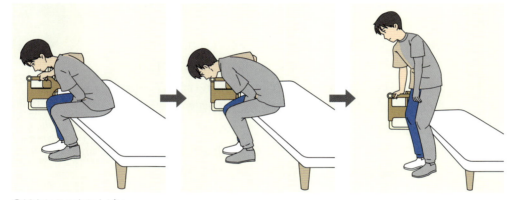
②低床からの立ち上がり

図13　立ち上がり動作

を助ける工程も容易な立ち上がりのためには必要なポイントである．最も有効な足の位置については，足関節の角度を背屈約75°程度で，平均10cmほど足を後ろに引く位置とされている[4]．

- よって，踵は床に接地していることを目安にし，下腿長より少し高い程度の座面，かつ両足が10cmほど後ろに引ける空間のある椅子を選ぶとよい．
- また，沈み込みやすい素材からの立ち上がりも困難感の原因となる．座面の柔らかなソファやマットレスからの立ち上がりには注意が必要である．反対に，プラットホーム（訓練台）など堅い素材からの立ち上がりは容易となる．

3. 片麻痺患者の立ち上がり（自立）

- 片麻痺患者の場合，健側優位の努力性の立ち上がりになりやすく，特に杖を健側に置いて側方支持にて起立した場合，健側優位動作が助長されることがある（図14）．このような起立動作になると，患側下肢の痙性が高まり，次に行う歩行にも悪影響を及ぼす．
- 健側優位の立ち上がり動作を抑制するため，健側の手指で患側の手指を指組みし，両

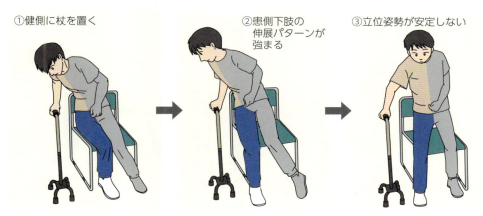

図14 片麻痺患者の立ち上がり例（健側優位，過剰努力の例）
側方かつ不安定なものを支持することで，健側優位の起立動作を助長する恐れがある．健側優位であると患側（この図では左側）下肢は伸展パターンが増強され，立位姿勢も不安定となる．

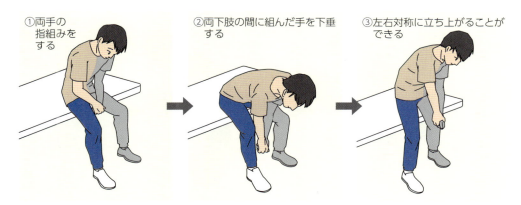

図15 片麻痺患者の指組みをしての立ち上がり動作
健側上肢により患側指組みを実施し，下垂することで前方への重心移動と患側下肢への荷重を促す．患側指組みを行うことで，患側上肢屈曲パターンの制御にもなる．

下肢の間に下垂してから起立動作を行う（図15），前方に支持物を置き，健側上肢を前方に置くことで重心の前方移動を促す（図16）などの方法などがある．このような方法で，患側下肢荷重経験を積み，左右対称性の立ち上がり動作を定着させる．

4．片麻痺患者の立ち上がり（介助）

- 片麻痺患者の立ち上がり動作の介助ポイントは，①重心の前方移動の誘導，②患側荷重での対称性動作の誘導，③患側下肢の膝折れリスクへの対応の3つである．また，起立前に，両下肢を少し後方に引くことで前方への重心移動が短くなり，楽に行えるようになる．

- また，患側膝折れ対策として，介助者の膝を対象者の膝に押し当てるようにしてロックする（膝ロック）をすると，対象者が安心して，患側下肢に荷重をかけることができる（図17）．

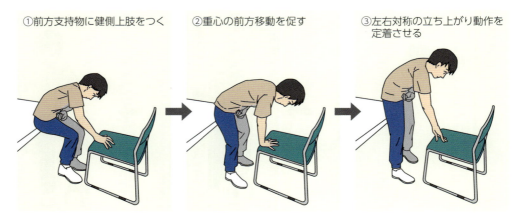

図16 片麻痺患者の前方支持での立ち上がり動作
椅子を前方に置き，椅子の座面を支持することで前方への重心移動を促す．図では椅子であるが，椅子以外の支持物，例えば手すりなどを前方に設置する環境でもよい．

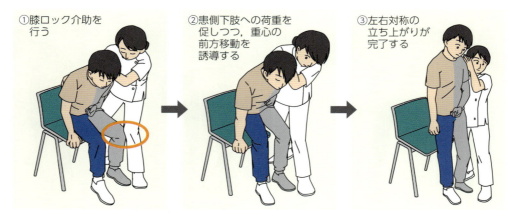

図17 片麻痺患者の立ち上がり（介助）
丸で囲んだ部分が膝ロック介助を示す．介助者の膝で対象者の膝側方を当てるようにして，膝折れを防止する．

5．福祉用具

- 起き上がり時と同様に，開閉式のベッド用手すりを利用すると，起立動作前の座位の安定性，起立時の支持物として利用できる（図13）．
- 開閉式ではない通常のベッド柵（サイドレール）では，支持性が低く，前方への重心移動も難しいため，立ち上がりが困難な事例には好ましくない．
- また，対称性の立ち上がりのためには，健側下肢と同量の荷重を患側下肢にかけることが重要である．そのため，患側下肢の下腿装具の導入も検討すべきである．
- 下腿装具を装着しての立ち上がり動作訓練を行うことで，対象者の患側荷重への恐怖感を減少させ，荷重感覚をつかむことができる．

移乗

1. 定義と意義

- 移乗動作とはある地点からある地点へ乗り移ることを意味し，座位からの立ち上がり，方向変換，着座といった要素が組み合わされた動作である．
- また，ベッドから車椅子，車椅子からベッド，車椅子からトイレ（便座）などは，出発点や終着点の違いや向きにより方法が変更され，環境調整の要素も大きく影響する．
- トイレ動作や車椅子移動などは，その先のADLにつながる動作であり，日常的に反復されることが多い．それがゆえに介助者の負担も大きくなるため，福祉用具の利用による負担軽減も積極的に検討されるべきである．

2. 様々な移乗方法

- 前述のとおり，移乗には移乗場所や向きなどにより様々な方法がある．側方アプローチ（図18）は移乗先に側方からアプローチする方法で，方向変換角度は90°程度であり移動距離も短い．
- 一方，前方アプローチ（図19）は移動先の前方からアプローチするため，180°の方向変換を必要

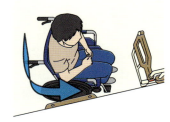

図18 側方アプローチ
側方アプローチでは車椅子を平行に近づけることによって，移動距離が少なくてすむ．

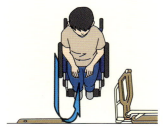

図19 前方アプローチ

とする．当然難易度の高い動作となるが，便座への移乗など，環境によっては前方アプローチが必要となってくる場合がある．

3. 片麻痺患者の移乗

- 片麻痺患者の移乗については，基本的には健側を軸とした側方アプローチから始めるとよい．
- 立位を経由して行う方法と，離殿時点で方向変換を行う方法とがある．
- 後者は早い段階での自立を実現や時短の面でメリットがあるが，立位を経由した方法は歩行やトイレ動作などにつながり，訓練的な意味合いも大きい．
- 立位での方向変換は，健側を軸に回るピボットターンと踏み替えを行うステッピングとがある．ピボットターンは健側のみでの方向変換となるため，患側の支持性が不十分な場合でも可能となる．一方，ステッピングは，踏み替え時に患側への重心移動お

よび荷重が必要とされるため，患側の支持性や立位バランスを評価して選択する．
- いずれの場合も健側方向への移乗が容易であるが，移乗動作は往復がセットであり，環境によっては患側方向への移乗も必要となる．その場合は健側を軸としながら患側へ方向転換するため，バランスを崩しやすく注意が必要である．

4. 片麻痺患者の移乗（軽介助：健側移乗）

- 車椅子からベッドへ健側移乗する場合（図20），①健側上肢で前方の手すりを把持し立ち上がる．このとき，車椅子の手すりを把持すると，健側優位な立ち上がりとなりやすいため（前述の立ち上がり動作を参照），前方支持とする．
- また，次の方向変換動作への準備として，健側を少し前に出しておく．②立ち上がりの後，健側骨盤を把持して健側を軸とした方向変換を介助する．着座部に殿部が向いたことを確認し，③前傾姿勢を誘導しながら着座を介助する．
- 立ち上がり動作同様に，一旦重心を前方に移動させ，降殿をコントロールしながら着座する必要がある．着座の場合は遠心性収縮となるため[6]，よりコントロールが難しく，重力に任せた勢いのある着座になりがちなため注意を要する．

5. 片麻痺患者の移乗（全介助）

- 全介助の場合は（図21），①患者の下から潜り込み，十分に重心を前方に移動させる．このとき，患側方向への移乗の場合，患側上肢の取り扱いに注意する．脇下に潜り込むと亜脱臼や痛みを引き起こしやすい．②患者の骨盤から殿部を抱え，離殿を介助する．下肢は支持性に応じて患側ロックまたは両下肢を挟み込むようにして固定する．③患者の体幹は介助者に預けるようにし，下肢を固定した状態で方向変換を介助する．④着座の際も，重心を前方に移動させながら，ゆっくり降殿させる．
- 介助者は広背筋など大きな筋を使い，患者の重心を自身の重心移動と一体化させるようにする．体幹をそらしたり，無理に引き上げようとしたりすると双方に負担が大きくなる．

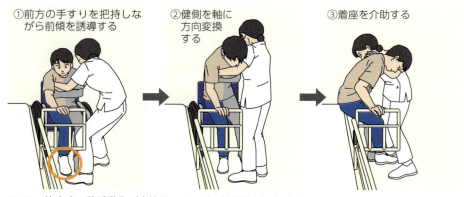

図20　片麻痺の移乗動作（車椅子〜ベッド：健側移乗）軽介助
立ち上がり時，丸で囲んだ部分のように健側を移乗方向に近づけておくことで方向変換がスムーズになる．

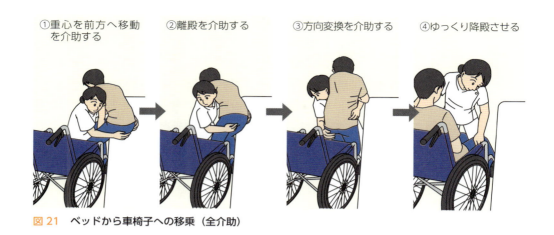

①重心を前方へ移動を介助する　②離殿を介助する　③方向変換を介助する　④ゆっくり降殿させる

図21　ベッドから車椅子への移乗（全介助）

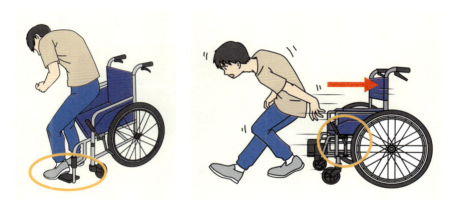

図22　フットサポートの上げ忘れやブレーキのかけ忘れ
いずれも車椅子ごとの転倒となり，大きな事故につながる恐れがある．

6. リスク管理

- 移乗は出発地点，終着地点，ともに固定されている状態ではじめて安全な動作となる．
- 車椅子からの移乗の場合，フットサポートを上げ忘れた状態やブレーキをかけ忘れた状態での立ち上がりおよび移乗は転倒の大きなリスクである（図22）．
- 高次脳機能障害などを合併している場合は，リスク管理に向けたアプローチも重要となる．また，手すりの固定が不十分な場合や移乗先の座面が不安定な場合など，環境面のリスクも考慮する．

7. 福祉用具

- 移乗は日常生活において頻度の高い動作であり，参加につながる重要な動作でもある．
- 一方，立ち上がりから方向変換など介助量も多くなる動作であり，介助者の負担も大きくなる．
- 介助による腰痛を予防するため，ノーリフト運動が広がっており，2013年には国の『職

場における腰痛予防対策指針』が改訂され,「人力での抱え上げは原則行わせない.リフトなど福祉機器の活用を促す」ことが明示された[7].積極的な福祉用具の利用により負担を軽減し,介助者の健康も守る必要がある.

- 移乗を補助する福祉用具として,スライディングボード,介助用ベルトやリフトがある.トランスファーボード(図23)は患者の殿部下に挿入し移乗先へ渡し,殿部をスライドすることで移乗を容易にするものである.移乗先を低くし,傾斜を作ることにより楽に移乗できる.
- 介助用ベルト(図24)は対象者に装着する,もしくは介助者に装着することにより,立ち上がりおよび移乗時の把持場所を作ることができる.
- リフトは天井走行式や床走行式,立位移乗式など,様々なタイプがあり(図25),介助量に応じて選択する.

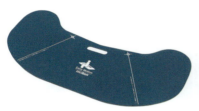

図23 トランスファーボード
イージーモーション
画像提供:株式会社モルテン

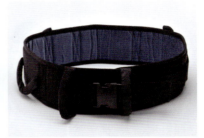

図24 介助ベルト
スタンダード介助ベルト
画像提供:プロト・ワン

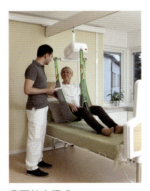

①天井走行式
かるがる®V
画像提供:株式会社竹虎

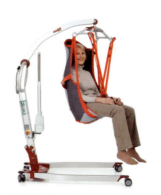

②床走行式
モーリフト
画像提供:パシフィックサプライ株式会社

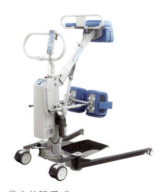

③立位移乗式
スカイリフト
画像提供:アイ・ソネックス株式会社

図25 様々なリフト
リフトは対象者の身体機能や家屋状況によって選択する.

移動

1. 定義と意義および動作の特徴

- 移動は歩行，車椅子移動を含み，さらには杖の種類や車椅子の種類など，様々な方法がある．
- 屋内と屋外で移動方法が異なる場合も考えられ，自宅内での日常生活活動はもちろん，買い物や趣味活動など高次の活動参加につながるものとなる．
- 「歩きたい」という希望をもつ対象者も多いが，無理な歩行はアライメントの崩れや筋の不均衡などにより，変形や痛みなどの二次障害を発生させる場合もある．歩くことで何がしたいか，そのためにどの程度歩行する必要があるか，将来的な負担も考慮した評価を行い，適切な移動方法を提案する必要がある．

2. 片麻痺患者の車椅子駆動（自走）

- 片麻痺患者の車椅子駆動は健側上下肢で行われる．①健側下肢踵から接地し，健側上肢は後方でハンドリムをつかむ，②体幹を前傾させ，つま先方向へ重心を移動，③ハンドリムを前方に押し出すと同時に，後方に蹴る（図26）．骨盤を前傾させ，体幹を使用すると効率がよく姿勢が安定する．
- 骨盤後傾位での駆動は膝関節屈曲力を生み出しにくく[8]，また，バックサポートに体幹を押し付けることで，その反力がさらなる不良姿勢につながる．

3. 片麻痺患者の歩行

- 歩行は，立脚側に重心を偏位させることで生じる不安定に対する立ち直り反応としてのステッピングを誘発することで遊脚側の振り出しが可能となる[9]．
- 片麻痺患者の歩行の場合，患側支持性低下による立脚期の重心移動の困難さと患側随意性低下による遊脚期の振り出し困難に対して介入する必要がある．

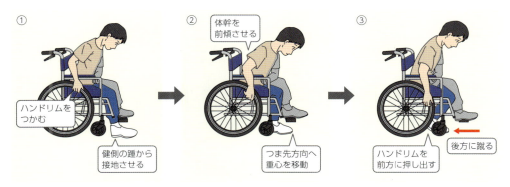

図26　車椅子操作（自走）

- 杖の使用は，支持基底面を広げ，健側立脚期および患側立脚期の安定性を得ることで遊脚側の振り出しを補助する．杖の高さは対象者の大転子の高さを目安に調整するとよい．

1）3点歩行

- ①杖を出す，②杖の位置にあわせて患側下肢を出す，③杖と患側の位置にあわせて健側下肢を出す，の3点での歩行方法（図27）は，常に杖が先導しているため，健側患側ともに広い支持基底面が得られるが，歩行速度は遅くなる．

2）2点歩行

- ①杖と患側下肢を同時に出す，②杖と患側下肢の位置にあわせて健側下肢を出す，の2点での歩行方法（図28）．健側のみでの立脚期が生じるため，バランス機能が要求されるが，歩行速度は得られやすい．

3）介助歩行

- 片麻痺患者の遊脚期における麻痺側下肢の振り出しは，下肢の伸展パターンが優位となり，十分な股関節屈曲が得られないことや，内反尖足位での接地となることが考えられる．骨盤を支持し，患側への重心移動および健側下肢の振り出しを介助する．

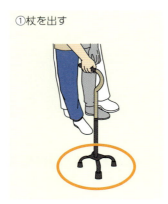
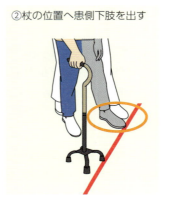
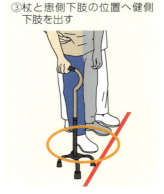

図27　3点歩行

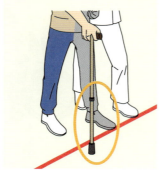
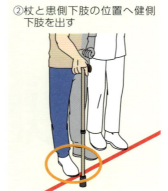

図28　2点歩行

- 立脚期においては，患側への重心移動が困難で，健側下肢の振り出しに十分なスペースが得られないことが問題となる[10]．骨盤を操作し，患側への重心移動を補助する（図 29）．

4）杖の種類

- 杖は杖先の形状により得られる支持基底面が異なる．歩行の安定性や地面の形状にあわせて選択する必要がある．
- サイドケイン（図 30）は歩行器に似た形状で，広い支持面が得られるため，安定性の低い対象者の歩行補助に適している．一方，幅や重量があり，長時間の歩行には適さない．
- 多点杖（図 31）は杖先が多点に分かれているため，支持基底面が広く安定性が高いが，不整地では杖先が安定しづらい．例として 4 点杖がある．
- T 字杖（図 32）は，杖先が 1 点のため安定性には欠けるが，不整にあわせて杖先を接地することができる．

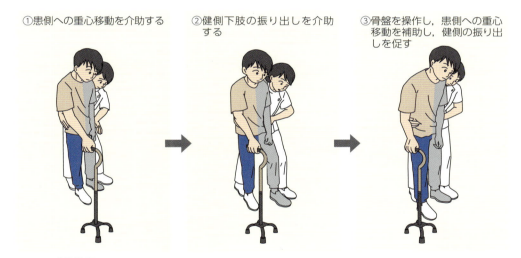

図 29　介助歩行
介助者は患側から介助し，できるだけ近づき対象者の歩行周期に合わせて介助する．

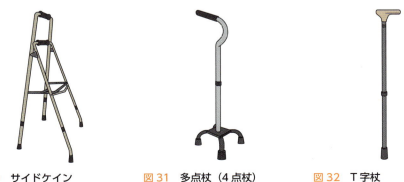

図 30　サイドケイン　　図 31　多点杖（4 点杖）　　図 32　T 字杖

車椅子による移動

1. 車椅子とは

- 車椅子とは，移動に用いる福祉用具である．身体障害や老化等により歩行に制限がある場合に生活範囲の拡大のために用いられる．
- 座位のための椅子と移動のための車輪が基本構造となる．
- 車椅子は大きく「手動車椅子」と「電動車椅子」に分けられ，それぞれ「自走（自操）用」と「介助用」がある．自走用には，標準型とモジュール型などがある．介助用にはリクライニングやティルト機能がついている車椅子がある（図33）．
- 作業療法士は，その方のニーズにあわせて使用方法，介助方法を指導する．
- 「リクライニング型」は，バックサポートのみが後傾する機構で，それによって殿部位置がずれてしまうデメリットがある．「ティルト型」はバックサポートと座面を一体で後傾でき姿勢を保ちやすいが，長時間使用による関節拘縮に留意する必要がある．

2. 車椅子の構造と適合（寸法）

- 車椅子は，その人の身体のサイズ，機能にあわせた調整が必要である．車椅子の構造を図34[11]に示す．
- 作業療法士は，クライエントが車椅子を快適に使用できるように，車椅子の大きさと身体部位を適合することが求められる．
- 変形や拘縮の防止のためにも適切な座位姿勢を保持できるように調整する（シーティング※）．

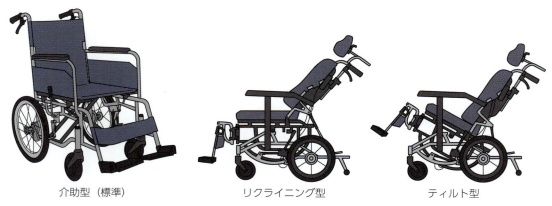

介助型（標準）　　　リクライニング型　　　ティルト型

図33　車椅子の種類

※**シーティング**：座位で行うさまざまな活動や参加を支援するために，快適に姿勢を安定させ，必要な動きを促すための最適なサポートと調整を実現するための技術的手法を総称する言葉[13] である．

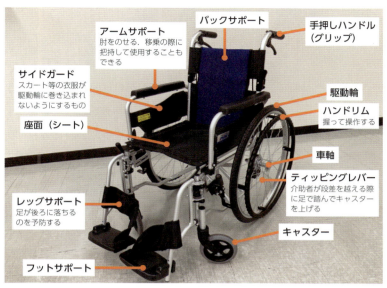

図 34　介助型（標準）車椅子　　　　　　　　　　（小林，2024）[11] より

- 一般的な車椅子の適合に必要な計測部位（図 35）と車椅子の寸法（図 36）[12] を示す．

3．車椅子の移動や回転に必要な環境

- 車椅子で在宅生活を送る場合，必要となるスペースは自力駆動か介助かによって異なってくる．
- 一般には介助移動が車椅子を壁面に接触させることなく安全に操ることができるため幅員は狭くてすむ．
- スロープは屋外から自宅へ車椅子を移動するための大きな構造物であり，安全性の確保が重要である．以下，車椅子を自力駆動する際に必要な環境（表 1，図 37，図 38）と，スロープの要件（図 39）を示す．
- 室内の段差解消のための小スロープは，80 mm 程度であれば車椅子操作能力に応じて勾配を 1/5 程度まで緩和できる．

4．日常生活における車椅子移動

- 手動車椅子の自力駆動の方法としては，①両手，②片手片脚，③両足がある．

1）両手

- ハンドリムをゴム等でコーティングしたり，ゴムのついている手袋を使用したりすると摩擦が生じやすく駆動しやすくなる[14]．

2）片手片脚

- 脳卒中による片麻痺の方が用いる駆動方法である．
- ハンドリムを片手で駆動するのみでは非駆動側（患側）へ曲がるので，健側の足で踵から接地して爪先で地面を蹴ることで直進できる．

2章 ADLに関連する各活動

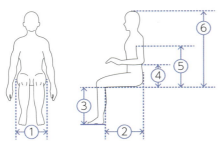

図35 車椅子適合に必要な身体計測
①座位殿幅：両大転子間の距離，シート幅の目安
②座底長：殿部後縁から膝高部までの距離，シート奥行きの目安
③座位下腿長：踵から膝高部までの距離，フットサポートの高さの目安
④座位肘頭高：肘を90°屈曲時のシート面から肘下縁までの距離，アームサポートの高さの目安
⑤肩甲骨下角高：シート面から肩甲骨下角までの距離，バックサポートの高さの目安
⑥座高：シート面から頭頂までの距離，ヘッドサポートの位置の目安

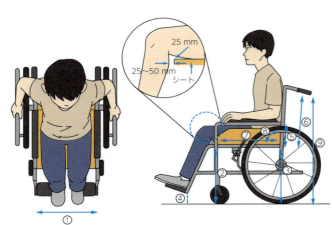

図36 車椅子の標準的な寸法
①シート幅＝殿幅＋20〜50 mm
②前座高＝下腿長＋50〜80 mm
③後座高＝前座高－20〜40 mm
④フットサポート高＝50 mm
⑤アームサポート高＝座位肘頭高＋10〜20 mm
⑥バックサポート高＝腋下高－50〜100 mm（肩甲骨下角高）
⑦シート奥行き＝座底長－25〜50 mm
⑧バックサポート角度＝90〜95°
⑨グリップ高＝介助者の股関節から胴部の間
注）車椅子シート前方の余白：膝窩部には膝窩動脈，膝窩静脈，総排骨神経，脛骨神経，浅腓骨神経があり，長時間の座位により座面から圧迫を受けないように膝窩部とシート前方には空間を設ける．

表1 車椅子に必要な環境

標準型車椅子の大きさ	長さ1,200 mm以下，幅700 mm以下（JIS規格）[13]
直進する場合の幅員	最低通行幅員：750〜780 mm
一回転するために必要な最小スペース	旋回：回転円の直径1,400〜1,500 mm（図37）
直角に曲がるために必要な通行幅員	通路の幅員が広く取れる場合：直角部分の前後ともに850 mm以上（図38a） 通常の住宅廊下の幅員（750〜780 mm）から直角に曲がる場合：950〜1,050 mm程度（図38b）
スロープの勾配	目安は1/12〜1/15．勾配は一定とし，途中で勾配を変更することは避ける

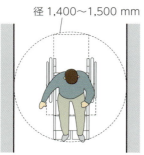

図37 車椅子で一回転するために必要なスペース

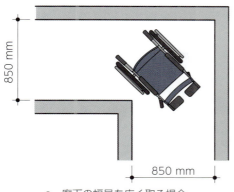
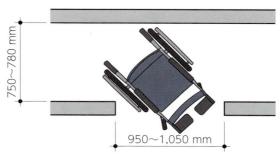

a. 廊下の幅員を広く取る場合　　　　　　b. 廊下幅員 750〜780 mm から入室する

図38　車椅子自立駆動に必要な幅員（廊下，部屋の入り口）

（野村・他，2021）[13] より

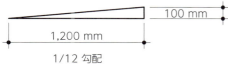

図39　スロープの勾配について

- シートが後傾している場合，上体を前傾しにくく，座面の全面が駆動の邪魔になり足が床に届きにくくなる[15]．
- 座面が適度な高さでないと，床上で足を動かすときに殿部が滑ってきてしまう[15]．

3）両足
- 両上肢に障害がある場合の駆動方法である．
- 両足を交互に振り出し，踵〜足底〜つま先の順で地面を蹴って前進する．
- 効率が悪く，片手片脚駆動時と同様にシートの傾きや高さに留意が必要である．

4）介助時に介助者が注意する点
- 車椅子の車輪に手足が接触しないように両上肢がサイドガードの中にあること，足部がフットレストにのっていることを確認する．
- 介助者の視点から車椅子前方は死角になるので，フットサポートに足部がのっているのか確認し，前方の障害物とフットレストの接触に留意する．
- 対象者に恐怖を与えないよう，移動の開始，方向転換などすべての操作を行う前に声を掛ける．
- 停止する場合は，必ずブレーキをかけるようにする．
- 様々な環境における車椅子介助のテクニックについて図40〜42に示す．

2章 ADLに関連する各活動

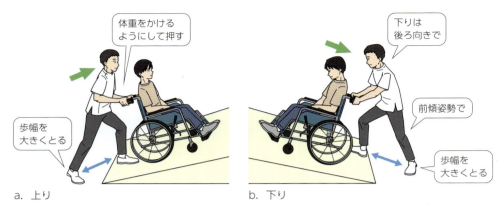

図40 坂道移動
a：歩幅を前後に大きく取り，押し手をしっかり握り，前傾して体重をかけるように車椅子を押す．
b：後ろ向きで，歩幅を前後に大きくとり，前傾位で車椅子の勢いを制御する．

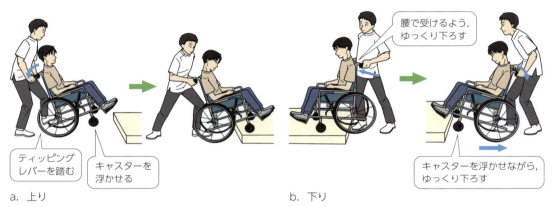

図41 段差
a：①ティッピングレバーを踏んで，キャスターを上げて，車椅子のキャスターを段差にのせる．②後輪を段差に接触させ，腕だけでなく，下肢や腰に力を入れて後輪を段差にのせる．
b：①後ろ向きに後輪から下りる．歩幅を広く取り，腰で車椅子を受けるようにする．②後輪が下りたら，キャスターを床に下ろせるように後退して静かに下ろす．

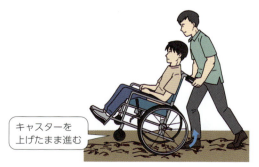

図42 不整地
不整地は，走行抵抗が強く，キャスターがくぼみに取られることなどもあるため，キャスターを上げて，車椅子を押す．

44

臨床実習やOSCEにつながるヒント

- ベッドから起き上がって車椅子に移乗する一連の動作を行ってみよう．その際に，安全性確保のために必要な準備とは何だろうか．実際に動作を行いながら考えてみよう．
- 基本動作を行うために役立つ福祉用具を，実際の介助場面を想定しながら，使ってみよう．

文献

1) Eggars O（著），柴田澄江・他（訳）：エガース・片麻痺の作業療法　原著第2版．p18，協同医書出版社，1986．
2) 田中マキ子　監：ポジショニング学　体位管理の基礎と実践．pp230-235，中山書店，2013．
3) 下元佳子：モーションエイド―姿勢・動作の援助理論と実践法．pp48-51，中山書店，2015．
4) Carr J H, Shepherd R B（著），潮見泰蔵，齋藤昭彦（訳）：脳卒中の運動療法　エビデンスに基づく機能回復トレーニング．pp106-107, 109-110，医学書院，2004．
5) 佐藤栄治：座面高と座面角が立ち上がり動作の筋活動に与える影響．看護理工学会誌，6（1）：2-11，2019．
6) 勝平純司：介助にいかすバイオメカニクス．pp58-59，医学書院，2015．
7) 厚生労働省：職場における腰痛予防対策指針及び解説（別添）．https://www.mhlw.go.jp/stf/houdou/2r98520000034et4-att/2r98520000034mtc_1.pdf（2024年12月20日閲覧）
8) 茂内　卓：座位姿勢の相違が車いす両側上肢駆動と片側下肢駆動に及ぼす影響．総合リハビリテーション，47(9)：907-911，2019．
9) 奈良　勲：PTマニュアル脳血管障害の理学療法　片麻痺患者の運動療法を中心に．p80，医歯薬出版，2000．
10) 山本　摂，柴田典子：脳卒中片麻痺患者の歩行．理学療法科学，18(3)：131-134，2003．
11) 小林法一，小林隆司：最新作業療法学講座　地域理学療法学．医歯薬出版，2024．
12) 山中武彦（編）：作業療法学ゴールド・マスター・テキスト　福祉用具学　改訂第2版．メジカルビュー社，2023．
13) 野村　歓，橋本美芽，植田瑞昌，西村　顕：OT・PTのための住環境整備論　第3版．三輪書店，2021．
14) Axelson P, Denise Y（著），日本リハビリテーション工学協会車いすSIG翻訳グループ（訳）：手動車いすトレーニングガイド．医学書院，2000．
15) Engström B（著），高橋正樹・他（訳）：からだにやさしい車いすのすすめ．三輪書店，1994．

2 基本的 ADL

学習目標
- 基本的 ADL の特徴および評価の方法について理解する．
- 食事，整容，更衣，排泄，入浴の各活動をより楽に，効率よく，安全に，自立して行うための介入方法について理解する．
- 人にとっての睡眠の重要性や支援・介入方法について理解する．

Question
- 基本的 ADL の各活動は，あなたにとってどのような意味があるか？
- どのような方法でそれらの活動を行っているか？ 他者と同じか，それとも異なるだろうか？
- これらの基本的 ADL に介入する際，どのような点に注意が必要か？

食事

1. 食事とは

- 食事とは，国際生活機能分類（International Classification of Functioning Disability and Health：ICF）の活動と参加の中のセルフケアに分類され，食べること，飲むことに該当する．
- 食べることは提供された食べ物を手際よく口に運び，文化的に許容される方法で食べることである．例えば，食べ物を細かく切る，砕く，瓶や缶を開ける，箸やフォークを使うなどが含まれる[1]．
- 飲むことは文化的に許容される方法で，飲み物の容器を取り，口に運び，飲むことである．飲み物を混ぜる，注ぐ，ストローを使って飲むことなどが含まれる[1]．
- セルフケアは基本的に，食事，整容，更衣，排泄，入浴の順で難しくなる[2]．食事は子どもが最初にできるようになるセルフケアである．
- 生まれたばかりの新生児はまず，呼吸をすることと栄養を摂取することが必要である．新生児は初めて出会うものを口に入れ確かめることから始め，口腔という感覚器官を通して食べることを本能的に学習する[3]．

▶国際生活機能分類：International Classification of Functioning Disability and Health（ICF）

基本的 ADL

- 人は食事を日々繰り返しながら，成長と発達を通してその行為を獲得する．表1に食事の発達過程を示す[3]．
- 0～3カ月頃は，乳や哺乳瓶でミルクを飲み，4～6カ月頃にはスプーンから水分やつぶした食べ物（離乳食）を食べ始める（図1）．7～9カ月頃にはウエハースなどを手に取って食べ，10～12カ月頃には食事を手づかみで食べるようになる．1歳～1歳6カ月頃はスプーンを回内握りや回外握りで持ち，使い始めるが，まだうまく口には運べない．1歳6カ月～2歳頃はスプーンやフォークを左右どちらの手でも使うが，手づかみでも食べる（図2）．2歳頃はフォークや箸を使い始め，3歳頃はスプーンで食べ物をほぐしたり，混ぜたり，切る，集めるなどができるようになる．4歳頃には

表1　食事の発達過程

月齢	発達過程
0～3カ月	数時間ごとに乳や哺乳瓶からミルクを飲む 指しゃぶりをする
4～6カ月	スプーンから水分やつぶした食べ物（離乳食）を食べる まだ自分では食べ物を口に運べない
7～9カ月	ウエハースなどを手に取って食べるようになる 軟らかい食べ物は手でクチャクチャにして遊ぶ
10～12カ月	手づかみで食べるようになる コップを使い始める
1歳～1歳6カ月頃	スプーンを回内握りや回外握りで持ち，無頓着に使い始める 口にうまくは運べない
1歳6カ月～2歳頃	スプーンやフォークを左右どちらの手でも使う 手づかみでも食べる
2歳頃	スプーンを母指，示指，中指で操作する フォークや箸も使い始め，利き手が決まり始める
3歳頃	スプーンで食べ物をほぐす，混ぜる，切る，集めるなどができる 手指や手関節の動きを伴った橈側三指握りでスプーンを使う
4歳頃	フォークや箸を使用して食べる 食事のマナーが身についてくる

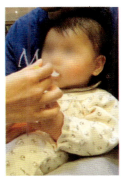

図1　4～6カ月頃の食事

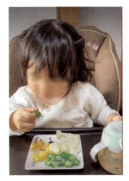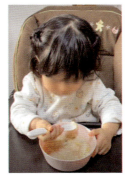

図2　1歳6カ月～2歳頃の食事

フォークや箸を使用して食べ，食事のマナーも身についてくる[3]．

- 食事の目的は基本的な欲求である食欲を満たし，栄養を補給するということだけではない．人は食事を通して，人との交流や文化的なマナー，健康管理，生活習慣，文化の継承など様々なことを学ぶ．

2．食事の特徴

- 食事は，いつ，どこで，だれと，どのように，何を食べるのかによってその手順や方法が異なる[2]．食事は個人だけでなく，一緒に行う相手がいる場合がある．また，なじみのある自宅や初めていく飲食店など，環境も様々である．そのため目的にあわせて，食事のマナーや使用する道具，方法は異なる．また，通常食事は1日に数回繰り返し行う．

- 食事は，乳幼児の頃から毎日繰り返し行い，対象者のライフステージやライフスタイルにあわせて変化する活動である．

3．食事の観察評価

- 観察評価は実際の食事の場面で行う．食事が楽に（ぎこちなさや身体的努力と疲労はないか），効率よく（時空間や物の使用が効率的か），安全に（安全か），援助が不要かに注目して観察をする[4]．

- 食事の評価の一例として，表2にテーブルに用意されている昼食を箸を使って一人で食べる際の工程と観察評価の一部を示す．食事のメニューはサラダ，味噌汁，ご飯，卵焼き，焼き魚，みかん，お茶である．

- 表2には，「サラダを食べる→味噌汁を食べる→ご飯を食べる→卵焼きを食べる→焼き魚を食べる→みかんを食べる→お茶を飲む→片付ける」といった順序で工程を示した．工程の順序は人によって異なることに注意が必要である．

- ここでは「サラダを食べる」工程を取り上げる．まず，食事をする場所に移動し，食事の姿勢をとることから始まる．次に，何から食べ始めるか，どのような道具を使うのかを選択し，食べる準備を行う．

- 一般的にサラダを食べる場合は箸またはフォークを使用し，スプーンを使用することは少ない．スプーンを使用することで身体的な努力が増し，効率よく食べ進めることができないからである．また，味噌汁の具を手で口に運ぶことも適切な道具を選択していないといえる．

- このように食事には一定の手順と方法があり，個人の好みや有する心身機能，文化的背景などに影響を受ける．

- 食事には，食欲がない（減食），食べ過ぎる（過食），特定の物しか口にしない（偏食），通常食べないものを食べる（異食）など，精神面や認知面，感覚の特性などへの対応が必要となることもある[6]．

- 特に，摂食嚥下機能に問題が予測される場合は，誤嚥による肺炎や窒息など生命の危険を伴う場合がある．そのため食べ物の形態や食事の姿勢，使用する道具（義歯を含む），

表2　テーブルに用意されている昼食を箸を使って一人で食べる際の工程と観察評価①

作業	工程	観察評価
テーブルに用意されている昼食を箸を使って一人で食べる	食卓に移動して椅子に座る	机と椅子と身体の位置を調整して座る 食事の姿勢を保つ
	サラダを食べる →	サラダを食べる
	味噌汁を食べる ご飯を食べる 卵焼きを食べる 焼き魚を食べる みかんを食べる お茶を飲む テーブルの上を片付ける	ドレッシングを見つけ，手を伸ばす ドレッシングをつかみ，持ち上げる ドレッシングの蓋を開ける サラダの皿を見つける サラダの皿にドレッシングを近づけ，容器を傾け，かける ドレッシングの蓋を閉め，元の位置に戻す 箸を見つけ，手を伸ばし，つかむ 箸を持ち上げ，持ち直す サラダの皿を見つけ，手を伸ばし，つかむ サラダの皿を持ち上げ，持ち直す 箸を持った手をサラダに伸ばす 箸を操作し，レタスを切り分け，つまむ 箸でレタスを口に運び，口に取り込む レタスを咀嚼し，飲み込む（嚥下）

口腔内の清潔などに十分な注意が必要となる．対象者と家族だけでなく，医師や看護師，言語聴覚士，栄養士など，他職種との連携が重要となる．

4.　食事への介入

- 表2に示したように，実際の食事を観察し，その工程を観察評価し，問題の原因を予測し，介入方法を検討する[4]．

- 介入方法の検討には，対象者との協働が必要となる．どのような環境でどのような方法を選択するのか，対象者自身の意見を尊重することが重要となる[5]．

- 介入方法は主に環境の調整，道具の工夫（自助具の使用など），方法の工夫，繰り返し練習をすることが挙げられる[5]．

- 表3に示したように，テーブルに用意されている昼食を箸を使って一人で食べる際に，ドレッシングの蓋を片手で開けることができなかったため援助を必要とした場面を観察したとする．

- 道具の工夫の例として，片手や弱い力でも蓋が開けられるように滑り止めシートを使用することや（図3），ドレッシングの容器を変えること（図4）などが提案できる．また方法の工夫の例として手以外の身体を使って開ける方法（図5）に変えることなどが提案できる．

- 片麻痺等で利き手に不自由が生じた場合や巧緻性に問題が生じた場合は，どのような握り方でも食べ物をつかむことができる自助箸（図6）や柄が太く口に運びやすい角度がついたスプーンやフォーク（図7），皿のふちに傾斜のついたすべらない食器（図8），持ちやすい汁椀（図9）などが役立つ．

- 左半側空間無視がある場合は，食事を左側に配置したり，一緒に食事をする人が左側

表3 テーブルに用意されている昼食を一人で箸を使って食べる際の工程と観察評価②

作業	工程	観察評価
テーブルに用意されている昼食を箸を使って一人で食べる	食卓に移動して椅子に座る サラダを食べる →	机と椅子と身体の位置を調整して座る 食事の姿勢を保つ サラダを食べる ドレッシングを見つけ，手を伸ばす ドレッシングをつかみ，持ち上げる ドレッシングの蓋を片手で開けることができない（援助を必要とした）

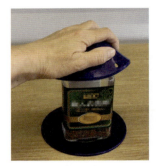

図3　滑り止めの使用

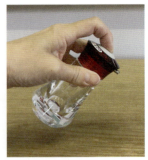

図4　蓋の開閉がない容器の使用

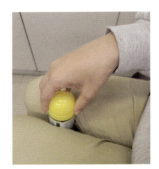

図5　大腿部で固定する

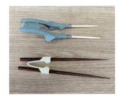

図6　自助箸

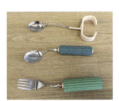

図7　柄が太く口に運びやすい角度がついたスプーンやフォーク

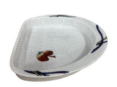

図8　皿のふちに傾斜のついたすべらない食器

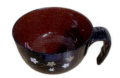

図9　持ちやすい汁椀

に座り声を掛けながら食べるなどの環境調整を行う場合がある．注意障害がある場合は，部屋の広さや音などに気を配り，人通りやテレビなどの影響を受けないように調整をすることもある．

- 摂食嚥下機能に問題がある場合は，水分にとろみをつける，食べ物をお粥などの軟らかいものに変更するなど，食事形態そのものの調整や嚥下がしやすい姿勢にするためにベッドのリクライニングの角度や頸部の位置を調整することもある．

整容

1. 整容とは

- 整容とは，ICF の活動と参加の中のセルフケアに分類され，肌や顔，歯，頭皮，爪，陰部などの身体部位に対して，洗って乾かすこと以上の手入れをすることである．例えば，肌や顔などの皮膚を保湿ローションや化粧品を使って手入れをすること，歯磨き，義歯の手入れ，髪を整える，髭を剃る，爪を切る・磨くことなどが含まれる[1]．

2. 整容の特徴

- セルフケアの中でも整容には多くの課題が含まれる．主に顔面や頭部，手などの上半身に対して行う課題が多く，手指の巧緻性や両手の協調性，力の加減といった細かな技術を必要する[7]．
- 肌や歯，爪などの清潔を保つことは健康管理のうえでも重要だが，身だしなみを整えることは，より良い人間関係を作ることにも影響を与える[8]．また，身だしなみを整えることは自己表現の一つにもなり得る．そのため個人の年齢や性別，趣味嗜好によってその手順や方法，かかる時間，道具，材料が大きく異なる．
- 整容は幼児期から養育環境や社会的な影響を受けながら独自の方法を獲得していく．化粧をする場合，その手順や方法，使用する道具の種類は多岐にわたる．髭を剃る場合も電動髭剃り機を使用する，シェービングクリームとカミソリを使用する，ハサミを使用することがある．頭髪の手入れではドライヤーやヘアアイロンを使用する，髪を結ぶ，短く切りそろえることがある．歯磨きは 1 日に磨く頻度や歯ブラシの種類（手動または電動），歯間ブラシ，歯磨き剤やマウスウォッシュなど，使用する道具や材料は個人によって異なる．
- 整容は対象者独自の手順や方法が習慣化されていることが多い．

3. 整容の観察評価

- 整容を観察する場合は，その人のなじみのある課題や順序，道具，材料を選択し，その工程を，楽に（ぎこちなさや身体的努力と疲労はないか），効率よく（時空間や物の使用が効率的か），安全に（安全か），援助が不要かに注目して観察を行う[4]．
- 表 4，図 10 に，観察評価の一例として，外出する前に自宅で，洗顔と歯磨きをする際の工程と観察評価の一部を示す．
- 歯磨きは一般的に，洗面台に移動し，姿勢を保ちながら，歯ブラシと歯磨き剤を見つけ，手を伸ばし，つかみ，持ち上げる．次に，歯磨き剤の蓋を外す．歯ブラシに歯磨き剤を近づけ，押し出し，つける．適量をつけたら，歯磨き剤の蓋を閉める．歯ブラシを口に入れ，歯ブラシを歯に沿って動かし，磨く．全体を磨き終わったらうがいをし，片付けるといった工程が観察される．

表4 外出する前に自宅で洗顔と歯磨きをする際の工程と観察評価

作業	工程	観察評価
歯ブラシと歯磨き剤を使用して自身の歯を磨く	洗面台に行く 顔を洗う 歯を磨く → 片付ける	洗面台の前に移動して立つ 立った姿勢を保つ 歯を磨く 　歯ブラシを見つけ，手を伸ばし，つかむ 　歯ブラシを持ち上げ，持ち直す 　歯磨き剤を見つけ，手を伸ばし，つかむ 　歯磨き剤を持ち上げ，蓋を持つ 　歯磨き剤の蓋を外す 　歯ブラシに歯磨き剤を近づける 　歯磨き剤を押し，歯ブラシの先に歯磨き剤をつける 　歯磨き剤の蓋に手を伸ばし，蓋をつかむ 　歯磨き剤と蓋を合わせて，蓋を閉める 　歯磨き剤をつけた歯ブラシを口に入れる 　口に入れた歯ブラシを歯に沿って動かし，歯を磨く 　口の中の歯磨き剤を吐き出し，歯ブラシを置く 　コップを見つけ，手を伸ばし，つかみ，持ち上げる 　蛇口を押し上げて水を出し，コップに水を入れる 　コップを口に近づけ，水を口に含み，うがいをする 　それぞれの道具を洗い，こぼれた水を拭きとる 　道具をもとの位置に戻す

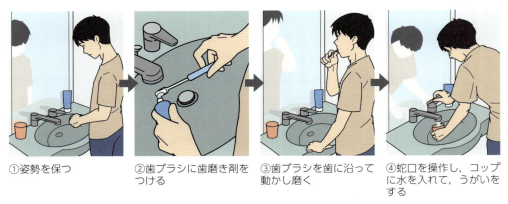

①姿勢を保つ　②歯ブラシに歯磨き剤をつける　③歯ブラシを歯に沿って動かし磨く　④蛇口を操作し，コップに水を入れて，うがいをする

図10　洗面台で歯磨きをする場面

4. 整容への介入

- 実際に歯を磨く場面を観察した際に，歯磨き剤に手を伸ばしたときにバランスを崩して転倒しそうになった，歯磨き剤の蓋を外すときに手がすべって時間がかかった，コップを運ぶときに手が震えて水がこぼれた，歯の一部分だけを磨いて中断をした，後片付けに援助を必要とした場面を観察することがある．
- 例えば，歯磨き中にバランスを崩し，途中で休憩を必要とする場合は，洗面台の前に椅子を用意して，座って行うといった環境の調整が提案できる．また，歯ブラシの操作がぎこちなく十分に磨けない場合は電動歯ブラシを使用するなどの道具の工夫が提

基本的ADL 2

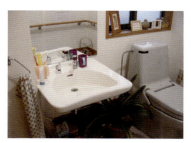

図11 座って使用しやすい洗面台
蛇口は自動水栓である．

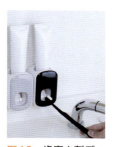

図12 歯磨き剤ディスペンサー
壁掛け式で歯磨き剤が自動で出る．
画像提供：ジット株式会社

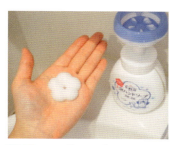

図13 ハンドソープ
片手で泡立った石鹸を出すことができる．

案できる．
- 食事と同様に，摂食嚥下機能に問題がある場合は，歯を磨く際やうがい時にムセやせきの有無などに注意が必要となる．
- 整容は多様な道具を使用して行うため，環境調整や道具，方法の工夫が有効な介入方法となる場合がある．
- ユニバーサルデザインとは，文化や性別などを超えて利用しやすい工業製品や施設などの総称である．どのような障害のタイプでも，障害がない人にとっても使えるものを指す[2]．
- 図11は一般家庭に設置されている，座って使用しやすい洗面台である．蛇口は自動でセンサーに反応し，出し止めができる．図12は壁掛け式で歯磨き剤が自動で適量出る．図13は一般に市販されているハンドソープで，片手で泡立った石鹸を出すことができる．このように，年齢や性別，心身機能，障害の有無に影響されず，誰もが使用しやすい環境や道具が一般家庭に普及している．
- 整容は歯磨き以外にも爪切りや髪や肌を整えること，化粧や髭剃りなどが含まれ，その実施方法や頻度は対象者によって大きく異なる．そのため，対象者と目的を共有し好みや使用する道具，介入方法を検討することが重要である．

更衣

1. 更衣とは

- 更衣とは，社会的状況と気候にあわせて適切な衣類や履き物を選択し，手際よく着脱を行うことである．ICFの活動・参加のセルフケアに分類される[1]．

2. 更衣の特徴

- 更衣は人の生活に必要な基本的な活動である．衣服を着ることには，外界の暑さや寒さから身を守り，物理的な衝撃や火傷，汗や汚れから皮膚を守る機能がある[9]．
- 災害時の支援物資として最初に届けられるのが食料と衣料であるように，衣服を着ることは食べることと同様に人として生きることの根本を形作る活動である．人は衣服なしには生きていくことができない[10]．
- 人が身に着ける衣服や履き物には様々な種類がある．どのような種類の衣服や履き物を身に着けるかは，その人が所属する文化や個人の好みによって異なる．
- 衣服を着ることは自己表現の一つであり，社会参加の手段にもなり得る[9, 10]．また，どのような順序で，どのように着るかなど，衣服や履き物の着脱方法も様々である．
- さらに，色や形などのデザインを優先するか，あるいは保温性，着やすさ，動きやすさなどの機能性を重視するかは，その衣服を身に着けて行う活動に影響を受ける．

3. 更衣の観察評価

- 衣服や履き物の着脱には，ある一定の手順や方法がある．その一方で，誰が，どこで，どのような衣服や履き物を着脱するかによって手順や方法は異なる．
- ここでは，小学生の児童が学校に行くために，パジャマから制服に着替える場面の観察評価を示す（表5）．
- パジャマから制服に着替える際の工程は，制服一式（シャツ，スカート，ブレザー，リボン）を着替える場所に持ってくることから始まる．次に，パジャマの上着とズボンを脱ぎ，制服のシャツを着て，スカートをはく．制服のリボンを結び，ブレザーを着た後，脱いだパジャマを片付ける．
- これらの工程の中で，リボンを結んでからブレザーを着ても，ブレザーを着てからリボンを結んでも，パジャマから制服への着替えは問題なく完了する．ただし，パジャ

表5　パジャマから制服に着替える作業の工程と観察評価の例

作業	工程	観察評価
パジャマから制服に着替える	制服（シャツ，スカート，靴下，ブレザー，リボン）を持ってくる パジャマの上着を脱ぐ パジャマのズボンを脱ぐ シャツを着る スカートをはく リボンを結ぶ 上着（ブレザー）を着る パジャマを片付ける	シャツを着る 　シャツを探し，見つける 　シャツを選ぶ 　シャツに手を伸ばす 　シャツをつかむ，持ち上げる 　シャツを空間的に広げる 　片方の袖に腕を通す 　反対の袖に腕を通す 　片方の指でボタンを摘む 　反対の指でボタン穴を摘む 　手の中でボタンを操作するのがぎこちない 　両手でボタンを留める際にもたつく 　すべてのボタンを留める

マの上着を脱ぐ前に制服のシャツを着たり，ブレザーの上にシャツを着たりしてしまったら，正しく着替えることができなくなる．このような状況が観察された場合，何らかの機能障害（例えば，高次脳機能障害や認知機能障害）が疑われる．

- すべての工程はより詳細に観察評価することができる．例えば，「シャツを着る」という工程をより細かく観察すると，まずは，制服一式（シャツ，スカート，ブレザー，リボン）の中からシャツを見つけて選び，シャツに手を伸ばし，つかみ，持ち上げる．両手を使って服を空間的に広げた後，片方の腕に沿って袖を通し，次に反対の腕に沿って袖を通す．その後，手の中でボタンを操作しながら，反対の指でボタン穴をつかみ，両手を使ってボタンを留める（表5）．

- 更衣という作業をより詳細に観察し，ぎこちなさや身体的努力と疲労はないか，時空間や物の使用が効率的か，安全か，援助が必要かといった視点で問題の有無や程度を評価する．さらに，問題の原因を，人，環境，作業で予測し，より効果的な介入方法を検討する[2,4]．例えば，この児童は，楽に腕に沿ってシャツの袖を通すことができたが（図14），「手の中でボタンを操作する」「両手を使ってボタンを留める」際にはぎこちなさが観察され，時間がかかった（図15，表5）．

- それでは，なぜ，手の中でボタンを操作したり，両手でボタンを留めることがぎこちなく，時間がかかったのか．

- 問題の原因を児童の手指の巧緻性の未熟さだと予測すれば，巧緻性を発達させるような回復作業を提案することになる．一方で，小学生が扱うにはボタンが小さすぎると予測すれば，ボタンを大きいものに取り替えるなど，代償的な方法を提案することになる．

4．更衣に対する介入

- 衣服や履き物の着脱が困難な場合，着脱方法を工夫する，道具（自助具）を使う，環境を調整する等の代償的な方法[5]を用いて，より楽に，効率よく，安全に，自立して着脱できるよう試みる．対象者に合った方法で繰り返し練習することで，より上手に着ることが可能になる．

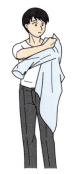

図14　袖に腕を通す

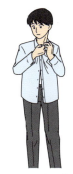

図15　両手でボタンを留める

- ここでは，片麻痺者の着脱方法（上着：前開き式，かぶり式，ズボン，靴・靴下の着脱）と更衣の際に使用する自助具とその使い方を紹介する．ただし，人に教えられたやり方よりも対象者自身が発見したやり方で練習したほうが，より上手に着脱できるようになり，実際の生活にも定着することが示されている[11]．
- ここで紹介する方法を参考にして，それぞれのやり方を対象者とともに見つけることが大切である．

1）上着の着脱

(1) 前開きの上着

- 脱ぐ場合，まずは非麻痺側（以下，健側）の手指を使って上着のボタンを外す．次に，健側の前身ごろをつかんで，肩，肘の順に脱ぎ，最後に袖から手部を抜く．その後，健側上肢で麻痺側（以下，患側）の前身ごろや袖をつかみ，患側上肢の袖を抜く．
- 着る場合，まずは上着の袖に患側上肢を通す．麻痺が重度な場合，健側上肢で上着の袖を持ち，患側上肢に通す．肘から肩までしっかり通すのがポイントである．その後，健側上肢で上着を持ち，背中から回して反対側に引っ張り，健側上肢を袖に通す．最後に，シャツの裾を整え，ボタンを留める（図16）．

(2) かぶり式の上着

- 脱ぐ場合，健側上肢で後身ごろの襟部分をつかみ，上に引き上げる．後身ごろを少しずつ上に手繰りよせ，最後に頭部を裾から抜く．その後，健側，患側の順に腕を脱ぐ（図17）．
- 着る場合，患側上肢，健側上肢の順に両上肢を袖に通す．その後，上着の裾を持って頭部を通し，裾を引き下げ整える（図18）．または，最初に頭部を通した後に，患側

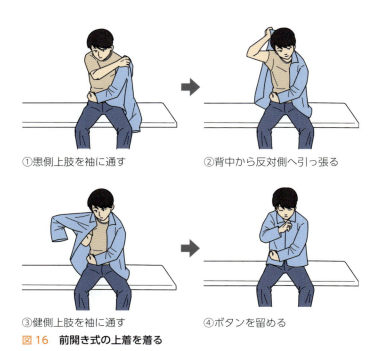

①患側上肢を袖に通す　　②背中から反対側へ引っ張る

③健側上肢を袖に通す　　④ボタンを留める

図16　前開き式の上着を着る

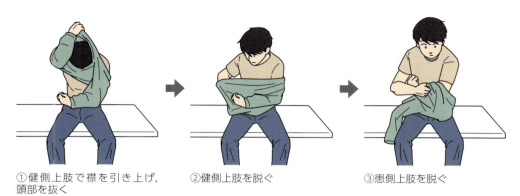

①健側上肢で襟を引き上げ、頭部を抜く　②健側上肢を脱ぐ　③患側上肢を脱ぐ

図17　かぶり式の上着を脱ぐ

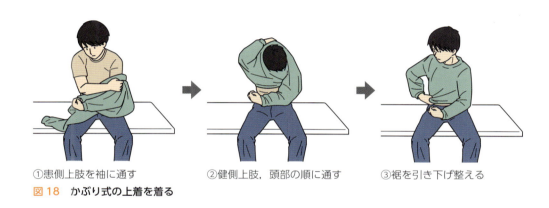

①患側上肢を袖に通す　②健側上肢、頭部の順に通す　③裾を引き下げ整える

図18　かぶり式の上着を着る

上肢，健側上肢の順に袖を通す方法もある．どちらの方法で着脱するかは，実際に試しながら対象者と一緒に決めていく．

2) ズボンの着脱

- ズボンの着脱は座位で行うことが望ましい．ズボンを脱ぐ場合，立位または前傾姿勢で殿部を持ち上げ腰の部分を下げる．次に，座位で患側，健側の順にズボンから脚を抜いていく（図19）．
- ズボンをはく場合，座位で患側下肢にズボンを通す．可能であれば患側下肢を健側下肢の上に組んだ状態でズボンを通す．その後，健側下肢をズボンに通しズボンを引き上げる．
- 麻痺が重度で，患側下肢を持ち上げたり，健側下肢の上に組んだりすることが困難な場合は，ズボンの口を広げて床に置き，健側上肢で患側下肢を持ち上げてズボンの口に入れる．次に，健側下肢を通して引き上げる．いずれにせよ，両下肢ともに，できるだけ上までズボンを引き上げておくことがポイントである．次に，立位可能な場合は，立位になって腰までズボンを引き上げる（図20）．立位が不安定な場合は壁にもたれたり，ベッドサイドの手すりを使って身体を支えながらズボンを引き上げる．または座位で左右の殿部を交互に持ち上げ，ズボンを腰まで引き上げる．

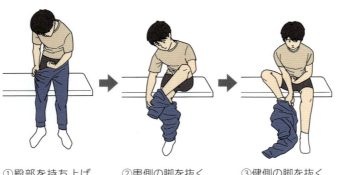

①殿部を持ち上げ，腰部を下げる　②患側の脚を抜く　③健側の脚を抜く

図19 ズボンを脱ぐ

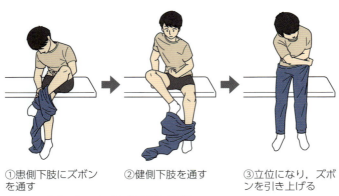

①患側下肢にズボンを通す　②健側下肢を通す　③立位になり，ズボンを引き上げる

図20 ズボンをはく（立位可能な場合）

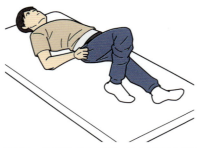

図21 仰臥位でのズボンの上げ下げ（座位や立位での上げ下げが困難な場合）

- 座位や立位でのズボンの上げ下げが困難な場合，両下肢にズボンを通した後，ベッド上で仰臥位となり，健側下肢の膝を立て，殿部を持ち上げながらズボンを上げ下げする（図21）．

3）靴下と靴の着脱

- ズボンの着脱と同様に，安全性を考慮して座位で行うことが望ましい．

基本的 ADL 2

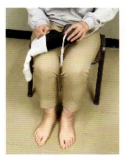
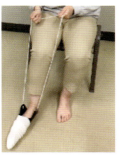

図22　ソックスエイドで靴下をはく

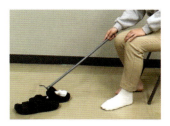

図23　リーチャーで床の靴と靴下を拾う

- まずは靴と靴下を手の届く場所に置く．患側下肢を健側下肢の上に組み，健側の手指で靴下の開口部分を広げて患側の足部に通す．次に健側の足部に靴下を通す．靴は靴下とほぼ同じ方法で着脱する．

4）更衣における自助具の使用

- 関節可動域制限（股関節，膝関節等）や痛みで足部へのリーチが難しい，あるいは座位バランスの低下で前傾姿勢をとることが危険な場合，ソックスエイドを使って靴下をはく（図22）．また，リーチャーを使うことで，足元に置かれた靴や靴下を拾ったり（図23），遠くのテーブルに置かれた衣服を手元に集めたりすることができる．
- 他にも更衣の際に利用できる，様々な種類の自助具がある．どのような衣服や履き物をどのように身に着けるかを考慮して，対象者とともに適切な自助具を選択する．

排泄

1. 排泄とは

- 排泄とは，生理，尿意，便意を計画し，遂行するとともに，その後，清潔にすることである．ICFの活動・参加のセルフケアに分類される[1]．

2. 排泄の特徴

- 排泄は，尿意・便意といった生理的欲求によって誘発される．
- 排尿の場合，膀胱が尿でいっぱいになるとその情報が大脳皮質に伝わり尿意が高まる．同時に大脳からの刺激で橋排尿中枢が興奮する．その興奮が骨盤神経を介して膀胱の筋肉を収縮させ，尿道が開き，尿道を通って尿が排出される[12]．
- 正常な排尿とは，1回の排尿量が200〜400mL，1日の排尿回数が5〜7回で，尿意をはっきり感じ，ある程度の我慢ができ，お腹に力を入れなくても排尿ができ，残尿感がない等の状態を指す[13]．
- 膀胱炎では，膀胱壁が過敏になることで尿意を感じやすくなり，排尿回数が増加する

頻尿という状態になる．脊髄損傷や脳障害などで大脳の排尿抑制機能が障害されると，自然に尿が漏れ出てしまう尿失禁の状態となる．また，前立腺が肥大し尿道が圧迫されると尿が排出されにくくなり，排尿困難となる[14]．

- 排便の場合，大腸に糞便がたまって直腸壁が伸長されると，その情報が大脳の排便中枢に伝わる．すると，反射的にS状結腸や直腸が収縮し，肛門括約筋を弛緩して，糞便が体外に排出される[14]．外肛門括約筋の随意的な収縮により，排便を我慢することができる．

- 排泄は社会的に認められる方法で行う必要があり，失敗や排泄物に対して羞恥心や不潔感をもちやすい[8]．さらに，1日に何度も繰り返されるため，介護する人とされる人の両者が負担感を感じやすい．

- トイレが心配で外出を躊躇する人がいるなど，排泄は，それ自体が意味ある活動であると同時に，仕事，遊び，社会参加などの意味ある活動への結びつきに影響を与える活動でもある[5]．

3. 排泄の観察評価

- トイレでの排泄は，尿意を感じてトイレに移動することから始まる．次に戸を開けてトイレに入り，戸を閉める．便器の前でズボンや下着（以下，下衣）を下げて便器に座り，排泄をする．排泄が終わったら清拭と後始末をして便器から立ち上がり，下衣を上げた後，水栓用レバーを操作して水を流す．手を洗い，トイレの外へ移動し，戸を閉めるといった工程によって構成される（表6）．

- 各工程は，より詳細に観察評価することができる．例えば，「清拭をして後始末する」工程は，トイレットペーパー（以下，ペーパー）に手を伸ばし，ペーパーをつかみ，適度な力で引っ張り，適度な量を引き出す．一方の手でペーパーのフレームを押さえ，もう一方の手でペーパーをちぎる．ちぎったペーパーを両手で畳み，陰部にリーチして，適度な力で拭き，便器内に落とす（表6）．

- 排泄という作業をより詳細に観察し，ぎこちなさや身体的努力と疲労はないか，時空間や物の使用が効率的か，安全か，援助が必要かといった視点で問題の有無や程度を

表6　排泄の工程と観察評価の例

作業	工程	観察評価
自宅のトイレ（洋式）で排尿する	尿意を感じてトイレに行く 戸を開ける，閉める 下衣を下げる 便座に座って排尿する 清拭し，後始末する 下衣を上げる 水を流す 手を洗う トイレから出る 戸を閉める	清拭し，後始末する ペーパーに手を伸ばす ペーパーをつかむ 適度な力で引っ張る 適度な量を引き出す フレームを押さえる ペーパーをちぎる ペーパーを両手で畳む 陰部にリーチする 適度な力で拭く ペーパーを便器に落とす

評価する．さらに，問題の原因を，人，環境，作業で予測し，より効果的な介入方法を検討する[2, 4]．

- 例えば，清拭をする際，片手でペーパーを引き出し，ちぎるのがぎこちなく，時間がかかる場面を観察したとする．その原因を片手しか使えないことだと予測すれば，片手で操作できるペーパーフォルダーの取り付けを提案する．また，便器から立ち上がり，移乗することに援助が必要な場面を観察したら，その原因をトイレ環境の問題と予測して，便座を補高し，壁に手すりを取り付けるよう提案する．

4. 排泄への介入

- より楽に，効率よく，安全に，自立して排泄するために，排泄のやり方を調整したり，道具を使ったり，環境を調整するなどの代償的な方法を用いる[5]．
- 以下に，トイレの環境調整およびベッドサイドのポータブルトイレでの排泄，ベッド上で尿便器等を用いての排泄，導尿や人工肛門・人工膀胱による排泄の例を紹介する．

1) トイレの環境調整

- 車椅子を使用してトイレで排泄する場合，車椅子が入るスペースが必要である．
- 下肢の機能障害や立位バランスの低下がある場合，便器への移乗や下衣の上げ下げが困難となる．壁に手すりを取り付けたり，便座を補高したりすることで，より安全で楽に，立ち上がりや移乗を行うことができる（図24）．
- 一般的に，立ち上がりの際は縦手すり（I字型），座位を安定させるためには横手すりが良いとされている．車椅子用トイレには，立ち上がりと座位の安定性を兼ね備えたL字型の手すりが設置されることが多い．便座の高さは40〜42cmが一般的であり，手すりの高さはそれより20〜30cm上が適切である．
- 近年では，公共施設のほとんどに車椅子用トイレが設置されている．また，オストメイト（人工肛門や人工膀胱を造設した人）用トイレ（図25），すべての性に対応可能なオールジェンダートイレ，自分にあった個室を選択できるオルタナティブ・トイレなど，様々なスタイルのトイレが設置されている．

2) ポータブルトイレでの排泄

- トイレでの排泄が困難な場合，ベッドサイドに設置したポータブルトイレを使って排泄する（図26）．
- 立位や移乗が不安定な場合，ベッドサイドに手すりを取り付ける．ポータブルトイレ

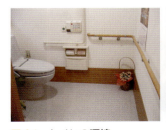 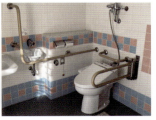

図24 トイレの環境

には様々な種類があり，周囲の物理的環境や介助者の有無や能力などの社会的環境，対象者の機能障害の種類や程度等によって使い分ける．

- 立位が困難な対象者であっても，ベッドと同じ高さの安定したポータブルトイレをベッドサイドに隙間なく横付けし，ベッドサイドに座った状態から，両手を使ってお尻をずらしながら横移動することで，ポータブルトイレへの移乗が一人でまたは軽介助で可能となる場合がある[15]（図27）．
- ベッドサイドにポータブルトイレを設置することで，日々生活する場所と同じ場所で排泄することになる．消臭剤を使用したり，ポータブルトイレをこまめに掃除するなど，においや衛生面に注意すると同時に，対象者の精神的負担に配慮する必要がある．

3）ベッド上での排泄

- 重度の機能障害や痛みで座位保持が困難な場合や，術後でベッド上安静が必要な場合には，ベッド上で，尿器（図28，29）や便器（図30）あるいは紙おむつを使って排泄する．尿器，便器，紙おむつには様々な種類がある．対象者の身体的特徴，機能障害の種類や程度あるいは介護者の有無や能力に応じて，適切な物を選択することが必要である．

4）導尿，人工肛門・人工膀胱での排泄

- 脳疾患や脊髄疾患が原因で神経因性膀胱や前立腺肥大等の下部尿路閉塞となり，自力での排尿が困難な場合，導尿による排泄が適応となる．
- 自己導尿では当事者自身が尿道から膀胱にカテーテルを挿入し，尿を体外へ排出する間欠的自己導尿を行うが，上肢の麻痺等によりカテーテルの操作が困難な場合は介助者が間欠的導尿を行う[13]．

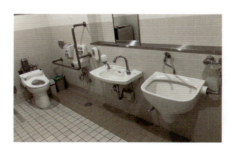

図25 オストメイト用トイレ

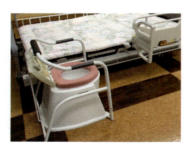

図26 ベッドサイドに設置されたポータブルトイレと手すり

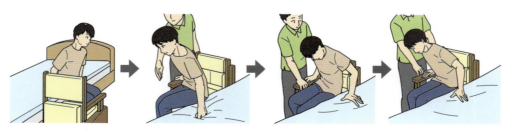

図27 ポータブルトイレへの移乗

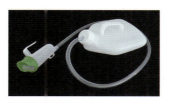
図28　男性用尿器
画像提供：浅井商事株式会社

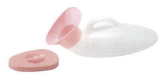
図29　女性用尿器
画像提供：株式会社幸和製作所

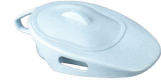
図30　便器
画像提供：浅井商事株式会社

- 何らかの理由で導尿が困難な場合，尿道にカテーテルを留置する．留置カテーテルの場合，カテーテルに蓄尿バッグをつないで尿を貯める方法やカテーテルの先をDIBキャップで栓をして膀胱に尿を貯める方法がある[16]．
- 消化管や膀胱の機能障害により腹部にストーマ（人工肛門，人工膀胱）を造設した人を「オストメイト」という[17]．人工肛門と人工膀胱で排泄物は異なるが，どちらもパウチと呼ばれる袋に排泄物を貯めて処理する．
- ストーマを造設すると，パウチの装着や交換，貯まった排泄物の処理などの管理が必要となる．オストメイトがこれらの管理を自分で行えるようになるとストーマ造設前と変わらない日常生活を送ることが可能となる[17]．一方で，排泄物をパウチに貯めることに抵抗感を抱き，ストーマ造設に消極的な人もいる．
- ストーマを造設した人からは「排泄が楽になった」「排泄に使う時間が短縮し，活動時間が増えた」「パウチを適切に装着していると湯につかることも温泉に入ることもできる」といった意見が聞かれる．ストーマ造設が対象者のQOL向上につながる場合がある．

入浴

1. 入浴とは

- 入浴とは，風呂に入ることであり，自分の身体をケアし，身体を洗って拭き乾かすことである．ICFの活動・参加のセルフケアに分類される[1]．

2. 入浴の特徴

- 入浴には，シャワー浴，浴槽入浴，サウナ浴等がある．シャワー浴には，身体の汗や汚れを流し，短時間で簡単に身体の清潔を保つ効果がある．浴槽入浴やサウナ浴には，身体を温め，心身をリラックスさせ，疲れをとる効果がある．
- 日本の一般的な風呂には洗い場と浴槽があり，洗い場にはシャワーが設置されている．シャワー浴と浴槽入浴のどちらを好むかは，季節や年代等によって異なる[18]．従来，日本人はシャワー浴よりも浴槽入浴を好み，1日の活動を終えた夜に入浴する風習が

あった[19]が，近年では浴室の構造が変化し，シャワー浴を好む人も増えている．

- 入浴は，国や地域の文化や風習，あるいは年代や気候，個人の好みによって意味や方法が異なる[17, 18]．また，同じ入浴であっても，誰と，どこで，どのように行うかによっても意味や方法が変化する．入浴が好きで時間をかけてゆっくり湯につかる人もいれば，最低限の衛生を保つために短時間でシャワーを浴びる人もいる．一人で自宅の風呂で入浴する場合と旅行先で家族と一緒に温泉に入る場合でも，入浴の意味や方法は異なる．

3. 入浴の観察評価

- 一般的な入浴場面を観察評価すると，まずは脱衣室で衣服を脱ぎ，洗い場へ移動することから始まる．洗い場で髪の毛や身体（腕，体幹，脚などの部位）を洗い，湯で石鹸を流す．その後，浴槽に入り，湯につかり，十分つかったら浴槽から出る．脱衣室に移動し，髪の毛や身体を拭いて，衣服を着る（表7）．ただし，人によっては髪の毛や身体を洗う前に湯につかる人や2回以上湯につかる人，シャワーで身体を洗うのみの人もいる．十分湯につかったと感じる時間も人によって異なり，入浴の際に顔を洗ったり，髭を剃ったりする人もいる．入浴の工程や順序は人や状況によって変化する．

- すべての工程はより詳細に観察評価することができる．例えば，「身体を洗う」場合，タオルや石鹸を見つけることから始まり，それらに手を伸ばし，つかみ，持ち上げる．次に，両手を使って適度な力でタオルに石鹸を押し付けていく．その際，石鹸とタオルを手の中で操作し，何度も持ち替える．十分に泡立ったら石鹸を元の場所に片付ける．その後，タオルを持った手を身体の各所にリーチし，適度な力でタオルを押し付け，繰り返し動かす．何度もタオルを持ち替えながら，身体全体（両上腕，体幹，両下肢等）を洗う（表8）．

- 入浴という作業をより詳細に観察し，ぎこちなさや身体的努力と疲労はないか，時空間や物の使用が効率的か，安全か，援助が必要かといった視点で問題の有無や程度を評価する．さらに，問題の原因を，人，環境，作業で予測し，より効果的な介入方法

表7　入浴の工程と観察評価の例

作業	工程	観察評価
一人で自宅の風呂に入る	衣服を脱ぐ 浴室へ移動する 髪の毛を洗う 身体を洗う 湯で流す 浴槽に入る（移乗） 湯につかる 浴槽から出る（移乗） 脱衣室に移動する 身体と髪の毛を拭く 衣服を着る	身体を洗う タオルを見つける 　タオルに手を伸ばす，つかむ，持ち上げる 　石鹸を見つける 　石鹸に手を伸ばす，つかむ，持ち上げる 　両手でタオルに石鹸をつける 　石鹸を手の中で持ち替える 　タオルと石鹸を持ち替える 　石鹸を元の場所に片付ける 　タオルを身体に押し付け，繰り返し動かす 　タオルを反対の手に持ち変える 　身体全体（両上肢，体幹，両下肢等）を十分に洗う

を検討する[2, 4]．

- 例えば，身体を洗う際，石鹸を握ったり，手の中で操作したりするのが難しい場面を観察したら，握りにくく，すべりやすい石鹸ではなく，ポンプ式の液体石鹸を使うよう提案する．さらに，タオルを持った手を身体の各所にリーチすることが難しい場面を観察したら，その原因を握力低下や関節可動域制限だと予測して，太柄で握りやすい長柄付きのブラシを使って背中を洗うなどの方法を提案する．

4. 入浴への介入

- 入浴に介入する場合，浴室の物理的環境（浴室のスペースや段差など）や社会的環境（介助者の有無や能力など）を十分理解する必要がある．
- 入浴には，衣服を脱ぐ・着る，浴室へ移動する，浴槽に出入りする（移乗する），身体や髪の毛を洗うなど，様々な工程が含まれることから，セルフケアの中で最も複雑で難易度の高い活動とされている．対象者の中には，訪問介護や訪問看護サービスを利用して介助を受けながら自宅で入浴する人もいれば，自宅での入浴を避け，物理的，社会的環境の整ったデイケアやデイサービスでのみ入浴する人もいる．
- ここでは，入浴への介入として，浴室の環境調整および自助具とその使用方法を紹介する．ただし，実際は，対象者にとっての入浴の意味（楽しみか義務かなど）や重要度，どこで，どのように入浴したいかを考慮して，対象者や家族とともに，より適切で現実的な入浴方法を検討することが必要である．

1）浴室の環境調整の例

- 浴室への移動をより安全に行うためには，入り口の段差を解消し，手すりを取り付けるなどの環境調整が必要である．脱衣室に椅子を置くことで衣服の着脱が楽に行える（図31）．浴室の床はぬれていて滑りやすいので，滑りにくい床材を使用したり，滑り止めマットを敷いたりする等の工夫も必要である．
- 身体や髪の毛を洗う際には，シャワーチェア等，安定した椅子に座って行う．立位や歩行が安定している人が浴槽に出入りする場合，浴槽の縁や手すり等を持ちながら浴槽をまたぐ方法で行う．
- 立位や片足立ちが不安定な人の場合は，浴槽の縁と同じ高さの台を置き，台に座った状態で片足ずつまたいで浴槽に出入りする（図31）．また，台を置くスペースがない

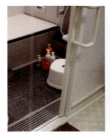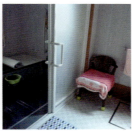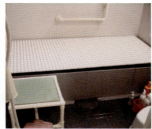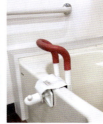

図31　安全に移動・移乗するための浴室環境（段差の解消，手すりと移乗用の台の設置）

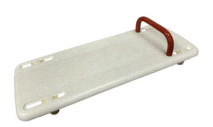

図32　バスボード

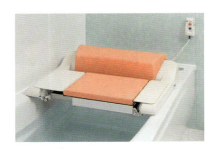

図33　バスリフト
画像提供：株式会社TOTO

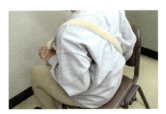

図34　ループ付きタオルで背中を洗う

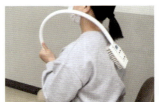
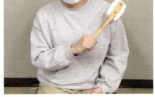

図35　長柄ブラシで肩や背中を洗う

浴室の場合，バスボードや電動でシートが昇降するバスリフト等を使用する（図32，33）．これらの道具は介護保険で購入できる物やレンタル可能な物もある．

2）洗体用の自助具

- 上肢の麻痺や筋力低下が原因でタオルを把持することが難しい人の場合，ループ付きタオルや輪タオルを使って肩や背中を洗ったり，拭いたりする．ループ付きタオルは，タオルの先に取り付けられたループに手指をひっかけることで，タオルを握らなくても背中等を洗うことができる（図34）．肩関節や股関節に可動域制限があることで背中や足先にリーチすることが困難な場合，長柄ブラシで背中や肩を洗ったり（図35），吸盤付きのブラシを使って足先を洗ったりする．

睡眠

1. 睡眠とは

- 睡眠は，ただの休息ではなく，脳や体の再生や成長を支える重要な作業である．量，質ともに良好な睡眠をとるためには，生体リズムや脳の学習機能に従った方略が必要である．
- 睡眠を改善するには，**睡眠という現象の生理学的な側面を理解する**必要がある．そして，**睡眠を可視化し具体的な行動変容に取り組む**ことが先決である．

2. 生体リズムに従ってやるべきこと

- 睡眠は，大きく3つの生体リズムの影響を強く受けており，それらのリズムを強化することで，睡眠改善を図ることができる（図36）．以下に3つのリズムを概説する．

1) メラトニンリズム

- 1日の長さを決める物質であるメラトニンは，主に網膜から光を感知すると，分泌が止まり，その約16時間後，暗くなる時間帯とともに増大する．そして，入眠3時間後をピークに朝に向かって減少する．
- 目覚めた直後から4時間までの間に強い光を網膜に届けるほど夜間のメラトニンは増大し，夜間に暗い環境を作り，メラトニンを増大させるほど，朝の時間帯に減少しやすくなる．

2) 睡眠 - 覚醒リズム

- 睡眠物質が構成していると考えられているリズムで，起床8時間後と22時間後に眠くなる．6時起床ならば14時と朝4時は眠くなり，脳の働きが低下する．
- また，1週間のうちで，どのようなスケジュールでも必ず眠っている時間帯のことを睡眠コアタイムと呼ぶ．このコアタイムが長いほど，昼間は眠気が起こりにくく，夜の睡眠の質は向上する．

3) 深部体温リズム

- 直腸温である深部体温は，起床11時間後に最高になり，22時間後に最低になる．そして，深部体温が高いほど体のパフォーマンスは高まり，低いほど覚醒していられなくなる．起床11時間後の深部体温をより上昇させることができれば，夜にかけて急激に低下していき，強い眠気を催して深い眠りにつくことができる．
- 深部体温を上昇させるには，熱を産生する器官である筋肉量が必要である．特に，赤筋を多く含む，背中や骨盤内の筋肉量を増やすことが重要である．1日の運動強度を増やすことよりも，深部体温が上昇する時間帯に運動できる日をできるだけ多く作ることが推奨される．

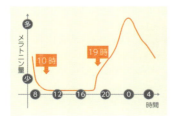
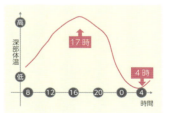

①メラトニンリズム　　②睡眠 - 覚醒リズム　　③深部体温リズム

図36　3つの生体リズム
メラトニンは，朝の光を感知すると分泌が止まり，日没により暗くなると増加する（①）．起床から8時間後と22時間後に眠くなるリズムが備わっている（②）．深部体温が上昇するほど体はよく動き，低下するほど起きていられなくなる．深部体温は，起床11時間後に最高になり22時間後に最低になる（③）．

3. 睡眠を構成するホルモン

- 睡眠改善のために重要なホルモンは3つ（成長ホルモン，メラトニン，コルチゾール）あり，それぞれが序盤，中盤，終盤の睡眠を特徴づけている（図37）．
- 3つのホルモンの性質から睡眠改善に望ましい行動は以下の通りである．①起床11時間後の深部体温を上げて就寝前に深部体温が下がる勾配を強調し成長ホルモンを増やす．②朝の光を網膜に届けて，夜の時間帯の光を減らし，メラトニンを増やす．③休日も平日も起床時間をそろえて，コルチゾール分泌のタイミングを整える．

4. 睡眠の評価

- 睡眠の評価を行う際に，最初に相談者に「就寝前に眠気がありますか？」という質問をしておくと予後が予測しやすい．特に眠気がなく「眠る時間だから就寝する」というスタイルは，寝つきを阻害し，睡眠の質を下げる原因になる．

1）睡眠記録

- 睡眠改善で最初に取り組むべきことは，事実確認をするために記録をつけることである．
- 睡眠の記録の例を図38に示す．記録は，眠っていた時間を塗りつぶし，寝床にいた時間に矢印を引き，眠気があった時間に斜線を引く．
- 眠っていた時間は時計で計ったりせずに，感覚で書く．なぜなら，記録をとる目的は，本人の睡眠感を養うためだからである．途中で目覚めたときに時計を見ると，より同じ時間に目覚めやすくなるため，時計を見ず，翌朝に感覚で記録をする点を説明しておくと良い．
- 睡眠状態を数値で評価する際には，**睡眠効率**の計算を使用する（図39）．

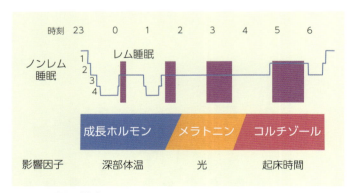

図37　睡眠を構成するホルモン
一晩の睡眠は，前半に深い睡眠が出現しやすく，後半は浅い睡眠とレム睡眠が大半を占める．序盤には成長ホルモンが増加し，就寝時の深部体温の低下が大きいほどその量は増加する．中盤では，メラトニンが増加し，就寝前や寝室の光が少ないほどさらに増加する．終盤では，コルチゾールが増加し起床準備が整う．起床時間がそろっているほどコルチゾール増加のタイミングがそろい，目覚めが良くなる．

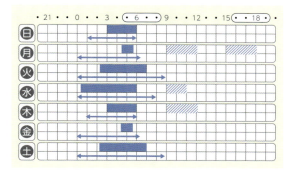

図38 睡眠記録
眠っていた時間を塗りつぶし，ベッドにいた時間に矢印を引き，日中に眠気があった時間に斜線を引く．朝に記録し，手書きで記録するほうが睡眠の感覚を養いやすい．寝ついた時間や夜中に目覚めた時間は時計を見ずに感覚で記録することで，睡眠感を養う．記録をとれば，相談者自身や作業療法士が解決策を見出しやすい．

図39 睡眠効率計算式
睡眠効率は，実質睡眠時間÷ベッドの中にいた時間（床内時間）×100 の計算式で算出する．例えば，0時に就寝して2時に入眠し，6時に目覚めて7時に起床したならば，睡眠時間は2〜6時で4時間．床内時間は0〜7時で7時間．4÷7×100＝約57となり，睡眠効率は57％となる．

- 一般的に，睡眠効率85〜90％以上ならば，医療機関にかかるほどの問題はないと判断される．睡眠効率85％以上とは，おおよその目安として，寝つきに30分程度かかり，目覚めてベッドから出るのに30分程度かかった程度である．

2）標準化された評価方法

- 睡眠を定量的に評価する場合は，睡眠の質，昼間の眠気，睡眠への満足度という3つの視点から評価するのが望ましい．以下に，それぞれに使用される評価法を紹介する．

①ピッツバーグ睡眠質問票（Pittsburgh Sleep Quality Index：PSQI）

- 過去1カ月の睡眠とその質を評価する自記式質問票である．睡眠の質，睡眠時間，入眠時間，睡眠効率，睡眠困難，薬剤の使用，日中の眠気という7つの項目に回答する．

②エップワース眠気尺度（Epworth Sleepiness Scale：ESS）

- 読書や会話中など日常の活動の中で見られる眠気を8項目から評価する自記式質問票である．

③不眠重症度質問票（Insomnia Severity Index：ISI）

- 眠れないことがもたらす主観的な気分や感情の問題を7項目から評価する自記式質問票である．

5．睡眠支援・介入方法

- 前述の生体リズムを生活行動で強化，就寝前に強い眠気を作ることができれば，対象者は自ら睡眠改善方法を習得することができる．そのためには，睡眠の仕組みに従って対象者の生活様式に沿った行動提案が必要であり，作業療法士がその役割を担うことができる．

▶ピッツバーグ睡眠質問票：Pittsburgh Sleep Quality Index（PSQI）
▶エップワース眠気尺度：Epworth Sleepiness Scale（ESS）
▶不眠重症度質問票：Insomnia Severity Index（ISI）

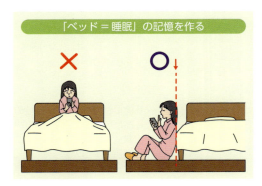
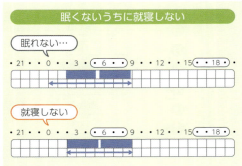

①刺激統制法　　　　　　　　　　　　　　②睡眠制限法

図 40　**不眠の認知行動療法の構成要素（一部）**
ベッドで眠る以外のことをしないように，睡眠環境を他の作業と区分することを刺激統制法という（①）．無理に習慣を変えることができなくても，空間を区切ることで寝つきや睡眠の質が改善することがある．眠くないうちに就寝せずに，睡眠効率を高めることを睡眠制限法という（②）．寝つきに悩む場合，眠くないうちに努めて就寝していることが多い．不安が強い場合は，無理に実行せず，就寝前に眠くなるリズムを作ることから始める．

- 非薬物の不眠治療において，有効性が確認されているのが，**不眠の認知行動療法**である．その構成要素の一部を紹介する（図 40）．

1）刺激統制法

- 寝床に睡眠に関係ないものを持ち込まないようにする．これは，脳の海馬と扁桃体の働きに由来する．活動にあわせた代謝状態を扁桃体が作り，その情報は海馬に送られる．海馬では，空間情報とセットになり記憶される．この記憶をもとに，次に同じ空間に入ったときに同じ代謝状態を作ろうとするフィードフォワードが発生する．寝床でスマートフォンを使用すると，睡眠中の代謝活動が高まり，睡眠の質が低下するのはこのためである．
- 日常生活の習慣を変えるのは，なかなか難しい．そこで，まずは習慣を無理に変えず，作業の空間のみを切り分けることを提案する．

2）睡眠制限法

- 眠気がないのに早く就寝して，寝床で眠っていない時間を過ごすことを避ける．15 分寝つけなければ，その後，寝床にいても 1 時間は眠れないことが多い．そのため，15 分寝つけなければ寝床を出て，再び眠気がきたら就寝することが望ましい．不安が強い場合は，この方法を無理に勧める必要はない．就寝前に強い眠気がくるリズムを強化していくことに注力する．

基本的ADL 2

臨床実習やOSCEにつながるヒント

- 様々な人の基本的ADLを観察し，その特徴や違いを理解しよう．
- インタビューを通して，対象者にとっての基本的ADLの意味ややり方を理解しよう．
- できる限り実際の環境で，対象者が基本的ADLを行っている場面を観察評価しよう．
- 対象者が，より楽に，効率よく，安全に，自立して基本的ADLを行うための方法を考えよう．

引用文献

【食事，整容，更衣，排泄，入浴】
1) 障害者福祉研究会（編）：WHO ICF 国際生活機能分類－国際障害分類改訂版．pp146-149，中央法規出版，2003．
2) 吉川ひろみ：作業療法がわかるCOPM・AMPSスターティングガイド．pp48-91，医学書院，2008．
3) 原　義晴：第12章 ADLの発達（遊び・食事・排泄・更衣）〔上杉雅之（監）：イラストでわかる人間発達学〕．pp179-202，医歯薬出版，2015．
4) 齋藤さわ子：作業遂行分析〔吉川ひろみ・齋藤さわ子（編）：作業療法がわかるCOPM・AMPS実践ガイド〕．pp24-44，医学書院，東京，2014．
5) Schell BAB, Gillen G：Willard & Spackman's occupational therapy 13th ed. Wolters Kluwer, 2019.
6) 日本作業療法士協会（監）：作業療法学全書　改訂第3版　第11巻　作業療法技術学3　日常生活活動．pp17-27，協同医書出版社，2009．
7) 藤田晴美：整容活動に対する治療的展開〔宮口英樹・他：作業療法マニュアル36 脳血管障害に対する治療の実践〕．pp35-37，日本作業療法士協会，2009．
8) 荻山泰地，田島一美：基本動作〔長崎重信（監）：作業療法学ゴールド・マスター・テキスト日常生活活動学（ADL）改定第2版〕．pp92-147，メジカルビュー社，2022．
9) 山根　寛・他（編）：着る・装うことの障害とアプローチ．pp2-9，三輪書店，2006．
10) 鷲田清一：ひとはなぜ服を着るのか．pp8-24，ちくま文庫，2017．
11) Ahn SN, et al：Comparison of cognitive orientation to daily occupational performance and conventional occupational therapy on occupational performance in individuals with stroke: a randomized controlled trial. NeuroRehabilitation, 40：285-292, 2017.
12) 横山　修，秋野裕信：蓄尿と排便のメカニズム〔西澤　理（編）よくわかって役に立つ排尿障害のすべて〕．pp11-17，永井書店，2007．
13) 松尾朋博：明日から使える排尿障害診療ガイド．pp2-23，日本医事新報社，2019．
14) 内田さえ・他（編）：人体の構造と機能　第4版．pp264-288，医歯薬出版，2015．
15) 日本作業療法士協会（監）：作業療法学全書　改訂第3版　第11巻　作業療法技術学3　日常生活活動．pp294-303，協同医書出版社，2009．
16) 井川晴彦：DIBキャップ．ドクターサロン（キョーリン製薬），61（12）：23-27，2017．
17) 厚生労働省：公衆浴場のページ，オストメイト（人工肛門・人工膀胱のある人たち）の公衆浴場への入浴をご理解ください．https://www.mhlw.go.jp/stf/seisakunitsuite/bunya/0000123862.html（2024年12月20日閲覧）
18) 矢野　忠・他：京都在住日本人とロサンゼルス在住日系人との入浴習慣の比較検討．日本温泉気候物理医学会雑誌，80（2）：80-92，2017．
19) 竹原広実・他：浴室環境及び入浴行動に関する調査研究（第2報）入浴行動の実態調査及び入浴意識について．日本家政学会誌，52（10）：1005-1013，2001．

参考文献

【睡眠】
1) 土井由利子・他：ピッツバーグ睡眠質問票日本語版の作成．精神科治療学，13：755-763，1998．
2) Johns MW：A new method for measuring daytime sleepiness：the Epworth Sleepiness Scale. Sleep, 14 (6)：540-545, 1991.
3) Bastien CH et al：Validation of the Insomnia Severity Index as an outcome for insomnia research. Sleep Med, 2 (4)：297-307, 2001.
4) 宗澤岳史，三島和夫：不眠症に対する認知行動療法．精神保健研究，55：297-307，2001．

3 IADL

学習目標
- IADLの種類とそれらの特徴が説明できる．
- IADLに含まれる活動の工程がわかり，作業療法で着目すべき点がわかる．
- 各IADLの評価や介入のポイントが理解できる．

Question
- 調理にはその人にとっての遂行する意味が異なる場合があるが，どのように異なるだろうか？
- 身体機能の問題で掃除や洗濯に援助が必要な場合に活用できる法制度はどのようなものがあるか？
- 外出して買い物をする場合に必要な工程はどのようなものがあるか？
- 育児の支援が必要となる対象者の背景となる疾患にはどのようなものがあるか？
- 認知機能の問題に対する服薬管理の対応方法にはどのようなものがあるか？
- 栄養管理における栄養の指標にはどのようなものがあるか？

調理

1. 調理とは

- 調理は「衣・食・住」の中の「食事」という人間にとって必要不可欠な活動に関連する日常生活活動の一つである．
- 調理の意味合いとそれに伴う役割は個人や場面によって異なり，方法・工程も変化する複雑な活動である．発症に伴って調理に関する意味・役割・形態が変化するクライエントは多く，そのクライエントにとっての「調理」の意味と形態，「今後どのように調理に携わっていきたいか？」というニードを聴取することは非常に重要である．

2. 調理における作業の意味

- 調理は様々な意味・役割を伴う作業であり，個人の価値観や場面によってそれらが変化する．
- 自分のために調理をする場合，「食事をとるための義務的な活動」「休日の気分転換と

しての余暇活動」「健康を維持するための手段的な活動」などの意味合いが考えられる．

- 家族のために調理をする人にとってはそれが家庭内役割であることも多く，「家族に食事を食べさせるための義務的役割」「家族においしい料理を作ってあげたいという願望的役割」などの意味が考えられる．

- また，調理を職業にしている人にとっては，社会参加・社会的役割を担うための作業でもある．

- 疾患の発症に伴って今までのように調理することが難しくなるクライエントも多いが，「また調理がしたい」というニードをもつクライエントには，発症前のクライエントにとって調理がどのような意味・役割をもつ作業であったかを聴取し，今後どのように調理に携わっていきたいかを話し合う過程は重要である．

- 運動麻痺や感覚障害，高次脳機能障害が残存し，今までと同じ方法では調理に携わることが難しくなっても，調理の意味を共有しておくことで今までと同じ意味をもてる方法が検討でき，再び調理に従事できる可能性が高まる．よって，「家族5人分の料理を作って振る舞うこと」が大切だったクライエントにとっては，簡単なインスタント料理ができるようになっても，それは「調理ができるようになった」とは思えない場合がある．

- 家庭内役割を担う場合は，家族も含めて調理への携わり方を検討しておくことが重要である．クライエント自身が「また調理がしたい」と思っても，家族は「危ないからやめてほしい」などと意見が異なることも多いためである．家族が不安に感じている部分を聴取し，不安を軽減できる方法を提案することで，役割が再獲得できることも多く，それが作業療法士の役目の一つである．

3．調理の工程

- 「調理」の基本的な工程は，以下のように分けられる．また，それぞれの工程では様々な道具を使用する．その一例を以下に挙げる（表1）．

- 表1をふまえて，以下に工程の詳細（例）を示していく．

- 表2のように，調理では多くの工程で両手を使用する．運動麻痺や感覚障害が残存している場合，今までと同じ方法で調理をするのは難しくなるため，「片手ではもう料理はできない」と感じているクライエントに出会うことも少なくない．また，高次脳機能障害の影響によって，火の管理や調味など食材の状態にあわせて次々と工程を進めることが困難になり，介助者の見守りや声かけが必要になるケースも多い．

4．調理の評価と介入

- 調理の自立度を評価するために，刃物の使用や火の管理などリスク管理が自身でできるかどうかを観察する．リスクが観察された場合は，その原因および解決方法を検討し，代償手段の提案や実践練習を行う．

- 以下に，片麻痺と高次脳機能障害，それぞれで起こり得る問題と，それらに対しての解決策の例を提示する．

表1 調理の工程

工程	内容・道具	関連する心身機能
①メニュー・材料の選定	・自宅にある食材のなかから考える ・レシピを参考にして考える ・スーパーなどで買い物をしながら考える	・記憶 ・注意機能
②食材の下準備	・洗浄 ・皮を剝く⇒包丁，ピーラー ・切る・刻む⇒包丁，まな板，調理用バサミ，スライサー，ミキサー ・混ぜる⇒ボウル，菜箸，ホイッパー	・上肢機能 　（食材の把持，固定） 　（道具の操作，把持，固定） ・視空間認知機能，構成能力
③加熱	・炒める⇒フライパン，ターナー ・煮る⇒鍋 ・蒸す⇒電子レンジ，鍋，蒸し器 ・焼く⇒トースター，グリル，オーブン	・上肢機能 　（道具の操作，把持，固定） ・注意機能 ・遂行機能
④調味	・調味料の選定 ・分量を量る⇒計量カップ，計量スプーン ・味付けする⇒菜箸，トング	・上肢機能 ・注意機能
⑤盛り付け	・盛り付ける⇒食器，菜箸，トング	・上肢機能 ・視空間認知機能 ・構成能力

表2 野菜炒めの基本的な材料と工程

工程	内容・道具
①食材を準備する	・キャベツ，玉ねぎ，ピーマン，人参，豚肉
②食材の下準備	・玉ねぎの皮を両手で剝き，包丁でくし切りにする． ・キャベツの葉を1枚ずつ剝ぎ取り，一口大に切る． ・ピーマンの種を取り除き，短冊切りにする． ・人参の皮をピーラーで剝き，短冊切りにする． ・豚肉を一口大に切り，下味を付ける．
③加熱	・具材を順番にフライパンに入れ，菜箸で混ぜながら炒める． ・フライパンの取っ手を持ち，フライパンを支えたり，持ち上げて振ったりする． ・具材の様子にあわせて火の調節をする．
④味付け，盛り付け	・調味料で味付けをする． ・火を止めて，皿に盛り付ける．

1）例1：重度片麻痺を呈した患者が片手で調理をする場合

【予測される問題】

・運動麻痺により片手動作となるため，動作が遂行できない．

・感覚障害による麻痺手の火傷，外傷．

・立位バランスや立位耐久性の低下により，立位での動作でふらつきが起こり，疲労を伴う．

▪ 表3に，その問題点とその解決策をまとめた．

表3　重度片麻痺の患者で予測される問題と介入

よく起こる問題	介入
食材の下準備	
・玉ねぎの皮が剝きにくい	・包丁で半分にしてから皮を剝きやすくする
・キャベツの葉が剝きにくい	・芯の近くを切り，片手で剝きやすくする
・キャベツが固定できず切りにくい	・重石を使ってキャベツを固定しながら包丁で切る
・ピーマンの種が取りにくい	・半分に切ってから種を取り除く
・人参の皮をピーラーで剝くとき人参が動いてしまう	・釘付きまな板，滑り止め，ぬれタオルなどで人参を固定する ・縦型ピーラーを使用する
・丸型の玉ねぎ，人参が切りにくい	・半分に切って安定させてから細切りにする
・豚肉を包丁で一口大に切りにくい	・調理用バサミを使用する
・下味を付けるときに混ぜにくい	・トングを使用する
加熱，調理	
・炒める際にフライパンが動いて不安定	・レンガで壁を作ってフライパンを固定する ・重めのフライパンを使用する
・食材をひっくり返すことが難しい	・トングを使用する
・立位での作業に疲労が伴う ・立位保持が不安定	・キッチン用の高めの椅子に座りながら調理する
味付け，盛り付け	
・調味料の蓋の開閉が難しい	・片手で開閉しやすい容器にする
・盛り付けが難しい	・お玉やトングを使用する

2）例2：高次脳機能障害を呈した患者が調理をする場合

【予測される問題】

- ・注意機能障害により，火の管理ができない，作業を同時遂行できず時間がかかる．
- ・遂行機能障害により，手順がバラバラになる，抜けてしまう，完了できない．
- ・視空間認知障害や構成障害により，麻痺側の物に気づかない，物と身体の距離がつかめず手が鍋に当たってしまう，盛り付け時にこぼしてしまう．
- ・記憶障害により，調理内容，工程，火の管理，物品の位置などを忘れてしまうことがある．

- 表4に，その問題点とその介入をまとめた．

5. 調理練習における心理的配慮

- 前述したように，調理は「役割」「余暇活動」など人によって様々な意味をもつ作業であることが多い．大切な作業であるがゆえに，失敗体験を通して「もう調理はできない，やりたくない」という認識へ変化してしまうこともある．よって，クライエントの心理状況を配慮した段階付けが重要となる．
- 食器洗い，お茶入れなどの部分的な工程の経験を積みながら，最終的に目指す調理へとつなげていくことで，クライエントの心理的負担を軽減できることがある．また，集団作業療法の場などを用いて，他者と役割分担をしながら一つのメニューを完成さ

表4　高次脳機能障害の患者で予測される問題と介入

よく起こる問題	介入
メニューや材料の選定	
・どの材料を使用するか分からなくなる	・メモ用紙を見て確認する
・手順がわからなくなる，抜けてしまう	・事前に手順を確認し，紙面などで確認しながら進める
・物の位置を忘れてしまう	・使用頻度の高い道具を見えやすい位置にする
食材の下準備	
・手元の確認不足や距離感がつかめず，包丁，ピーラー，スライサーで外傷を負う	・作業場を広くする ・余分な物を置かず作業場を混雑させない ・グローブを着用する ・包丁ではなく調理バサミを使用する
加熱	
・火加減の調整ができず焦げてしまう	・火元を離れない工夫（事前に使う道具・調味料などを準備）
・火をつけっぱなしで他の作業をしてしまい，火を消し忘れる	・IHコンロ，電子レンジ，炊飯器を活用する ・タイマーをかける ・家族，ヘルパーに見守りや声かけを依頼する
・手元の確認不足や距離感がつかめず，フライパンや鍋に手が当たり火傷を負う	・落ち着いて作業が行えるように，段取りを確認しておく ・トングなどの操作がしやすい道具を選択する
味付け，盛り付け	
・調味料を間違える ・分量を間違える	・調味料ごとに容器の色を変えるなど視覚的に違いを示す ・焦らないように事前に分量を量っておく

せることも，段階付けの方法として考えられる．

- ただし，参加者同士の心身機能の状態に差がありすぎると，他者と自己を比較して，精神的な落ち込みを助長してしまうことも考えられるため，クライエントの特性を吟味したうえで集団の場を設定する必要がある．

掃除／洗濯

1．掃除とは

- 一言に**掃除**といっても様々な場所，対象物があり，様々な道具が必要である（表5，図1）．共通しているのは，**生活空間から汚れ，塵，埃を取り除く行為**ということである．
- 住まいを清潔に保つことは，感染症を予防するためにも重要である．また，整理された空間で過ごすことは心理的な充足を得られる．加えて，家庭内の役割を果たすということでもある．さらに，来客への配慮といった社会的な行為にもつながる．

2．洗濯とは

- **洗濯**は掃除よりもシンプルで主に**衣服等の布の汚れを取り除く行為**である．こちらも対象物や道具は様々なものがある（表6，図2）．
- 掃除と同様に，衣服等を清潔に保つことは感染症を予防するために重要である．また，

表5 掃除の場所，対象物，道具の例

場所		対象物	道具
屋内	屋外	フローリング	掃除機
リビング	庭	カーペット，じゅうたん	ほうき
ダイニング	ベランダ	畳	粘着カーペットクリーナー
寝室	バルコニー	壁	モップ
廊下	玄関ポーチ	天井	はたき
浴室	車内	窓	雑巾
トイレ		換気扇	スポンジ
台所		シンク	ブラシ
階段		洗面台	洗剤
玄関			

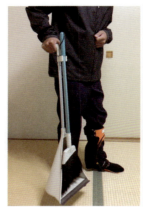
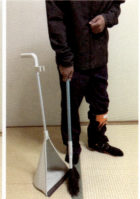

図1 自立型ちりとり
ほうきを固定できるように留め具がついており，持ち運びが一度で済む（左）．自立するため，かがむことなくゴミを回収することができる（右）．

きれいな衣服をまとうことは心理的な充足も得られる．加えて，家族の衣類を洗濯することは家庭内の役割を果たすということでもある．さらに衣服の汚れや臭気は社会交流に影響する．

3．掃除の工程と作業療法における着目点

- 掃除をする場所によって道具が決まるため，はじめに場所を決定する．場所が決定できれば，自ずと汚れ等の種類が決まり，使用する道具が決まる．
- 次に掃除をする範囲を決める．範囲が広いほど，移動が増え耐久性が必要になる．それに伴って，移動の安定性が求められる．
- 具体的な工程については，どのような掃除であっても，道具を準備し，それを使用し，ゴミを捨て，道具を片付けるという流れになる（図3）．
- 作業療法における着目点として，本人の掃除に対する価値観の把握がある．部屋に物が多く，散乱している状態のように見えても本人は満足している場合もある．一方で，髪の毛が一本でも落ちていると気になる人もいる．また，週に何回行うか等，実施す

る頻度も把握しておくとよい．
- また，掃除は身体的に要求される能力が比較的高い．移動および道具の運搬能力，下方にかがむ，または上方に手を伸ばす際の安定，道具を操作する力加減等を確認する．

表6　洗濯の対象物，道具の例

対象物	
衣服	シーツ
タオル	寝具

道具		
洗濯機	洗剤	洗濯かご
洗濯板	柔軟剤	ハンガー
タライ	石鹸	物干し竿
ブラシ		

4. 洗濯の工程と作業療法における着目点

- 洗濯は掃除と異なり，場所は固定されている．洗濯機があるところ，洗面台，浴室，物干し竿があるところなどであり，はじめに道具の種類を決めることになる．
- 具体的な工程については，使用する道具によって異なる．全自動洗濯乾燥機を使用するのであれば，洗浄，脱水，乾燥は1つの工程となるが，洗濯板を使う場合には，さらに3つの工程が生じる．また，衣類が乾燥した後は，衣類を畳み，収納するという工程がある（図4）．
- 作業療法における着目点としては，一度に洗濯をする衣類の量，脱水した衣類等を干

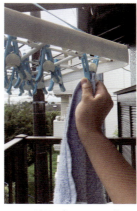 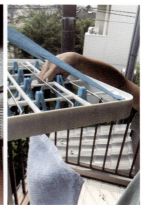

図2　洗濯ピンチハンガー
洗濯バサミを握る力が弱くてもバネのアシストがあり衣類を挟みやすい（左）．銀色のレバーを握ることで一度に洗濯物を外すことができ，長く立つ必要がなく効率的である（右）．

①道具を集める → ②道具を使用して汚れ等を除去する → ③汚れ等を廃棄・洗浄する → ④道具を片付ける

図3　掃除の工程

手洗い，洗濯板，2層式洗濯機の場合は全工程に携わる
全自動洗濯乾燥機は②〜④は1つの工程となる
全自動洗濯機は②〜③は1つの工程となる

①衣類等を洗濯場に集める → ②洗浄 → ③脱水 → ④乾燥 → ⑤畳む・収納

図4　洗濯の工程

す際の安定性，洗濯バサミを操作する手の技能，物干し竿まで運搬する技能等がある．

5. 関連する法律や制度

- 傷病に伴って心身機能が低下し，掃除や洗濯に援助が必要な場合，「障害者の日常生活及び社会生活を総合的に支援するための法律（障害者総合支援法）」に基づく居宅介護や介護保険法に基づく訪問介護を受けることができる．
- 訪問介護について，家事代行にあたる生活援助として提供されるサービスでは，日常生活を営むことに影響がないこと（例えば，窓のガラス磨き）は実施されないことに留意が必要である．
- 近年，介護保険では，高齢者の自立支援と重度化予防の観点から，リハビリテーション職と介護職の連携が求められている．掃除や洗濯を対象者が行う際に，訪問介護の身体援助として，見守り援助を依頼することがある（図5）．

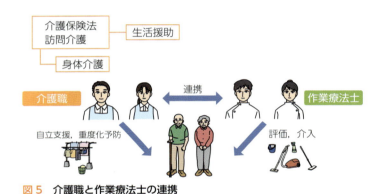

図5　介護職と作業療法士の連携

6. 作業療法の評価と介入

- 掃除または洗濯を改善するニーズがあった場合，実際に観察評価を行う．実際の物品を用いて行うことで，作業遂行能力を捉えることができる．構成的な評価法としては，Assessment of Motor and Process（AMPS）がある．AMPSの詳細は本書第3章で触れる．作業遂行能力を低下させている原因の評価として，対象者の心身機能，環境の評価が必要である．
- 介入方法としては3種類ある（表7）．いずれの方法を選択するか，対象者と相談して決める．
- 一定期間，介入を実行した後に再評価を行い，掃除または洗濯の作業遂行能力や対象者の満足度を確認する．さらに改善が必要な場合は，介入方法を検討し，実行する．

7. 疾患や障害に応じた評価や介入のポイント

- 実際に観察評価をする前に，作業療法士が疾患や障害のために遂行できないと決めつ

表7 介入方法の種類と例

介入方法の種類	介入方法例 （掃除で床のゴミを取り除きたいが，かがむことが難しい場合）
代償手段で補う方法	柄の長い道具を使用
対象者のやり方で上達する方法	かがむ方法の検討と練習
対象者の心身機能を改善させる方法	下肢，体幹の筋力向上運動

けてしまうことが対象者にとって最もリスクとなる．
- 疾患から生じる循環器系や筋骨格系の損傷等のリスクに配慮しつつ，可能な限り観察評価することが重要である．また，あらかじめリスクが予測された場合には，対象者に丁寧に説明し，リスクが生じない方法で始めることも一つの方法である．

買い物

1．買い物とは

1）定義
- 買い物とは，品物を買うこと（購入すること）である．貨幣と交換に品物（商品，サービス）を手に入れることである．
- 近年ではネットショップや出前の利用などで外出を要さずとも買い物を行うことが可能となっている．インターネットの普及や新型コロナウイルス感染症の影響により2019年頃から急速に増加した購買方法といえる．本項では外出を伴う買い物について考える（臨床場面では後述する介入の代償手段としてネットショッピングなどを取り入れる場合がある）．

2）特徴
- 生活動作の中でも社会参加が必要となる作業である．食料雑貨店やスーパー，デパートなど外部機関への外出と金銭の受け渡し，店員とのやり取りなど，環境とのかかわりが必要となる．

3）意味・効果
- 購買行動は抑うつ状態や主観的幸福感にも関連している[1]．年代を問わず買い物は生活必需品の確保だけでなく，購買自体にストレス発散や社会交流機会の確保，外出機会の確保など様々な意味をもつ．
- 買い物は生命維持・生活維持やQOLに深く関連している社会生活行為であるといえる．

4）工程・必要な能力
- 従来の買い物では公共交通機関（バス，電車）や自動車，自転車，車椅子，徒歩などの様々な移動手段を用いて買い物先へ移動する必要がある．さらに商品を探す，選ぶ，運ぶ（図6），金銭の受け渡しなどの工程が必要となる．

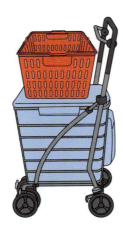
図6 シルバーカート
座面に腰を掛けたり，買い物カゴを載せて商品を運んだりできる．

2. 作業療法評価と介入

- 作業療法の介入プロセスを実際の臨床場面にあわせて「面接」「観察」「評価」「介入」の順で記していく．

1）面接（ニーズ聴取）

- 買い物に関する面接を行う際のポイントとして以下が挙げられる．
  - ・買い物先（場所）：自宅からの距離，経路など．
  - ・移動手段：徒歩，自転車，自動車，車椅子，家族の運転する自動車など．
  - ・頻度：週何日，時間帯など．
  - ・誰と：家族，友人，ヘルパーなど．
  - ・購入する物：大きさ，重さ，見つけやすさなど．
  - ・支払方法：現金，クレジットカード，電子決済など．
  - ・意味（目的）：買い物へ行くこと自体がストレス発散になるため，家庭内維持者としての役割のため，友人との交流を楽しむため，生活に必要なものを購入するためなど．
- 以上を確認しておくことで工程や手段の変更が可能かどうかなどの介入の参考となる．

2）観察（作業遂行分析）

- 作業遂行分析については図7を参照．
- 買い物先までたどり着くには財布や買い物袋を用意するなどの準備の工程も含まれる．
- また，会計を行う際にはセルフレジの場合もあるため機械操作が行えるかどうかについても確認する必要がある．

3）評価と介入

- 以下①〜③で，疾患別に述べる．

①整形外科疾患（主に，大腿骨頸部骨折）

【評価】

- 骨折部位や術式によって異なるが痛みの部位や程度，歩行能力，耐久性，段差昇降能力などを確認する必要がある．

工程	行為	能力
買い物先まで たどり着く	●買い物のための準備 ●自宅から出る ●自宅から買い物先まで移動する	●遂行機能（計画性） ●移動能力 ●道順記憶・認識
店内で 商品を探す	●店内を移動する ●商品を探す ●商品を運ぶ	●注意機能 ●視覚認知機能 ●記憶能力
会計を行う	●支払方法を選択する ●不足なく会計を行う ●店員と交流する	●処理能力（計算） ●言語機能 ●巧緻機能
買ったものを 持ち帰る	●商品を運ぶ ●買い物先から自宅まで移動する ●商品をしまう	●移動能力 ●運搬能力 ●遂行機能（計画性）

図7　作業遂行分析（買い物）

【介入】

- 主に買い物へ行くための移動能力にかかわる．炎症の程度や受傷後の期間によって運動療法と物理療法による創部の治癒と除痛が基本的な介入となる．
- 代償手段としては杖や車椅子などの道具を調整することにより移動能力や移動距離を補完する介入が望ましい．耐久性にあわせて買い物先を変更するなどの相談が必要となる場合もある．

②脳血管疾患

【評価】

- 買い物にかかわる脳血管疾患の症状は運動麻痺と高次脳機能障害に大別される．
- 運動麻痺の場合，麻痺の部位，程度，発症からの期間，移動能力の評価が必要となる．運動パターンの変化により転倒リスクが高まるため評価が必要である．また，両手動作や巧緻動作が行えるかどうかについても評価が必要である．
- 高次脳機能障害の場合，記憶，注意，遂行機能，視覚認知，半側空間無視，失語症などの評価が必要である．それぞれの症状の有無，程度を確認し，残存機能を活かした介入が求められる．

【介入】

- 運動麻痺に対しては反復促通療法やCI療法，運動療法，物理療法などの機能訓練が用いられることが多い．代償手段として，杖や車椅子などの使用か介護保険サービスとして買い物同行ヘルパー，一般サービスとして配食サービスを用いる．
- 高次脳機能障害に対しては認知リハビリテーションをはじめとする高次脳機能訓練が中心に用いられる．しかし，症状が残存しやすいためそれぞれの症状や自己認識の程度にあわせて道具の工夫や工程の簡略化，介護保険サービスなどの代償手段を用いることが多い．特に金銭管理が困難となった場合には電子決済を用いることで工程を簡

略化し，親族に電子決済の金額をコントロールしてもらうなどの方法がある．

③認知症

【評価】

- 認知症の中核症状は進行性で不可逆的であることを認識したうえで，現在も残存している機能を把握する必要がある．記銘，再生，再認の程度を知ることが基本となる．また，もともとの習慣や価値観なども影響するため把握する必要がある．

【介入】

- 前述した通り認知症の中核症状は進行性で不可逆的であるため，維持のための認知リハビリテーションを行うことはあっても回復的な介入を行うことは少ない．むしろ，慣れ親しんでいない負荷をかけることによる周辺症状の悪化に気を付ける必要がある．
- 代償的アプローチとして，張り紙をする，習慣的に利用する買い物先に情報共有を行うなどの環境に働きかけることがよく用いられる．介護保険サービスとして訪問ヘルパーや買い物同行ヘルパーを利用する場合も多い．
- 習慣的な作業であれば行えることが多いため，買い物自体は大きな問題なく行えることが多い．しかし，すでに購入済みのものを，直後に再び購入してしまうことも少なくない．本人の満足を得てもらいながら不要なものの購入を避けるためには習慣的に通う店舗に協力を仰ぐ必要があるかもしれない．本人自身の変化を求めるよりも環境に理解してもらい，対応することが求められる．

育児

1. 育児とは

- 育児とは「乳幼児（乳児と幼児，学齢前の子どもの総称）を養い育てること」と広辞苑にあり，一般的には**小学校に入学する前段階の子どもの世話，養育**をすることをいう[1]．
- 育児に対する価値観はクライエントによって異なるが，子をもつ親としての責任（**役割**）であり，また子の成長に立ち会える楽しみややりがいのある作業ともいえる．また，育児は子の生命や健康，身の安全を守る必要性があり，生活をしていくうえで重要度の高い作業ともいえる．
- 作業療法はどの分野においても基本的に **Quality of Life** という概念を常に念頭におくことが重要である．育児は人が生活を営む中で，より個別性に富み，より人らしく表現される生活活動であり，障害を抱えた後にその人らしい生活を再建していくために必要となり得る[2]．

2. 乳幼児の成長

- 乳幼児は月齢により発育・発達段階が異なり，それに伴い育児に必要な技能が異なる．そのため，発達段階にあわせた対応を検討する必要性がある．

3．育児を実施するうえでの必要能力

- 健常者にとっても，育児は体力や応用的な判断力が求められる．試行錯誤を繰り返す育児を，クライエントは身体・高次脳機能面に障害を抱えながら行わなくてはならない．また，育児には直接的な子どもの世話に加え，同時に家事を行う必要性や，突発的な出来事（子どもの病気やけが）に対応する応用的な判断等を求められることが多い[2]．一般的には以下の技能が必要と考える．

1）運動技能

- 育児は基本的に床上で行うことが多い．そのため，床上動作や長座位・床座位保持に加え，作業が安定して行えるバランス能力を有していることが前提となる．しかし，作業や環境によってはベッドやソファ上でも可能なこともあり，それにより必要な運動技能が異なる．
- 乳幼児の予期せぬ動きによりクライエント自身がバランスを崩すことや，それにより乳幼児の転倒・転落のリスク，事故を伴うことを念頭に作業を行う手段・方法を検討する必要性がある．

2）認知技能

- 乳幼児やクライエント自身の健康・リスク管理，安全確保ができることが求められる．また，注意力や判断能力，記憶力も必要とする．
- 作業を実施するための運動・認知技能の獲得が難しい場合には，**代償手段**の獲得，物的・人的**環境調整**や**サービスの導入**を検討する必要がある．

4．クライエントやセラピストが育児未経験の場合

- 作業療法士が作業に焦点を当てた作業療法を展開していく中で，ADL や IADL の一般的な作業は工程や注意点等をある程度把握・想定しやすい．しかし，育児が未経験の場合，乳幼児の動きや作業工程，必要とする技能，環境，生活，1 日のスケジュールを想定することは容易ではない．
- 作業療法士は育児における作業療法を進めていく中で，乳幼児の発達過程や動きの特徴，育児の内容・注意点，物的・人的環境等を事前に知っておく必要がある．また，経験者からの情報収集やアドバイス，クライエントやその家族から子の状況を確認し，**模擬練習**から始めて，**実践練習**に移行していくとよい．

5．育児の作業工程と注意点，作業療法における着目点・対応策

- 育児の内容として，乳幼児の抱っこや授乳・食事（摂食介助，離乳食作り），おむつ替え，整容，着替え，入浴などの身の回りの世話や，保育園・幼稚園への送迎や病院受診（健康診断，予防接種），遊びなどが挙げられる．ここでは授乳，おむつ替え，着替えや外出（抱っこひも装着）を中心に述べる．

1）授乳（図 8，9）

- 授乳は一般的に時間（1 回数分〜 30 分程度）と頻度（1 日に母乳は 1 日 8 回，ミルク

は6回,約1〜3時間間隔)を要すため,母子ともに安定した楽な姿勢で行えるよう配慮する必要がある.

- 図8①では,作業が効率よく行えるよう,母親の上衣の形態を配慮する必要がある.前開きやゆとりのあるかぶりタイプの上衣は動作の難易度が下がり効率よく行える.
- 図8②では,片麻痺症状を有する場合,麻痺側乳房での授乳は乳児の頭位を麻痺側上肢または授乳クッション等で適した位置にする必要がある.乳児が頸定していない場合にはさらなる注意が必要であることを忘れてはならない.また,抱えることが難しい場合には添い寝授乳も代償手段の一つとして挙げられる.
- 図8,9③で乳児を縦抱きに肩越しに抱えることが難しい場合には,乳児を大腿上に腹臥位とし乳児の背部を刺激(叩くまたはさする)ことでゲップを出すことでも対応できる.
- 図9①でミルクを作る際には運動技能により道具の操作性は異なるが,必要に応じて代償方法(物品の押さえや保持を自助具や身近な物品,下肢や口を使用し行うこと等)で可能となる.
- 図9④では,乳児は抵抗力が弱いため,哺乳瓶を洗浄後に消毒する必要性がある.煮沸や電子レンジ,浸け置き,スチーム除菌など様々な方法があるため,クライエントの能力にあわせて手間や負担が少なく,安全に行える方法を選択する必要がある.

2) おむつ替え(図10)

- おむつは乳幼児の月齢や体格・体重や動作能力に応じてサイズや形態(テープタイプ,パンツタイプ)が変化し,乳幼児の発達に伴いおむつ替えの方法や注意点も変化する.
- 一番難易度の高い作業工程は図10③であり,苦労するのは便の後始末である.片手で乳児の両足をつかみ殿部を持ち上げ,もう一方で殿部や陰部を拭き取ることが必要とされるが,難しい場合には乳幼児を側臥位とし,動きを抑制して行うこともできる.
- また,月齢が低い時期は水様便であり,固形に変化してからも体調不良時には軟化するため,衣服等が汚染しないよう配慮する必要がある.汚染が酷い場合にはシャワーでの清潔ケアを要すこともあるが,難しい場合にはお尻洗浄器等による代償手段も検討する.

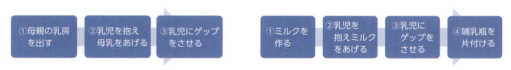

図8 授乳(母乳)における基本的な作業工程　　図9 授乳(ミルク)における基本的な作業工程

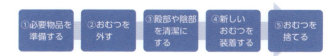

図10 おむつ替えにおける基本的な作業工程

- 図10①，⑤は，必要物品や破棄する場所を手が届きやすいように1カ所にまとめておくことで効率よく行える．
- 図10②〜④は乳幼児が寝返り等の抗重力動作ができるようになると，作業を安全かつ効率よく遂行するために，乳児の動きを抑制して行う必要がある．クライエントの運動技能により抑制困難な場合には，乳児の好むおもちゃや動画等により乳児の注意を引くことで抑制が可能なこともある．
- 図10④は乳幼児の月齢が上がることで協力動作（背臥位で殿部を持ち上げる，立位で片足を上げる等）が得られやすくなる．

3）着替え

- 月齢や季節により乳幼児の衣服の形態（図11）や枚数が異なる．ベビー服は，ボタンやスナップ，マジックテープなどクライエントの運動技能にあわせたものを選択することで効率性が変化する．
- 月齢の低い時期の前開きロンパースタイプ（前開きで，上下がつながったベビー服）の着替えは乳児を背臥位にして行う．
- 月齢が上がりセパレートタイプへ変化する頃には乳児は座位・立位が可能となる．
- 乳幼児の動作能力や言語理解度・協力動作にあわせて乳幼児の肢位を背臥位から座位，立位へと移行していくことで行いやすくなる．

4）外出　抱っこひも装着（図12，13）

- 乳幼児を抱えての外出は乳幼児の動きに対処する必要性があり，抱っこで手がふさがると万が一の転倒に対応できないためリスクを伴う．そのため，抱っこひもやベビーカーを使用し安全に移動できる手段を検討する必要がある．
- 抱っこひもを使用する場合，乳幼児の体重が負荷された状態で移動できることが前提となる．

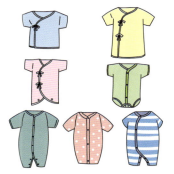

図11　乳児の衣服

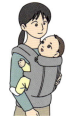

図12　移動手段

図13　抱っこひも（前抱きタイプ）装着における基本的な作業工程

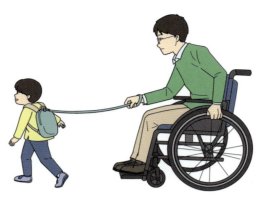

図14 迷子ひも
ベストやリュックにひもが付いており，そのひもを大人が持つことで，道路への飛び出しや迷子を防ぐことができる．

- 抱っこひもはメーカーや種類（前抱っこ，おんぶ，スリング，ヒップシートタイプ等）により用途や形状，装着方法，注意点等が異なる．クライエントにとってどの形態が使いやすく，乳幼児に適しており，安全に使用可能かを判断する必要性がある．
- 装着時は床またはソファやクッション，ベッド上など少し高い位置に乳幼児を位置し，抱っこひも内に乗せて固定し，重さが加わった状態で膝立ち位から立位へ安全に立ち上がることが可能かを評価する．抱っこひもの種類や環境，クライエントの有する技能等により手段・方法は異なる．
- クライエントの移動能力や乳幼児の抱っこにリスクを伴う場合には他者の協力を仰ぐことが望ましいが，母子家庭やワンオペ育児など一人での対処を要すケースでは対策を検討しておく必要がある．
- 乳幼児の移動能力が向上し，歩行スピードが高まりクライエントの運動技能では制御困難となった場合，迷子ひも（図14）を利用することで乳幼児の安全の確保が可能となることもある．
- 乳幼児を連れて外出ができることで母親の**社会参加**や気分転換にもなり，**産後うつの予防**を図ることもできると考えられる．また，外出する際は外出先の環境の確認も忘れてはならない．

6. 疾患や障害に応じた評価や介入のポイント

- **出産年齢の高齢化**や肥満率の上昇などから，妊娠・出産期に様々な病気にかかるリスクが増えている．それにより妊娠中と出産直後の女性では**脳卒中発症率が上昇**している[3]．
- また脳血管疾患以外に先天性や整形外科疾患，循環器・呼吸器・消化器系疾患，精神神経疾患等を呈したうえで育児を要するクライエントは少なくない．各々の疾患や障害，年齢・体力等に応じた対応・対策が作業療法士に求められる．
- 当事者同士でしかできない**ピアサポート**や**エンパワメント**の重要性も考え，導入を検討するとよい．
- 育児は健常な女性においても身体的・精神的負担が多く伴うものであり，障害のある

女性の場合はさらなる負担を強いられる．身体・精神的負荷量を考慮し，作業の可能化を検討する必要性がある．また子どもと自身の安全管理ができることが大前提といえる．

- クライエントのみならず夫婦間はもちろんのこと，家族や地域等，周囲のサポートがなくては成り立たない．居住地における支援体制を確認し情報共有することも必須と考える[2]．

7. 育児の今後の課題

- 現在の子育ては，核家族化や離婚の増大による一人親世帯の増加，地域社会における希薄な人間関係等によって，地域において孤立したり親一人だけの「弧」育てとなったりしている問題を抱えがちであると指摘されている[4]．家庭における子育てを支えるため，国，地方公共団体，地域，企業，学校，社会教育施設，児童福祉施設，医療機関などあらゆる社会の構成メンバーが協力していくシステムを構築することが必要となってくる．そのため，クライエントの身近に相談や支援してくれる人がいるか，居住地の自治体や民間などに使用できるサービスがあるか等，確認しておく必要性がある．また，子どもの成長にあわせて子育ての内容を変化させていく応用力も必要となってくる[2]．入院・退院時のみでなく，長期的な支援体制が提供できるような医療体制や社会作りが必要と考える．

服薬管理

1. 服薬管理とは

- 自分自身の健康を管理するためには，栄養のある食事の摂取や身体的快適性の確保（適切な姿勢や室温，明るさなどの調整），感染症対策など多岐にわたる行為が必要になる．その中でも，作業療法士のかかわりで重要になる行為の一つが**服薬管理**である．

- 患者が服薬の意義を理解し，処方された通りに服用できることを指す言葉に，**服薬アドヒアランス**がある．以前は**服薬コンプライアンス**という用語が使われていたが，医療者の一方的な指示に従うコンプライアンスから，治療方針の決定に患者が主体的に賛同してその治療を受けるアドヒアランスに替わった．

- 認知症者の在宅訪問では，大量の残薬を抱えながらもそのことに支援者が気づかない，または，異変を感じていても実態が把握できず，適切な支援ができていない場合もある（図15）．

- 医学的視点からは，適切な用法と用量を遵守した服用ができるか，適切な方法で保管できるかが薬の効果に直結する．また，服用前後の症状変化を本人や介護家族などが，適切に処方医に伝えられるかも重要な視点である．

- 服薬を管理するためには，適切なタイミングで薬を飲むための見当識，薬の適切な用

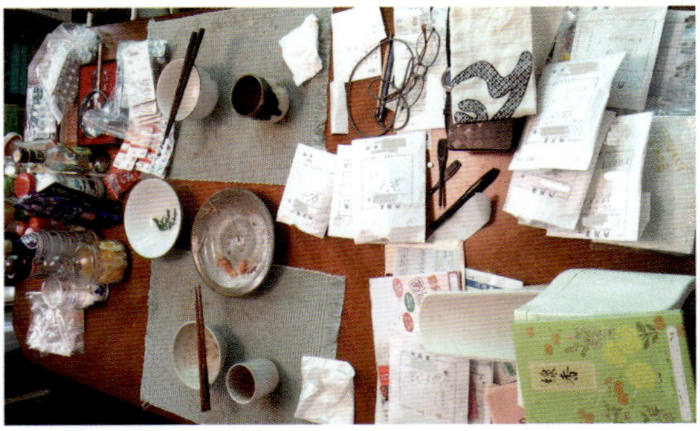

図 15　大量にある残薬の例
1 週間前の受診を忘れて通院を繰り返していた認知症の夫婦宅の一場面．食卓上に大量の残薬が見つかった．手前の薬袋だけでなく，テーブル奥のビニールにも数百錠もの残薬があったが，本人達は医師の前で「問題なく飲んでいる」と回答していた．

量などを守るための記憶と注意機能，残薬管理と計画的な受診のための遂行機能など，多様な認知機能が求められる．そのため，健常者でも薬を適切に飲むことは難しい．

2．服薬管理の工程と作業療法における着目点

- 適切な服薬管理には，①処方薬の必要性に対する認識，②適切なタイミングで，③適切な用量・用法を守り，④服用し，⑤残薬に応じた受診行動が必要になる（表 8）．
- 服薬に必要な認知機能や身体機能の状況の把握，本人の服薬習慣や医療者との関係，周囲の人の協力や服薬管理をしている環境の要因などを丁寧に評価することが具体的な支援方法の検討につながる．

3．作業療法評価と介入

1）評価

- 服薬管理については，標準化された評価方法があるわけではないが，表 8 のような各工程について確認し，処方通りに服用できているか丁寧にみていく．
- 服薬管理における評価としては，まずは本人の服薬の必要性に対する認識，つまり，服薬行動へのモチベーションが重要となる．例えば，頭痛や鼻詰まりなどの症状が辛ければ次の服薬時間が待ち遠しいが，症状が軽快すれば医師に「最後まで飲み終えて

コラム

多剤併用（ポリファーマシー）

　高齢者はいくつかの慢性疾患を抱えていることが多く，複数の診療科や医療機関から多くの薬剤が処方されていることもある．何種類以上の薬を飲む場合にポリファーマシーとするか明確な定義はないが，複数の薬剤を服用していると有害事象が生じやすくなり，特に 5 〜 6 種類を超えると発生頻度が高くなると言われている [1, 2]．

表8　服薬管理の工程における具体的な課題と対応の例

	課題	対応（アプローチの工夫）
①処方薬の認識	・服薬の必要性を理解していない．認知症や精神疾患による服薬拒否・被毒妄想など． ・向精神薬への依存，不安やこだわりが強く複数医療機関の受診による重複服用など．	本人の納得が適切な服薬行動につながる．本人の理解や服用を促す説明やきっかけ． 不安な気持ちを受け入れつつ，適正服用の必要性伝達．医療者同士の連携を強化．
②適切なタイミング	見当識や記憶障害により，短時間で複数回の服用や飲み忘れが生じる．	周囲の声掛けや代償手段などの環境調整，1日の服用回数を減らす工夫．
③適切な用法・用量	過量服薬，誤った飲み方，服用量の自己調整．	ミスを防ぐような一包化，残薬確認，介護者による確認や管理など．
④服用	手指巧緻性低下による薬剤の取り出しにくさ，嚥下力低下による飲み込みにくさ，服薬自体の忘却．	自助具の活用や一包化の検討，口腔内崩壊錠やゼリーなど形態変更も検討，服薬の記録．
⑤残薬管理	残薬を考慮した受診行動が難しい，薬を紛失するたびに受診し残薬が増える．	薬を管理するための環境調整，定期受診を促すメモ，介護者の介入．

ください」といわれた薬も飲み忘れるといった経験がある人は多いであろう．また，高齢で聴力や視力，理解力が低下していることで，医療者からの指示をよく理解できずに，誤った用法や用量で服用している場合もある．

- 能力の評価は，特に服薬管理に影響を及ぼす記憶や見当識，遂行機能などの認知機能を個別に評価するだけでなく，低下している認知機能が服薬行為にどのような影響を及ぼしているのか把握することが必要となる．課題の背景にある機能レベルの問題がわかれば，おのずと具体的な対策が検討できる（表9）．多くの場合は，複数の認知機能低下が複雑に関連しているため，丁寧に工程ごとの誤りを確認していく．

- 環境面の評価としては，薬を保管している場所や管理するために必要な物品の有無など物理的な環境だけでなく，声かけや残薬確認などをサポートしてくれる介護者の有無など人的な環境までも含めて情報収集する．

- その人にとっての習慣としての服薬スタイルも支援策を検討するうえで重要な情報となる．ピルケースで管理している人もいれば，薬局でもらってきた薬袋のままで管理している人もいる．長年実施してきた方法はすぐには変えにくいため，これまでの習慣を活用した管理方法も検討する必要がある．

2）介入

- 介入は上記評価事項をふまえ，今までの習慣や既存の服薬管理に使えるグッズなどを活用しながら支援方法を検討するが，単に便利グッズを紹介するだけでは不十分である．専門職は図16の①や②のようなピルケースや服薬タペストリーを紹介しがちだが，朝・昼・夜・就寝前の4回を月〜日曜日ごとに繰り返すという方法は，遂行機能や見当識が低下している人には，かえって混乱をきたすこともある．そのような場合は図16③のように，本人が使い慣れた既存のカレンダーを活用するのも一つの選択肢である．一方，1日に複数回分を管理する場合は，図17のようにその日に飲むべき薬だけ

表9 服薬管理と関連する認知機能ごとの課題・対応

認知機能	課題	対応（アプローチ例）
注意	薬剤のシートから適切な用量を取り出すことが難しい，薬のしまい失くし，飲む準備をした薬を飲み忘れる．	一包化，薬の保管場所を定める．服薬管理の方法を本人や家族と話し，一定の方法に統一する．
記憶	服薬したことを忘れて重複して飲む，新たに処方された薬は忘れてしまう．	服薬後カレンダーに印をする，服薬後の空袋も戻して保管，一包化の袋に日付を記載．
見当識	適切なタイミングでの服用や残薬管理が苦手．1日4回服用など回数が多いと混乱．	電子カレンダーやタペストリー(お薬カレンダー)の導入，処方内容の見直し．
知覚-運動（失行・失認）	錠剤や薬袋の違いを区別できずに誤る，錠剤をシートから取り出しにくい．	一包化し，作業をできる限り簡素化して誤りを防ぐ．
遂行機能	残薬の管理や計画的な受診，服薬意義を認識した効率的な管理方法の検討．	受診予定日と残薬を照合し課題を共有する，服薬と血圧の経時的変化など薬効を視覚化する．

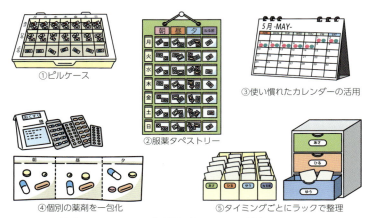

図16 服薬管理と関連する認知機能ごとの課題・対応
①ピルケースは様々な種類があり，安く手に入れやすい．②タペストリー型のカレンダーも数種類市販があるが，①や②は見当識や注意の低下がある人には混乱しやすい．タペストリーはシンプルに日付のみのポケットタイプと電子カレンダーを組み合わせたほうが管理しやすいこともある．③本人が使い慣れたカレンダーに一包化した薬を貼り付けたり，服薬時に決めた色のシールを貼ったりすることで管理しやすくする．④一包化することでミスが減り，事前に日付等を書いておくと，残薬の把握もしやすい．⑤飲むタイミングで種類が違うために混乱している事例では，タイミングごとの整理だけで管理できる場合もある．

を明示したほうが，混乱が少なく飲めることもある．

- また，服薬管理を考えるうえで重要なことは，本人と管理方法を考え，本人が納得できる方法を導入することである．支援者側は薬を飲まない対象者が悪いように指摘することもあるが，支援者が対象者本人に薬の重要性を伝達できてないことが要因の場合もある．本来は，「治したい，良くしたい」からこそ「飲みたい」という気持ちになり，そのために「管理しよう」となるはずである．
- 設定した時刻に音声案内や画面表示で服薬を促したり，あらかじめ準備した用量を出してくれたりする**服薬支援ロボット**もある．インターネット回線を利用し，遠方から

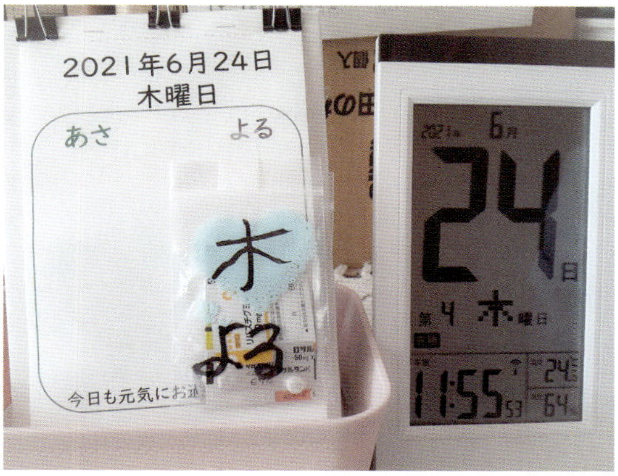

図 17　電子カレンダーと日めくり管理シート
日付が大きく表示される電波時計を活用し，服薬管理した例．注意力が低下している場合，服薬カレンダーの形式では余計な情報が多く，かえって混乱して管理できないため，日めくり式にする．1～2週間分を貼り付けてセットする．カレンダー式と比べ，余計な薬が見えないので，管理しやすい．

服薬状況などを確認できる機器も開発されている．ただし，服薬支援ロボットは認知症の初期のうちから導入することで継続利用できる可能性が高いが，中等度に認知症が進行した例では，かえって混乱する場合もある．

- 独居で同居家族の支援が得られずに服薬を忘れてしまい，服薬ロボットなどの機器も導入が難しい場合は，別居の子や親族などから服薬のタイミングにあわせた電話連絡をしてもらうのも一つの方法である．
- 本人だけで管理することが難しくなった場合は，デイサービス利用時に服用するなど，服用のタイミングを変更してもらうように医師へ依頼することも一つの方法である．
- 介護家族が本人に対して服薬管理の方法を伝えても，本人が拒否的な場合は，薬剤師や看護師による訪問指導で，第三者から伝えてもらうと本人が納得することも多い．

栄養管理

1. 背景

- 作業療法士の対象となる障害のある方や高齢者の中には，様々な要因により低栄養をきたしている人が少なくない[1, 2]．またそれらの対象者は，在宅，施設，病院などさまざまな生活ステージでみられる．栄養状態が改善しないと，心身機能や生活行為の改善に結び付かないばかりか，かえって原疾患の治療が長引くだけでなく，身体機能が低下し，ADL や QOL の低下や生命予後の悪化につながる．
- 一方で栄養状態が良好か，適切な対応によって栄養障害が改善することは，日常生活活動の自立や社会参加の向上など，高い QOL の維持につなぐことができる（図18）．
- 対象者にとって意味のある活動と参加を支援し，健康状態の改善に努めるために，作業療法士が栄養に関する知識をもち，関係する多職種で協働して支援することは重要である．

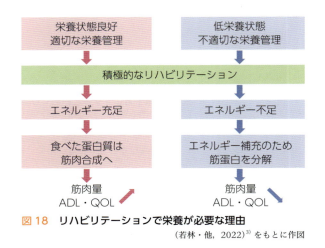

図18　リハビリテーションで栄養が必要な理由
(若林・他，2022)[3] をもとに作図

2. リハビリテーションで問題になる栄養障害

- 低栄養とは人体が必要とする栄養基質が需要に対し量的・質的に不足が続いたときに生じる病的状態である．エネルギー摂取量の不足，疾患や日常生活活動によるエネルギー消費需要の増大および代謝能力の変化からも生じる[4]．
- 低栄養の要因は，飢餓・悪液質・侵襲である（図19）[5]．飢餓とはエネルギー摂取量がエネルギー消費量より少ない状態が続き，栄養不良となることを指す．悪液質とは，がん，慢性閉塞性肺疾患，慢性心不全，慢性腎不全，膠原病など慢性的な炎症が続く消耗性疾患に関連する複雑な代謝症候群である．侵襲とは手術，外傷，骨折，感染症など生体の内部環境の恒常性を乱す可能性がある刺激のことである．

3. 栄養の基礎

1) 五大栄養素

- 人が生命活動を維持し日々の生活を営むためには，外から必要な栄養素を取り込む必要がある．取り込まれた栄養素は体内でエネルギー源として蓄積し，身体の組織を作り，また生理作用の調節にもかかわる（図20）．炭水化物，脂質，蛋白質が三大栄養素，それらにビタミン，ミネラルを加えたものが五大栄養素である[8]．

2) 栄養投与ルート

- 栄養療法を開始する際には，まず対象者の栄養投与ルートを決定する．栄養投与ルートは，経腸栄養，経静脈栄養の2つに大別される．腸が使えるときには，経腸栄養を選択することが基本である．しかし，イレウスや腸管虚血など消化管が機能的に使用できない場合や，経腸栄養のみでは必要栄養量を投与できない場合には経静脈栄養を選択または追加する（図21）[9]．

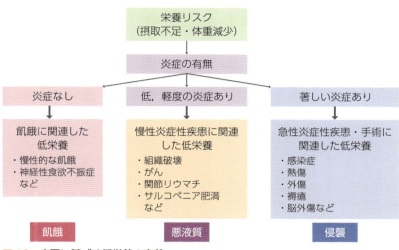

図 19　病因に基づく低栄養の定義
(Jensen, 2009)[5], (Jensen, 2012)[6], (White, 2012)[7] をもとに作図

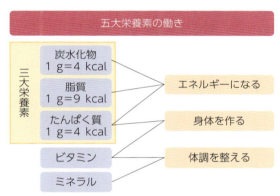

図 20　五大栄養素の働き

4．作業療法の実際

1）栄養障害を有する対象者に対する作業療法評価

- 栄養評価とともに，ICFを用いて対象者の全体像を把握することが大切である．予後予測のもとに目標設定，訓練介入に移る．これらは定期的な見直しを繰り返し，段階的に最終目標となる活動・参加の向上につなげる．

①食事場面での観察（評価）

- 食事場面を例に観察から行える評価を列記した（図 22）．

2）身体状況に応じた活動量の設定

- 人が活動を行うにはエネルギーが必要であり，活動量が増加すれば，その分エネルギー必要量も増加することになる．「活動」とは，生活行為全般や余暇活動，リハビリテーションで行う運動など，1日に行われるすべての動作を意味する．活動量の設定は，

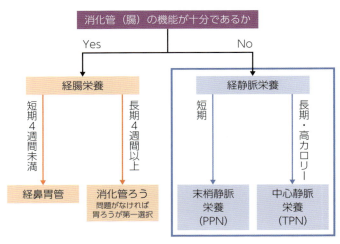

図21 栄養投与ルートの決定
末梢静脈栄養（peripheral parenteral nutrition：PPN），中心静脈栄養（total parenteral nutrition：TPN）．

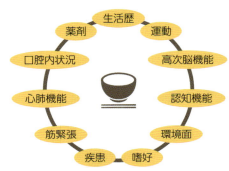

図22 食事場面での観察からの評価

- 生活歴：偏食，粗食（主食を主に食べる）．
- 運動：麻痺，失調，顔面運動麻痺．
- 高次脳機能：食べ残し（半側空間無視など），道具の使用（失行など），注意力．
- 認知機能：興味，認識，食べ方，食思低下．
- 環境面：表情が和らいでいるか，状況になじんでいるか．
- 嗜好：好き嫌いによる喫食率．
- 疾患：日内変動の有無，On-Off．
- 筋緊張：異常筋緊張によるリラックスの程度．
- 心肺機能：耐久性，呼吸状況．
- 口腔内状況：残歯，入れ歯の状況，口腔内の清潔や湿潤状態．
- 薬剤の副作用（影響）：ジスキネジア，覚醒状況，飲み込みにくさ，眠気，味覚異常，口渇．

身体能力のみならず，栄養状態や炎症所見などの全身状態を把握する必要がある[10]．

3）栄養障害を有する対象者に対する作業療法介入

- 作業療法士は「対象者が活動できる状態にあるのか」「活動量が適切であるのかどうか」を判断し，対象者はもちろん，周囲への働きかけも行う．
- エネルギー摂取量の妥当性を検討し，多職種と活動量に関する情報交換を行う．さらに，食事摂取状況を観察し，食思の変化・食事摂取量低下の原因などを評価検討し，栄養状態の低下がないことを確認しながら活動量を上げていく（図23）[10]．
- 主な栄養指標は，アルブミン，リンパ球数，ヘモグロビン（表10）[11]と，コリンエステラーゼ，総コレステロールである．ただし，脱水，炎症，肝疾患などがあると検査値が上下に変化するため，栄養指標として使用することが難しく，最近はこれらの検査値を参考にしつつ，体重減量や握力，筋肉量低下，疲労感，歩行速度などの身体機能，また摂取量不足の評価を重視している[12]．

5．おわりに

- 栄養障害をきたした対象者が，その人らしく生き生きとした生活を送るためには，対

運動量	●生活自立度 ●リハビリテーション実施時間・内容 ●余暇時間の過ごし方
栄養状態	●体重変化，筋肉量変化（身体計測値の推移） ●血液データ
食事状況	●喫食率（増減やムラの状況），間食量・内容 ●食思の変化とその理由 ●食事環境

図23　活動量設定のために作業療法士が把握すべきポイント

表10　主な栄養指標

項目	正常	軽度障害	中等度障害	重度障害
アルブミン（g/dL）	3.6以上	3〜3.5	2.6〜3	2.5以下
リンパ球数（/mm^3）	2,000以上	1,200〜2,000	800〜1,200	800以下
ヘモグロビン（g/dL）	男性13以上, 女性11.5以上	10〜13	10以下	

象者に対して個々人に見合った運動指導・栄養管理指導・調理工夫の指導・スケジュール管理指導や環境調整といった幅広い支援を行い，対象者自身のセルフマネジメント力を向上させていく．また多職種と連携・協働し，家族や支援者への支援もしていくことが求められる．

臨床実習やOSCEにつながるヒント

- IADLに含まれる活動は人によっては，行わないものもあったり，行うとしてもやり方が異なる．学生同士でも家族構成や生活スタイルの違いがあるため，IADLの活動についても違いがある．それらの違いを理解するため，自分と他の学生のIADLの遂行状況の違いや意味づけの違いをディスカッションしてみよう．
- IADLも様々な障害により，その遂行が困難になる．例えば，家庭内でIADLを行う際に，片麻痺患者を模擬体験し，生活上どのような困難さがあり，それに対してどのような工夫ができるのかを考えてみよう．

参考文献

【調理】
1) 髙木憲司：片麻痺障害者の調理補助具について．日本調理科学学会誌，48（4）：325-327，2015．
2) 藪崎さや子：食事作りを介した片麻痺の方々へのリハビリテーション．日本食生活学会誌，32（2）：67-72，2021．

【掃除／洗濯】
1) 日本作業療法士協会（監）：作業療法学全書改訂第3版 第11巻作業療法技術学3 日常生活活動．協同医書出版社，2009．
2) 藤井浩美・他（編）：クリニカル作業療法シリーズ 日常生活活動の作業療法．中央法規出版，2014．
3) Anne G. Fisher, Kristin Bray Jones：Assessment of Motor and Process Skills volume 1-development, standardization, and administration manual eighth edition. Three Star Press, 2014.

【買い物】
1) 久野孝子・他：地域在住高齢者における外出の機会の特徴と抑うつ状態・主観的幸福感との関連．名古屋市立大学看護学部紀要，2：67-74，2002．

【育児】
1) 大橋幸子（著），木之瀬　隆（編）：作業療法学　ゴールド・マスター・テキスト　日常生活活動学（ADL），メジカルビュー社，2016．
2) 三瀬和彦・他：脳卒中後高次脳機能障害を呈した症例の家庭復帰（家事・育児）への支援．作業療法ジャーナル，44（7）：579-584，2010．
3) Kuklina EV et al：Trends in pregnancy hospitalizations that included a stroke in the United States from 1994 to 2007：reasons for concern? Stroke, 42（9）：2564-2570, 2011.
4) 内閣府：第5章，第1節，1　子育て家庭を取り巻く状況と家族をめぐる変化，（2）家庭の役割と子育てに対する意義〔平成18年度版　少子化社会白書〕．2006．

【服薬管理】
1) Kojima T, et al：High risk of adverse drug reactions in elderly patients taking six or more drugs: analysis of inpatient database. Geriatr Gerontol Int, 12（4）：761-762, 2012.
2) 日本老年医学会：II高齢者薬物療法の注意点：高齢者の安全な薬物療法ガイドライン2015．pp12-20，メジカルビュー社，2015．

【栄養管理】
1) Wakabayashi H et al：Rehabilitation nutrition for sarcopenia with disability：a combination of both rehabilitation and nutrition care management. J Cachexia Sarcopenia Muscle, 5：269-277, 2014.
2) Kaiser MJ, et al：Frequency of malnutrition in older adults：a multinational perspective using the mini nutritional assessment. J Am Geriatr Soc, 58：1734-1738, 2010.
3) 若林秀隆・石井有理（監）：その1 リハビリテーション栄養とは（meiji Nutrition Info，こんな時どうする？栄養Q&A　リハビリテーション栄養の基礎知識）．明治株式会社，2022．https://www.meiji.co.jp/meiji-nutrition-info/pdf/science/info/nutrition_qa18.pdf（2024年12月20日閲覧）
4) 鴻井建三：低栄養者の栄養管理〔栢下　淳，若林秀隆（編著）：リハビリテーションに役立つ栄養学の基礎〕．pp84-91，医歯薬出版，2014．
5) Jensen GL, et al：Malnutrition syndromes: a conundrum vs continuum．JPEN J Parenter Enteral Nutr, 33（6）：710-716，2009．
6) Jensen GL et al：A new approach to defining and diagnosing malnutrition in adult critical illness. Curr Opin Crit Care, 18：206-211, 2012.
7) White JV, et al：Consensus statement of the Academy of Nutrition and Dietetics/American Society for Parenteral and Enteral Nutrition：characteristics recommended for the identification and documentation of adult malnutrition (undernutrition). J Acad Nutr Diet, 112（5）：730-738, 2012.
8) 東口高志（編）：NST完全ガイド，改訂版─経腸栄養・静脈栄養の基礎と実践．p344，照林社，2011．
9) 日本静脈経腸栄養学会（編）：静脈経腸栄養ガイドライン 第3版．日本静脈経腸栄養学会，2013．https://minds.jcqhc.or.jp/summary/c00230/（2024年12月20日閲覧）
10) 日本作業療法士協会（編）：栄養マネジメントと作業療法．中央法規出版，2018．
11) 若林秀隆：PT・OT・STのためのリハビリテーション栄養　基礎からリハ栄養ケアプロセスまで　第3版．pp50-51，医歯薬出版，2020．
12) 国立長寿医療研究センター栄養サポートチーム（NST）：長寿NSTニュースレターvol.41，脱！アルブミン値を参考にした栄養評価 Part2．国立長寿医療研究センター，2021．https://www.ncgg.go.jp/hospital/iryokankei/nst/41.html（2024年12月20日閲覧）

演習課題

事例1（掃除／洗濯）

70歳代，女性，集合住宅に一人暮らし．近隣に娘一家が住み，娘は毎日訪問できる．

▶診断名

脳出血（左片麻痺）

▶現病歴

多数の友人と交流しながら，一人暮らしをしていた．右上下肢に力が入らなくなり，救急搬送され上記診断される．回復期リハビリテーション病棟を経て，発症から5か月後に自宅に退院することになった．顕著な高次脳機能障害はなく，軽度の麻痺が右上下肢に残存している．基本的ADLは自立している．退院後の家事全般を自立して行いたいという希望があり，訪問作業療法を開始する．

問題①

洗濯と掃除を行うことに対して，どのような評価が必要か整理しましょう．

問題②

洗濯と掃除を行うことに対して，自宅での作業療法を展開していくうえで，不足している情報は何か考えてみましょう．

問題③

掃除または洗濯を行うことができるようになるために，どのような流れで介入すれば良いか案を作成してみましょう．

事例2（育児）

30歳代，女性，夫と乳児との家族3人暮らし，東京23区在住，回復期リハビリテーション病棟入院中．

▶診断名

脳出血（左片麻痺）

▶現病歴

30歳代で妊娠し妊娠高血圧症候群となり，初産で女児を授かるが，出産後に左手足に力が入りにくくなり，産婦人科クリニックより救急搬送され上記診断となる．現在，発症から3カ月が経過しており顕著な高次脳機能障害はなく，上肢に中等度，下肢に軽度の麻痺が残存している．移動は車椅子自立で，杖歩行は装具を必要とし数メートル見守りにて可能な状態である．また，基本的ADLは，浴槽への出入り以外は修正自立から自立レベルである．退院後の育児に向けて，作業療法が処方された段階である．

問題①

どのような評価が必要か整理しましょう.

問題②

育児を行うにあたり，どのような情報が必要か（不足している情報は何か）考えてみましょう.

問題③

育児の練習をする際に，どのような流れで実施するか案を作成してみましょう.

事例3（服薬）

70歳代の男性，妻と二人暮らし．元中学校教諭．地元の中学校で長年にわたり校長を務めていた．とても真面目で几帳面なタイプであった．最近は服薬や金銭の管理が難しくなってきている.

▶診断名

アルツハイマー型認知症（2カ月前），高血圧（15年前）

▶現病歴

2年前頃から同じ話の繰り返しや予定の間違えなどはあったが，日常生活や車の運転は自立していた．半年前，久しぶりに車で1時間ほどの距離にある親戚宅に出掛けたが，帰りが遅く心配した妻が電話をかけたところ，3時間ほど道に迷っていたことが発覚し，免許証は返納した．2カ月前，自分で定期預金の手続きをしたことを忘れ，翌日に通帳残高が減っていると窓口で訴えたことをきっかけで医療機関を受診し，上記の診断となる．最近は，薬の飲み忘れが増えて血圧が高めだが，飲み忘れを妻が指摘すると大声で反論し喧嘩になることが増えた．妻が対応に苦慮しており，家族指導と生活機能の維持に向けた訪問作業療法が開始された.

問題①

どのような認知機能の低下が疑われるか考えてみましょう.

問題②

服薬に関するトラブルを軽減するために必要な評価の視点を整理してみましょう.

問題③

飲み忘れを少なくするための環境調整など具体的な支援の方法を考えてみましょう.

4 社会参加

学習目標
- 社会参加にかかわる作業とその特徴を理解する．
- 社会参加に含まれる活動の工程がわかり，作業療法で着目すべき点がわかる．
- 社会参加に含まれる活動の評価や介入のポイントが理解できる．

Question
- 公共交通機関の利用や自動車の運転は人にとってどのような効果をもたらすか？
- 法律で定められている運転に支障がある病気にはどのようなものがあるか？
- コミュニケーション能力を評価項目に含む評価にはどのような評価があるか？

公共交通機関の利用

1. 公共交通機関の利用とは

- 作業療法では，電車，バスのように日常的に使用され，自立した利用が求められることが多い交通機関を指すことが多い．一般的にはタクシーや飛行機なども含めることもある．
- 公共交通機関の利用は社会生活につながる活動であり，IADL の一つに分類される．
- 屋外での移動の一手段であり，公共交通の利用ができることで遠方への外出が可能になる．**屋外の移動が行えることで活動範囲の拡大とともに，通勤，通学，買い物などの多くの作業へと結びつくことができる**（図1）．そのため，人の Quality of Life（QOL）に直結する活動であり，特に都市圏においては外出時に電車，バスを利用できることは重要である．

2. 公共交通機関の利用の工程と作業療法における着目点

- 公共交通機関の利用は大きく次の2つに分けられる．①自宅や目的地と駅や停留所の間の移動，②駅や停留所での動作，乗降そして車内で行われる動作．各工程で異なった**運動技能，認知技能**が要求される（図2）．
- ①の屋外の移動には道路状況や環境に対応した身体能力や移動能力の評価が必要であ

▶生活の質：Quality of Life（QOL）

2章　ADLに関連する各活動

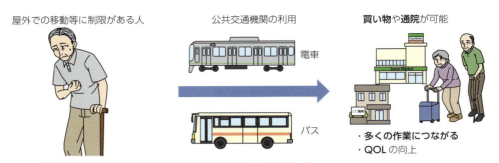

図1　公共交通機関の利用を通して人は多くの作業へと結びつく

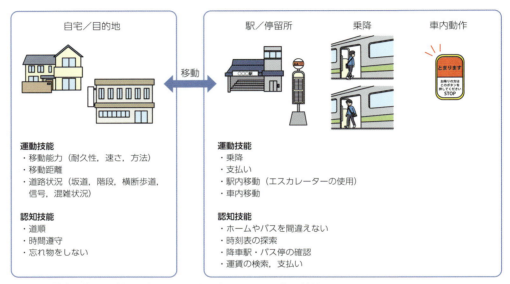

図2　公共交通機関の利用の大まかな工程と必要とされる主な技能

る．認知技能も必要であり，交通機関を利用する際には目的地や出発時間も決まっているため，適切に道順がたどれるか，時間が守れるかなどの評価が必要である．

- ②の駅や停留所での動作，乗降，車内動作はさらに細かい工程に分けられ，目的や環境に依存して必要となる技能も多い．乗降時に要求される段差昇降，ホームと車体との隙間をまたぐことなどは駅ホームやバスにそれぞれ特徴があるため，その環境に対象者の動作遂行能力や方法が適合しているかの評価が必要である．また，支払いや時刻表の探索，降車駅やバス停の確認に適切な認知技能が必要である．
- 公共交通機関の利用は公衆で人が多いところで行われることが多い．障害があると羞恥心や自信のなさにより，活動への意欲が湧かないこともあり，このような**心理的側面**の評価や心理的バリアの低減も作業療法士に求められる視点である．

3．関連する法律や制度

- 障害者などの移動の利便性，安全性の向上を促進する目的で，2000年に「高齢者，身

体障害者等の公共交通機関を利用した移動の円滑化の促進に関する法律（通称，交通バリアフリー法）」が施行された．2006年に改定され「**高齢者，障害者等の円滑化の促進に関する法律（通称，バリアフリー法）**」と改められた．本法は公共交通環境を整えるための強制力のある法律で，公共交通機関のバリアフリー化を推進することに貢献している．

- これらの情報から大都市圏では路線バスや電車はほとんどの場所でバリアフリー化が進んでいる．また，物理的環境だけでなく，交通バリアフリー法により公共交通機関従事者の障害者への対応の教育も推奨され，それらの接遇教育も進んでいる．

4. 作業療法の評価と介入

- 作業療法の評価と介入の流れは，本人のニーズ，能力，そして環境面の事前の評価を行い，それらを統合し事前準備を行ったうえで，実際の練習を行い，事後作業としての効果検証や引継ぎが行われる．効果検証を行い練習の必要性が高い場合は繰り返し練習を行うこともある（**図3**）．この一連の中で評価と介入が一体化して行われる．
- 臨床では，対象者自身が自立して公共交通機関の利用を行えることを目指す場合，屋外移動や排泄といった能力の自立が基本的には必要となるため，本人の自立の段階に合わせて評価や介入のステップを検討していく．

①**ニーズの評価**として対象者が利用する予定の交通機関は**何か，何のために，どの程度の頻度で，いつ，どこからどこまで乗るのか**などの情報収集が必要である．利用頻度が少なく，家族等が車で送迎ができるなどがある場合は，状況に応じてそういった代償方法を提案することもある．「ニーズがなぜあるのか」「どの程度の必要性があるのか」などの検討を最初に行うことが重要である．

②**能力の評価**には屋外の移動能力の評価，つまり自立度や耐久性，使用物品の評価が必要である．また視覚や聴覚も屋外の移動には重要であり，感覚面の評価が必要な場合もある．認知的な遂行能力，記憶や注意，空間認識などの問題が公共交通機関の利用には影響することもあり，脳の損傷や変性等，また加齢で脳機能に問題がある場合にはスクリーニング評価や必要に応じた詳細な評価を行う．

③実際に対象者が利用する自宅や目的地から駅までの道路等の**環境の評価**も必要である．距離，坂，階段等も障害になる可能性があるため，実際に利用する環境を想定した練習

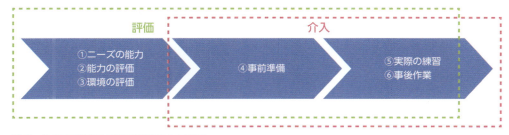

図3　公共交通機関の利用練習の主な流れ

2章 ADLに関連する各活動

の準備のためにも本人の実環境の状況を確認しておく必要がある.

④**事前準備**として,実際の練習を行う前に模擬的な場面やあるいは屋外歩行などを通して,実際の練習に耐えうる能力があるか確認しておく.こういった練習を通して,実際の機能面の評価とあわせて問題を焦点化し,対応することも重要である.

⑤**実際の練習**として,電車,バス等を利用してみる.実際に本人が使うと想定されるルートを練習することが理想であるが,入院中等で制限もあることも多いため,**実生活に近い形で練習ルート**を準備して行うことが望ましい.公共交通機関の利用練習時の工程ごとのチェックリスト等も工程を抜け落とすことなく評価するのに有用である(**表1**).

表1 電車利用練習時のチェックリスト

○:容易に一貫して必要な課題を遂行できる.
△:課題を行うことができるが,時間がかかる,ぎこちなさが見られる,努力の増大する面が観察される.
×:他者に迷惑をかけるような大幅な遅延,本人や他者・環境に危険があり援助が必要な重篤な障害がある.

(○,△:自立レベル ×:介助,口頭指示レベル)

電車利用評価項目		/
準備	電車に乗るためのパス,お金などの準備ができる	
	駅の場所,乗り換え場所等のルートを把握できている	
改札口	切符売り場へ行ける	
	杖や歩行器の処理を行いながら,切符を買えるかまたはパスの使用ができる	
	改札口へ行ける	
	改札を通れる	
ホーム	目的のホームを見つける	
	目的のホームへたどりつける (階段・エスカレーター・エレベーターを選択し,利用できる)	
	適切な場所で電車を待てる	
乗車	目的の電車に乗れる	
	乗り降りする人の流れに注意できる	
	段差や隙間に気をつけることができる	
車内	座りやすい席,降りやすい場所を選択することができる	
	安全に座ることができる	
	座れない場合は,適切な場所で手すり・吊革へつかまり立っていられる	
	安全に立ち上がることができる (立つタイミングを見極め降りる準備をすることができる)	
	出口扉まで安全に移動できる	
降車	目的の駅で降りられる	
	乗り降りする人の流れに注意できる	
	段差や隙間に気をつけることができる	
改札	改札まで行ける (階段・エスカレーター・エレベーターを選択し,利用できる)	
	改札を通れる	
乗換	次の改札口またはホームへたどりつける	

⑥実際の練習の**事後作業**として，練習を実施した状況の評価から継続した練習が必要か，それとも家族や他のサービス等に引き継ぐ，あるいは報告するかについて決め，行う必要がある．手順や使用物品で特別な配慮が必要な場合には写真などを用いて引き継ぐとわかりやすい．

5．疾患や障害に応じた評価や介入のポイント

- 脳卒中後の中途障害者などは麻痺等の障害をもった状態での外出経験や知識がないことが制限につながることが多いといわれている．そのため，公共交通機関の利用練習により，その実体験に基づく経験や知識を獲得することが有効である．
- 例えば，車椅子の利用による移動になる場合，バスや電車では車椅子スペースがあり，乗務員がスロープを用意してくれることがほとんどである．外出に車椅子の利用が必要な中途障害者やその家族に，そのようなサービスがあることを知っておいてもらうことが公共交通機関の利用促進につながる．
- 切符や運賃の支払い工程が難しい場合は，IC カードの利用により改善ができることも多い．片麻痺等がある場合には，改札でのスムーズな IC カードの使用も重要であり，その点の練習も必要なことがある．

自動車運転

1．自動車の運転とは

- 自動車の運転は，作業療法が扱う作業の中でも最も課題難易度の高い IADL の一つであり，我が国での運転支援は作業療法の創成期から主に切断や脳性麻痺などの肢体不自由者を対象として限られた施設で行われてきた[1]．さらに 2010 年頃から脳卒中等を対象とするリハビリテーション病院での取り組みが急増し，軽度認知機能障害をはじめ，様々な疾患や障害の運転にかかわる作業療法士も出てきている．
- 対象者にとって自動車の運転は，買い物や通院などの生活を維持する手段であることのほか，就労や役割への影響や，気晴らしやレジャー等，運転という作業自体が目的であるなど，様々な目的や意味をもつ作業である．対象者が地域で生き生きと生活するには，行きたいときに，行きたい所へ，行きたい方法で移動できること，すなわち移動性（モビリティ）は重要である．
- 運転支援という用語は，原則として運転免許を要する自動車（自動二輪車を含む）および原動機付き自転車を対象とし，自転車など軽車両には用いないが，これらのパーソナルモビリティ（地域での個人的な移動用具）についての支援も重要である．
- 運転支援は，情報提供や情報収集のほか，一般的な神経心理学的検査，身体機能評価，精神・心理学的評価などに加え，ドライビングシミュレータ等の運転に特化した検査を用いた施設内での評価，指定自動車教習所と連携した実車による評価，および運転

適性や安全性を高めるための様々な練習や指導がある．また自動車の運転を中止する対象者に対する，代替交通手段や運転に代わる作業の情報提供および指導を含む．
- 自動車の運転は一定のリスクがあり，社会的責任を伴う作業である．病気の有無にかかわらず交通事故には被害者が発生することを念頭に慎重な支援を行う必要がある．

2. 自動車の運転に関する支援と作業療法における着目点

- 自動車等の運転は，身体機能，認知機能，精神・心理機能が一定のレベルで機能することに加えて相応の耐久性が必要であり，評価や支援を行う際には対象者の疾患や障害に応じた情報収集や評価・検査の知識が欠かせない．
- 運転者教育の分野では，運転の三要素として「認知・判断・操作」（予測を入れる場合もある）がよく用いられており，作業分析もこの三要素で行うと考えやすい（図4）[2]．
- 運転免許の保有率は，90％を超える世代もあり[3]，自動車の運転は多くの対象者にとって一度は系統的な教育を受けた身近な作業である．しかし，免許取得後の運転ぶりは対象者のパーソナリティのほか，職業や生活環境など外的要因にも影響を受けそれぞれ異なる．それゆえ病前の運転状況（事故や違反の経験，運転免許の状態を含む）の情報収集は重要である．

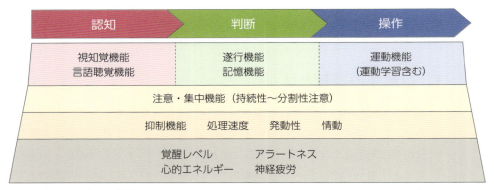

図4　運転の三要素と脳機能　　　　　　　　　　　　　　　　　　　　（立神，2006）[2] より加筆して作図

3. 関連する法律や制度，および関係機関

- 運転免許は，各都道府県公安委員会の管理の下で都道府県警察が許可するものである．医師は，主に患者から免許取得や更新の際に警察に提出する診断書を求められた際に関与する．作業療法士は医師の指示の下で運転適性評価や評価結果に基づいた指導を通して対象者の運転にかかわることが多い．医療従事者は，対象者の求めに応じて診断書の作成および必要に応じて指導を行うことが主たる役割である．直接，免許や運転の可否を判断する立場でないことを対象者に理解してもらったうえで対応することが重要である．
- 道路交通法には，新規に運転免許を取得する際に学ぶ道路の使用方法や車両の交通方

法等について規定されているが，運転支援にはこれらに加えて運転免許試験の内容（特に適性試験基準[4]）や，免許を拒否・保留する要件（**表2**）についての理解が必要である．これらの詳細は，道路交通法施行令や，道路交通法施行規則などの下位法令のほか，警察庁から各道府県警察へ発出された通達なども重要な情報となる[5]．また，指導の場面では，道路交通法第四章第一節における運転者の義務を適切に果たせるか否か，特に第七十条（安全運転の義務）や第七十二条（交通事故の措置）を踏まえた指導が重要である（**表3**）．

- 運転技能の評価および指導は，指定自動車教習所で行うことが適切であり，近年その

表2　運転に支障がある一定の病気

道路交通法での規定	具体的疾患名や条件
認知症	介護保険法第5条の2に規定する認知症
アルコール，麻薬，大麻，あへんまたは覚醒剤の中毒	
幻覚の症状を伴う精神病であって政令で定めるもの	統合失調症（自動車等の安全な運転に必要な認知等に係る能力を欠くこととなる恐れのある症状を呈しないものを除く）
発作により意識障害または運動障害をもたらす病気であって政令で定めるもの	てんかん（発作が再発する恐れがないもの，発作が再発しても意識障害および運動障害がもたらされないもの，ならびに発作が睡眠中に限り再発するものを除く）
	再発性の失神（脳全体の虚血により一過性の意識障害をもたらす病気であって，発作が再発する恐れがあるもの）
	無自覚性の低血糖症（人為的に血糖を調節することができるものを除く）
自動車等の安全な運転に支障を及ぼす恐れがある病気として政令で定めるもの	躁うつ病（自動車等の安全な運転に必要な認知等に係る能力を欠くこととなる恐れがある症状を呈しないものを除く）
	重度の眠気の症状を呈する睡眠障害
	自動車等の安全な運転に必要な認知等に係る能力を欠くこととなる恐れがある症状を呈する病気
目が見えないこと，その他自動車等の安全な運転に支障を及ぼす恐れがある身体の障害として政令で定めるもの	体幹の機能に障害があって腰をかけていることができないもの 四肢の全部を失ったもの，または四肢の用を全廃したもの その他，自動車等の安全な運転に必要な認知または操作のいずれかに係る能力を欠くこととなる身体の障害（運転免許に条件を付することにより，その能力が快復することが明らかであるものを除く）

表3　運転支援における道路交通法の重要な条項と作業療法士の視点

重要な条項		作業療法士の視点
第64条	無免許運転等の禁止	注意障害や記憶障害等で，自身の免許が失効していることに気づかず運転をしないか確認する
第66条	過労運転等の禁止	病気，薬物の影響が出る恐れがある状態での運転は禁止されているため，服薬，病識等の状況を確認し指導を行う
第70条	安全運転の義務	ハンドル，ブレーキ等が確実に操作できる状態で，他人に危害を及ぼさないような運転を行う義務があるため指導を行う
第72条	交通事故の場合の措置	交通事故では，負傷者の救護，事故の続発防止，警察官への報告の義務が生じるため，これらが行えるかを確認する

連携は広がっている．また運転免許の取り扱いに関しては必要に応じて運転免許試験場の安全運転相談（適性相談[6]）に相談することが望ましい．

4．作業療法の評価と介入

- 運転支援の流れの一例を図5に示す．

1）適切な情報提供と支援内容への同意，対象者の運転に関する情報収集

- 運転に関する医療機関や作業療法士の役割，対象者の免許に関係する法令をわかりやすく説明し，支援内容について同意を得る．現病歴をはじめとした疾患や諸機能，服薬状況，ADLの情報に加えて運転免許の状態，運転歴や運転目的，普段の運転状況等を確認する．また，今後の流れを説明し，評価結果によっては，時間をおいての再評価や免許返納もあり得ることを理解いただく．これらは家族も同席のうえで行うことが望ましい．

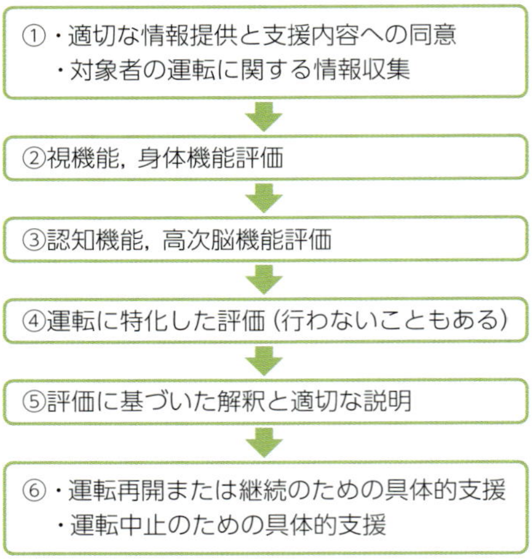

```
①・適切な情報提供と支援内容への同意
  ・対象者の運転に関する情報収集
          ↓
②視機能，身体機能評価
          ↓
③認知機能，高次脳機能評価
          ↓
④運転に特化した評価（行わないこともある）
          ↓
⑤評価に基づいた解釈と適切な説明
          ↓
⑥・運転再開または継続のための具体的支援
  ・運転中止のための具体的支援
```

図5　運転支援の流れの一例

2）視機能，身体機能評価

- 運転に必要な視機能および身体機能を確認し，対象者との共通理解を図る．次に適性検査の基準[7]に則り，問題がないか確認を行う．運転操作のうち，アクセル，ブレーキ，ハンドルなど基本走行に直接影響する動作とその耐久性を評価する．さらに，補器類（ウインカー，ワイパー，警音器等）の操作についても評価を行う．加えて安全確認を行うための頸部および体幹の回旋動作をはじめとして，乗降動作を含めた緊急時の車外への脱出や，交通事故時の対応などの評価を行う．

3）認知機能，高次脳機能評価

- 運転に必要な認知機能を確認し対象者との共通理解を得る．次に疾患や症状に応じた運転に関与する神経心理学的検査を複数実施する（表4）．検査結果だけでなく耐久性や検査中の様子，反応に加えて生活状況も重要な情報である．特に社会的行動障害は運転適性に大きく影響するため注意を要する．

4）運転に特化した評価

①ドライビングシミュレータ

- 運転操作を模擬的に行える装置であり，安全に繰り返し行えることが利点である．反応時間検査から本格的な運転のシナリオまで様々な課題があるため，活用には作業療法士自身の一定の理解と習熟が必要である．また対象者により慣れるまでの時間がかかる場合やシミュレータ酔い[8]が発生するため注意を要する．

②指定自動車教習所での実車評価

- 勤務施設および教習所の理解によって，実車評価を実施できる施設もある．教習所と

社会参加 4

表4　運転適性評価によく用いられている評価・検査

略称	日本語表記	評価内容
MMSE-J	精神状態短時間検査改訂日本版	認知機能のスクリーニング
HDS-R	改訂長谷川式簡易知能評価スケール	認知機能のスクリーニング
TMT-J	Trail Making Test 日本版	全般的注意機能：幅広い注意機能（ワーキングメモリ，処理速度，衝動性などを含む）
WAIS-Ⅳ	ウェクスラー成人知能検査日本版	知能検査：全般的知能（運転に関連する下位検査のみ実施の場合あり）
CAT-R	改訂版標準注意検査法	注意機能：標準化された注意機能評価キット
BIT	行動性無視検査日本版	半側空間無視：通常検査と行動検査からなる標準化された検査バッテリー
KBDT	コース立方体組み合わせテスト	知的機能のスクリーニングおよび視空間認知，構成障害
ROCF	レイ複雑図形テスト	視空間認知および記憶
BADS	遂行機能障害症候群の行動評価日本版	遂行機能：遂行機能障害群の総合的評価法
J-SDSA	脳卒中ドライバーのスクリーニング評価日本版	脳卒中患者の運転に関する認知能力評価バッテリー

MMSE-J：Mini Mental State Examination-Japanese，HDS-R：Hasegawa's Dementia Scale-Revised，TMT-J：Trail Making Test 日本版，WAIS-Ⅳ：Wechsler Adult Intelligence Scale - Fourth Edition，CAT-R：Clinical Assessment for Attention – Revised，BIT：Behavioural Inattention Test，KBDT：Kohs Block Design Test，ROCF：Rey-Osterrieth Complex Figure Test，BADS：Behavioural Assessment of the Dysexecutive Syndrome，J-SDSA：Stroke Drivers' Screening Assessment Japanese Version.

の費用負担や実施内容（どのようなコースで行うか，教習所内のみか，路上運転まで含むか）等の協議を行い，主治医の指示の下で実施する．あらかじめ教習所に評価目的や障害特性などの情報提供を行う．実車評価中は教習指導員の指示に従い，可能であれば後部座席等で同乗評価を行う．終了後は教習指導員からの採点結果や講評，指導情報を受け取り，対象者と共有したうえで指導を行う．

5）評価に基づいた解釈と適切な説明

- 得られたすべての情報に基づき，対象者の運転に関するリスクを検討する．検査結果の解釈にはできる限り新しい文献や報告を参考にする．結果の説明は原則として医師が作業療法士等の報告により行うが，作業療法士が同席することや包括的指示がある場合は作業療法士自身が支援の一環として行うこともある．運転再開が困難であるという説明は対象者に相応の心理的影響を与えるため，その心情に応じた慎重な対応を要する[9]．

6）運転再開または継続，および運転中止のための具体的支援

- 運転再開または継続と判断した場合は，対象者の求めに応じて公安委員会提出用の医師診断書作成のための準備，および対象者への手続きの説明を行う．加えて評価結果に基づいた安全運転を継続するための注意点等について指導・助言を行い，定期的なフォローを行う．

- 運転中止と判断した場合は，評価結果に基づいた理由をわかりやすく丁寧に説明し，理解を得る．また，運転中止による影響として，身体機能の低下やうつ状態に陥るリスク，要介護度が高まること等が報告されている[10, 11]．作業療法士は，代替移動手段

に関する情報提供や運転に代わる作業活動の提案などを行うことにより，対象者の生活の質が維持向上できるよう努める必要がある．

5. 疾患や障害に応じた評価や介入のポイント

- 身体障害の影響により安全な運転に支障がある場合は，運転免許の拒否や取り消し，条件の付与がなされることがある．条件の付与が必要か否かは，運転免許試験場等での安全運転相談にて判定を受ける必要があるため，対象者に情報提供と助言を行う．以下に代表的な疾患や障害別のポイントを述べる．

1）脳卒中

- 運動機能および感覚機能については片麻痺の重症度によって対応が異なる．左麻痺の場合はオートマチック車であれば，旋回ノブをステアリングに装着することで，ある程度の運転操作は可能となる．右麻痺であれば，左アクセルペダルやウインカーの延長などの検討が必要となる（図6）．高次脳機能障害では主に注意機能が問題になることが多く，半側空間無視や半盲，複視などがある場合は特に注意して対応する．そのほか記憶障害や遂行機能障害等も影響がある．失語症では交通事故時の対応等への配慮が必要である．

2）脊髄損傷，骨折，切断等の整形外科疾患

- 身体機能へのアプローチが中心となる．運転席への乗り降りのほか，下肢の障害が重度の場合は車椅子の積み下ろしについても指導が必要である．麻痺や欠損等の機能障害の程度により，免許の条件付与に関する支援や手動運転装置（図7）などの運転補助装置の適応を検討する．自治体により自動車改造費助成が得られる場合があるので情報提供を行う．

3）認知症および軽度認知機能障害

- 認知症は，免許更新時に75歳を超える者に課される更新時認知機能検査や警察活動で発見されれば，一定の手続き[12]を経て免許は取り消しとなる．また，医師が認知症と診断し，運転中止などの療養上の指導に従わない場合の任意届出制度[13]も整備されて

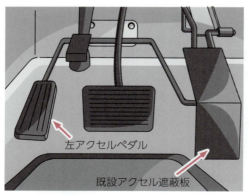

図6 左アクセルペダル

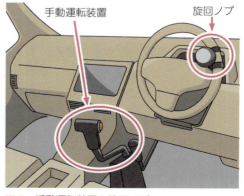

図7 手動運転装置と旋回ノブ

4 社会参加

> **コラム**
>
> **高齢者に関する運転免許制度** [15]
>
> 　免許更新時に 71 歳以上の者は有効期限が 3 年になり，70 歳以上の運転免許更新者には高齢者講習が義務付けられている．また，75 歳以上には更新時認知機能検査が課せられ，認知症の恐れがあると判定されると，医師による診断書の提出が求められる．さらに 2022 年 5 月の道路交通法改正で，一定の違反歴がある場合は運転技能検査の合格が更新条件に加えられた．

　いる．更新前に認知症と診断された場合や軽度認知機能障害がある者の運転は，高次脳機能障害と同様に主に注意機能の問題に加えて，自宅に戻れないなどの記憶障害や視空間認知機能の低下による車庫入れの困難，逆走などの問題がみられる．また前頭側頭型認知症では，信号無視や脇見運転による追突事故が多いことが報告されている [14]．

コミュニケーション

1. コミュニケーションとは

- コミュニケーション（communication）とは，「社会生活を営む人間の間に行われる知覚・感情・思考の伝達．言語・文字その他視覚・聴覚に訴える各種のものを媒介とする」と広辞苑には定義されている．
- コミュニケーションは，子どもから大人まで，私たちが社会生活を送るうえで欠かせない ADL の一つの活動で，**人と人との相互の交流の中で，伝えること（表出）と，受け取ること（理解）によって形作られ，社会性の基盤となる**．

2. コミュニケーションの特徴と作業療法における着目点

- 私たち人間が日常的に行っているコミュニケーションは，大きく 2 つに分類される．1 つが「①言語的（verbal）コミュニケーション」，もう 1 つが「②非言語的（non-verbal）コミュニケーション」である．①，②はそれぞれ，異なる媒体，要素によって構成され，**感覚機能，運動機能，言語機能，高次脳機能など様々な能力**が要求される．
- 具体的には，①の言語的コミュニケーションの媒体には，発話や文字などが含まれる．また，②の非言語的コミュニケーションの要素には，言葉の表情（大小，強弱，高低，速さ，間合い，調子など）や，身体の表情（目，視線，アイコンタクト，表情，身振りなど）が含まれる [1]．
- コミュニケーションの障害には，「伝えること（表出）の障害」と，「受け取ること（理

111

解）の障害」があり，その原因によって介入の方法が大きく異なる．そのため，**対象者のコミュニケーションの障害が何によるものか（原因）を丁寧に評価し，介入することが重要**である．

3．コミュニケーションの障害と関連する法律や制度

- コミュニケーションの障害に対して利用できる制度には，「身体障害者福祉法（昭和24年法律第283号）」に基づく身体障害者手帳や，「療育手帳制度（昭和48年発児第156号厚生事務次官通知）」に基づく療育手帳，「精神保健及び精神障害者福祉に関する法律（昭和25年法律第123号）」に基づく精神障害者保健福祉手帳の交付がある[2,3]．対象者の年齢や障害の種類に応じて，利用できる制度が異なるため，詳細については参考文献等を確認してもらいたい．

4．作業療法の評価と介入

- コミュニケーションの障害への介入を考えるうえで，まず重要な視点は，①どのようなコミュニケーションの障害なのかと，②どのような理由でコミュニケーションの障害が生じているのか，を理解することである．

1）どのようなコミュニケーションの障害なのか

- これを理解するためには，対象者への面接や観察，検査を通して，コミュニケーションに必要とされる能力や，コミュニケーション能力そのものを評価することが必要である．
- コミュニケーション能力の評価に際しては，**機能的自立評価法（Functional Independence Measure：FIM）**の認知項目（コミュニケーション：理解・表出／社会的認知；社会的交流・問題解決・記憶）[4]や，**PULSES Profile**のコミュニケーションと視覚（S：sensory components）[5]，**実用コミュニケーション能力テスト（Communication ADL Test：CADL）**[6]などを使用することができる．
- さらに，コミュニケーション障害に対する介入では，機能改善よりもむしろ，**拡大・代替コミュニケーション（Augmentative and Alternative Communication：AAC）**の獲得が重要となる場合も多い．そのため，機能障害だけではなく，対象者の現在の能力（できること）を具体的に評価しておくことが重要である．

2）どのような理由でコミュニケーションの障害が生じているのか

- これを理解するためには，医学的な情報の収集を通して，原因となる疾患や治療，予後について捉えることが必要である．
- さらに，コミュニケーションは，人と人との相互の交流のなかで生まれるものであるため，対象者がこれまでに生活してきた環境や，これから生活しようとしている環境，どのような人的・物理的支援を受けられるかなどの**環境面の評価**を行うことも重要である．

▶機能的自立評価法：Functional Independence Measure（FIM）
▶実用コミュニケーション能力テスト：Communication ADL Test（CADL）
▶拡大・代替コミュニケーション：Augmentative and Alternative Communication（AAC）

5. 疾患や障害に応じた介入のポイント

- コミュニケーションの障害は，様々な原因で生じ，障害の原因や種類に応じて，介入の方法を検討する必要がある．ここでは，音声機能の障害，構音の障害，言語機能の障害，聴覚の障害，視覚の障害に伴うコミュニケーションの障害を中心に，その特徴と介入の方法について紹介する．

1）伝えること（表出）の障害に伴うコミュニケーションの障害

（1）音声機能の障害に伴うコミュニケーションの障害

- 音声機能の障害の原因には，悪性腫瘍（喉頭癌）に伴う喉頭摘出や，呼吸管理のための気管切開がある．喉頭摘出後の代償的な発声方法には，シャント発声や食道発声，**電気式人工喉頭**を使用した発声などがある（図8）．また，気管切開中の発声方法には，**スピーチカニューレ**の装着などがある（図9）．
- いずれの場合も，練習に時間を要したり，原疾患の急性期治療中には難しいなど，コミュニケーションの方法の獲得に時間を要する場合も多い．そのため，急性期からのコミュニケーションの機会の確保のためには，使用できるAACの獲得が重要である．
- 簡便なものとしては，紙と鉛筆や電子メモパッドを用いた筆談，スマートフォンやパソコンを用いた文字入力，身振りの使用などがある．また，50音表（文字盤）などのコミュニケーションボード，**Voice Output Communication Aid（VOCA）**を含めた，**携帯用会話補助装置**などのコミュニケーションエイドも使用可能である（図10，11）．
- コミュニケーションは，人と人との相互の交流の中で生まれるものであるため，話し手となる対象者だけではなく，受け手となる対象者の家族や支援者のかかわり方も重要である．例えば，選択肢を提示し，Yes-No（うなずき－首振り）で反応できるようにする，読唇により対象者の表出を理解するなどが挙げられる．

（2）構音の障害に伴うコミュニケーションの障害

- 構音の障害の原因には，悪性腫瘍（口腔癌）に伴う舌切除や中咽頭切除，運動麻痺や運動失調などに伴う運動障害性構音障害がある．また，筋萎縮性側索硬化症（amyotrophic

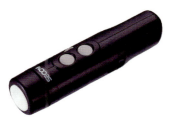

図8　電気人工喉頭　マイボイス®
喉頭摘出後の代償的な発声方法として使用する．
画像提供：セコム株式会社

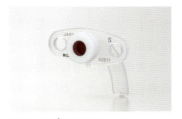

図9　スピーチカニューレ
呼吸管理のための気管切開中の発声で使用する．
画像提供：株式会社高研

▶音声出力型コミュニケーションエイド：Voice Output Communication Aid（VOCA）

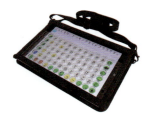

図 10 トーキングエイドプラス
携帯用会話補助装置の一つ．発話や書字が困難な対象者が，キー（文字盤）を押して文章などを入力し，音声で伝える機器．
画像提供：株式会社ユープラス

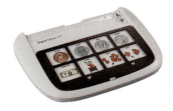

図 11 スーパートーカーＦＴ
VOCA の一つ．録音しておいた内容を，ボタンを押して再生し，音声や文字で伝える機器（携帯用会話補助装置）．
画像提供：パシフィックサプライ株式会社

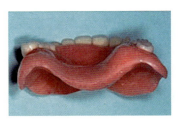

図 12 舌接触補助床
舌を口蓋に接触しやすくし，構音機能を改善する．
（日本顎顔面補綴学会ホームページより転載）

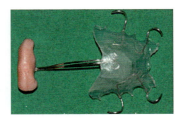

図 13 スピーチエイド
軟口蓋と鼻腔との閉鎖を補助し，構音を明瞭にする．
（日本顎顔面補綴学会ホームページより転載）

lateral sclerosis：ALS）などの神経筋疾患に伴う進行性の構音の障害もある．これらはいずれも，言語中枢の損傷に伴う障害ではなく，構音器官（口唇，舌，口蓋，下顎など）そのもの，もしくは構音器官の運動障害に伴うものである．

- 舌切除や舌の運動障害に伴う構音の障害に対する機能改善や代償的な発話方法には，**舌接触補助床**（Palatal Augmentation Prosthesis：PAP）の装着がある（図 12）．また，中咽頭切除などの手術により，軟口蓋の一部を失った場合には，**スピーチエイド**などが使用される場合もある（図 13）．一方，すべての対象者に適用されるわけではないため，使用可能な AAC の獲得が重要である．

- さらに，ALS など，全身の運動機能が障害され，発話や書字，指差しなども困難な場合には，眼球運動（視線）や身体のわずかな動きなど，対象者の残存機能に応じて，**透明文字盤や重度障害者用意思伝達装置（意思伝達装置）**を用いたコミュニケーションを導入する必要がある．入力には，様々なスイッチや視線入力装置などが使用できる（図 14）．

(3) 言語機能の障害に伴うコミュニケーションの障害

- 言語機能の障害の原因には，Broca 失語や喚語困難，失書がある．これらは，優位半

▶筋萎縮性側索硬化症：Amyotrophic Lateral Sclerosis（ALS）
▶舌接触補助床：Palatal Augmentation Prosthesis（PAP）

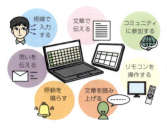

図 14　意思伝達装置
筋萎縮性側索硬化症など，全身の運動機能が障害される対象者が，眼球運動や身体のわずかな運動など，対象者の残存機能を使って，視線検出入力装置や様々なセンサー（スイッチ）を操作し，音声や文字で伝える機器．

球（右利きの対象者の場合，多くは左半球）の言語中枢の損傷によって生じる．

- 言語機能の障害に伴う伝えること（表出）の障害では，言語理解の障害を伴う場合もあるため，前述のような，文字入力や言語を媒体とした AAC は適切ではなく，身振りや表情，アイコンタクトなどの非言語的コミュニケーションが重要である．
- さらに，言語機能に障害のある対象者とのコミュニケーションにおいては，対象者が伝えようとしている内容を推測し，Yes-No（うなずき – 首振り）で反応できるような関わりを意識することが重要である．
- 対象者の伝えること（表出）への支援として，対象者の実生活の中でよく使用する物品や，想定される状況，心身の状態などを，写真やイラストで表した**コミュニケーションボード**を作成することも有用である（図 15）．

2）受け取ること（理解）の障害に伴うコミュニケーションの障害

(1) 言語機能の障害に伴うコミュニケーションの障害

- 言語機能の障害の原因には，Wernicke 失語に伴う聴覚的理解の低下や失読がある．これらは，優位半球（右利きの対象者の場合，多くは左半球）の言語中枢の損傷によって生じる．
- 言語機能の障害に伴う受け取ること（理解）の障害では，表出の障害と同様に，身振りや表情，アイコンタクトなどの非言語的コミュニケーションや，実物品や写真，イラストなどを使用した**コミュニケーションボード**の活用が重要である（図 15）．
- また，文字や文章で伝える場合には，対象者の言語理解の能力に応じて，可能な限り簡潔で，対象者が慣れている表現を用いるように心がけることが重要である．

(2) 聴覚の障害に伴うコミュニケーションの障害

- 聴覚の障害には，伝音性難聴や感音性難聴，混合性難聴があり，難聴は障害の程度に応じて，軽度難聴から重度難聴までの 4 段階に分類される．
- 軽度難聴から中等度難聴では**補聴器**を，高度難聴から重度難聴では**人工内耳**を使用することによりコミュニケーションが行いやすくなる場合も多く，補聴器の選定や人工内耳の使用を行ったうえで，環境への働きかけとして，静かな環境で会話をする，ゆっくり明確に話してもらう，聞こえにくかった場合に聞き返せるように自身の状態について説明をしておくことも重要である．
- また，中途失聴などにより，聴覚情報によるコミュニケーションが難しい場合には，聴覚以外の情報（視覚や体性感覚など）の利用が必要となる．具体的には，手話や筆

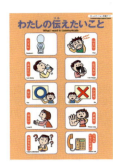

図15 コミュニケーション支援ボード
イラストや写真を用いて，対象者がよく使用する物品や想定される状況，心身の状態などを表し，表出や理解を支援するコミュニケーションツール．
（明治安田こころの健康財団）

談など，視覚情報や文字情報によるコミュニケーションがある．また，電話の着信音やインターホン，目覚まし時計のアラームなどの聴覚情報に関しても，バイブレーションやフラッシュライトなどを活用し，体性感覚や視覚情報として聴覚情報を受け取れる代償が重要である．

- ただし，特に中途失聴者では，社会参加にあたって，今までの生活で使用してきた音声言語を使用したいという思いが生じることが予測され，無理に代償手段を提案するのではなく，対象者の障害受容に応じて，音声言語と文字言語などを組み合わせることが重要である．

(3) 視覚の障害に伴うコミュニケーションの障害

- 視覚の障害には，視野障害と視力障害があり，弱視（ロービジョン）と盲（ブラインド）に分けられる．弱視とは，眼鏡やコンタクトを使用した状態でも視力，視野が低下し，視覚を用いた日常生活に困難を伴う状態である．盲とは，弱視よりもさらに視覚の障害が重度で，視覚を用いた日常生活ができない状態である．

- 弱視の場合，紙面やスマートフォン，パソコン画面上の文字を読むことの困難さを伴うため，据置型もしくは携帯型の**拡大読書器**やスマートフォンなどの拡大鏡機能を使用することができる．また，読むことの困難に伴い姿勢が悪くなることを防ぐために，**書見台**などを用いた環境調整を行う．

- 盲の場合，文字言語を視覚情報として受け取ることができない．そのため，点字や音声情報など，視覚以外の触覚や聴覚を用いたコミュニケーションが必要である．具体的には，文字情報を音声情報に変換する方法として，**音声読書器**や**スクリーンリーダー（音声変換ソフト）**などがある．また，視線やアイコンタクトなどの身体の表情を受け取ることができないため，抑揚や声の大きさなどの言葉の表情を用いたコミュニケーションが重要になる．

- なお，視覚の障害のある対象者に，物の配置などを伝える方法に「**クロックポジション**」がある．これは，対象者の位置をアナログ時計の6時の位置（背中側を説明するときのみ文字盤の中心）とし，伝えたいものの場所を文字盤に例えて説明する方法である（図16）．

3) コミュニケーション全体の障害

- 後天性脳損傷に伴い，知的機能の低下や全般性注意障害，記憶障害，社会認知（情動

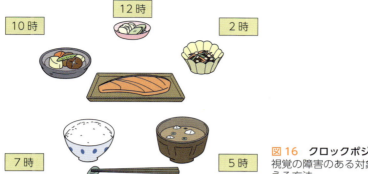

図16 クロックポジション
視覚の障害のある対象者に，物の配置などを伝える方法．

認知や心の理論）の障害などの高次脳機能障害が生じ，コミュニケーションの障害が生じる可能性がある．また神経発達障害には，自閉スペクトラム症や注意欠如・多動症などがある．自閉スペクトラム症では，社会的コミュニケーションおよび相互関係における持続的障害がみられ，非言語的コミュニケーションの障害や曖昧な表現に対する理解の難しさが生じやすい．

- これらのコミュニケーションの障害や知的機能の低下に対しては，対象者の理解しやすい表現や写真やイラストなどを使用すること，全般性注意障害や記憶障害に対しては，対象者に伝えたい内容をメモや端的に記憶にとどめやすい方法で伝える工夫が必要である．
- 社会認知の障害では，アイコンタクトや表情などの非言語的コミュニケーションが難しく，相手の気持ちを理解することに難しさが生じるため，言語的コミュニケーションによる状況の説明も考慮する必要がある．

就労

1．就労とは

- 「就労」は，多くの辞書では，「仕事に従事していること，仕事をしていること」と記されており，いわゆる「働くこと」である．
- 働くことにより，人は企業や雇い主に対して労働力を提供し，対価としての賃金を受けることができる．よって，人が生活するために必要な収入を得ることができる大切な活動である．
- しかし，働くことは収入を得ることがすべてではない．すべての人生にとって，愛することと働くことは究極の目的といっても過言ではない．「そこに障壁があるとき，人生の主体者として，あるいはその人を愛する者として，共に障壁を乗り越え，働くことを求めてやまないのは誠に自然な動き」と野中は述べている[1]．

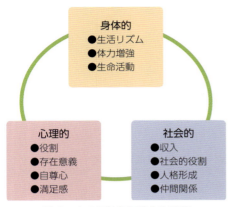

図17　働くことの身体心理社会的意義
(野中，1998)[1] より作成

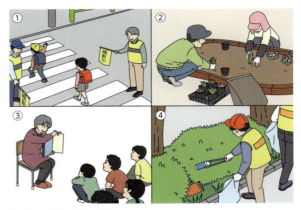

図18　様々な働き方
①スクールガード，②地域の環境整備，③読み聞かせ，④ゴミ拾い．

- 働くことの身体的，心理的，社会的意義を図17に示す．それぞれが様々な意義をもっている．
- 子どもの頃から，働くことは，ごくあたり前のようにとらえられる．児童期から学童期には，学校での活動などを通じて自分の好みや得手不得手を知り，高等学校や大学を卒業する時期に自分に適した職業などを選択して，就労することになる．
- 近年の働き方には，フルタイムの正社員の他に，派遣労働者，契約社員（有期労働規約），パートタイム労働者，短時間正社員，業務委託（請負）契約を結んで働く人，家内労働者，自営型テレワーカーなど様々な形態[2]がある．
- 人はライフサイクルの中で自分に合った働き方を考えて働いている．その働き方は，報酬としての賃金を得る仕事に限らない．家事や子育てなどの家庭内での役割も仕事の一つとして考えることができる．また，子ども食堂の運営やスクールガード（子どもの登下校の見守り），地域の環境整備，その他の様々なボランティア活動は，賃金は得られないことが多いが，地域社会における役割もその人が仕事ととらえて取り組むことができるものである（図18）．

2．疾患や障害のある人が働くことの意義

- 様々な疾患や障害があることで，就職が困難になったり，就労の継続が困難になったりする例を挙げる．
  - 脳卒中後の後遺症で高次脳機能障害や片麻痺になり，日常生活にも介助が必要な状態で通勤やこれまで行っていた仕事内容が行えなくなり，再就職を目指すケース
  - 就職する年齢に達する前に怪我や疾病により，障害者雇用を目指すケース
  - 脳性麻痺のため，子どもの頃から運動機能に障害があり，障害者雇用を目指すケース
  - 高校生の頃に精神疾患を発症し，長期の療養生活後に福祉的就労を目指すケース
- どのような障害があっても，働くことは社会参加につながる重要な作業である．障害がある人にとって，働くことの意義は，健康な人以上に重要な意味をもっているとい

える.

- 働きたいという意欲や希望をもっているが,障害があるために,1人で就職,就労することが困難な人に対し,作業療法士は様々な制度や機関を利用して就労に向けて支援を行う.

3．障害者雇用に関連する法律や制度

- 国内外の障害者雇用に関する制度を**表5**にまとめる.
- 障害をもつ人への職業的自立の援助や障害のある人を雇用する事業主に対して必要なサービスを提供する代表的な機関および施設等を以下に挙げる.
  - ハローワーク（公共職業安定所）
  - 障害者職業センター
  - 障害者就業・生活支援センター
- 職業リハビリテーションや就労支援を念頭においた就労形態では,一般就労,福祉的就労,その他の就労形態に分けられる（**表6**）.
- 一般就労に向けての支援は就労移行支援[3]として行われる.

1）就労移行支援とは

- 障害者総合支援法に基づくサービスで,2年間の利用期限内に一般就労に向けた支援を行う.
- あん摩マッサージ指圧師免許・鍼師免許・灸師免許を取得し就労を目指す養成型と,それ以外の就労希望者に対する支援を行う一般型に分かれている.作業療法士は後者

表5　国内外の障害者雇用に関する機関や制度

国際的な機関	国際連合（国連） 国際労働機関（ILO）
国内の法律・制度	障害者の雇用の促進等に関する法律（1994年） ・職業リハビリテーションの推進 ・障害者雇用率制度の運営 ・障害者雇用納付金制度等の運営等 障害者総合支援法（旧障害者自立支援法，2006年） 障害者差別解消法

表6　職業リハビリテーションや就労支援を念頭においた就労形態

一般就労	福祉的就労	その他の就労形態
企業や公的機関で雇用契約を結んで働く ・障害を開示して働く場合 ・障害を開示せず働く場合	障害者総合支援法に基づく就労継続支援 ・就労継続支援A型（雇用型） ・就労継続支援B型（非雇用型）	在宅就業など

▶国際労働機関：International Labour Organization（ILO）
▶国際連合：United Nations（UN）

の一般型で支援する場合が多い．
- 利用者特性のアセスメント・職業準備性の向上・本人と企業情報のマッチング・職場定着支援に加え，関係機関との連携を図り，企業，ハローワーク，障害者職業センターとの連携も図る．
- 現在では，ジョブコーチが在籍している場合もある．

4．就労支援

- 就労支援は障害者総合支援法で定められた就労支援施設のみならず，病院や精神科デイケアでも行われる．疾病管理，日常生活が行えたうえで，職業に関する支援を行うことが前提となっている（図19）．仕事のトレーニングに限らず，生活支援も並行して行われることが重要である．
- しかし，何よりも大切なのは，その人に「**働きたいという意欲**」が存在することである．
- 支援の過程は作業療法の過程にとてもよく似ており，①面接，②評価・トレーニング，③職場実習，④就職活動となっている．しかし，必ずしもこの順で行われるとは限らない．Place-then-tarin の考え方から本人のストレングス，リカバリーに視点を当て，必要なトレーニングを働きながら行う方法もある．精神障害者に対する支援では，「個別職業紹介とサポート」（Individual Placement and Support：IPS）といわれる方法がエビデンスに基づく方法の一つとして実践されている．
- 支援過程においては，本人の自己決定が原則である．以下に，①面接，②評価・トレーニング，③職場実習，④就職活動について紹介する．

1）面接

- 面接では本人の希望を大事にしながら，これまでの職歴や現在の生活状況（ADL, IADL），自己の疾患や障害についての認識を確認する．また，精神障害のある人の場合は障害を開示して働きたいのか（オープン），開示せず働きたいのか（クローズド）の確認も行う．

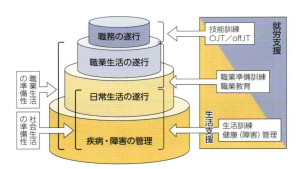

図 19 個人特性の階層構造と支援　　（松為，2006）[4]

▶個別職業紹介とサポート：Individual Placement and Support（IPS）

2）評価・トレーニング（同時進行で行われることも多い）

(1) ADL，IADL に関して

- 評価では，就労支援施設に通所しながら日常生活を送れるかどうかの評価と，仕事そのものができるかの評価を行う．
- 日常生活の評価では，障害の種類にかかわらず，障害があっても何らかの支援を得ながらでも ADL，IADL ができ，勤務先に決まった時間に到着できるか，清潔で適切に身だしなみが整えられるか，与えられた職務が遂行できるか，などの評価が必要となる．在宅勤務の場合も約束の時間に勤務できるか，納期などを守ることができるかなどの評価も必要となる．障害者職業センターでの職業評価も利用できる．精神障害者の評価では，ADL，IADL に関しては，精神障害社会生活評価尺度（Life Assessment Scale for the Mentally Ill：LASMI）[5] などが用いられることが多い．
- 認知機能障害に関しては，認知機能障害に関する評価バッテリー，仕事の適性などに関しては厚生労働省編 一般職業適性検査（GATB）を参考として用いられることがある．
- 身体に障害のある人の場合は，ADL では FIM が代表的である．職場内での重要となる ADL は食事と排泄であり，自助具や福祉用具などを利用しながら実際の職場で可能であるかの評価も必要となる．
- また，通勤手段についての評価も必要である．在宅就労が困難な場合は，公共交通機関の利用や自動車運転などによる通勤ができるかどうかの評価も必要である．

(2) 仕事に関する評価

- 評価やトレーニングでは，本人の課題抽出・解決のみならず，ストレングスの発見と雇用主への本人に対する配慮が必要な点を確認する．
- 仕事における評価は，就労支援施設内での評価と職場実習先での評価が行われる．
- 施設内での評価やトレーニングでは，実際の仕事場面を設定する「場面設定法※」や「職務施行法※」が行われる．これは，就労支援施設内でのトレーニング，Off the Job Training（offJT）といわれる．
- 日常生活に問題がある場合は，就労支援施設等に通所することから始め，規則正しい生活のリズムづくりなどから取り組む場合が多い．
- また，精神障害や発達障害のある人に対しては，心理教育や，職場のマナーや対人関係のトレーニングとして社会生活技能訓練（Social Skills Training：SST），社会認知ならびに対人関係のトレーニング（Social Cognition and Interaction Training：SCIT）

※**場面設定法**：実際の職場に似せながらも「統制」された作業環境で作業をさせて，行動，能力，及び制約を体系的に観察する評価方法である[4]．
※**職務施行法**：実際の職場それ自体を評価場面として利用しながら，場面設定法と同様にそこでの適応行動を中心に評価する[4]．

▶精神障害社会生活評価尺度：Life Assessment Scale for the Mentally Ill（LASMI）
▶厚生労働省編 一般職業適性検査：General Aptitude Test Battery（GATB）
▶社会生活技能訓練：Social Skills Training（SST）
▶社会認知ならびに対人関係のトレーニング：Social Cognition and Interaction Training（SCIT）

を行う.

- 身体に障害のある人で，具体的に就職先が決まっている場合は，その仕事ができるかを場面設定法や職務施行法で評価する.

3）職場実習

- 雇用が前提の実習と，どのような職種が向いているか実際の職場で試してみる実習とがある.
- 職場実習は，実際の職場に通勤して行われる．支援者は事前に受け入れ自習先に対して，障害に関すること，本人のストレングス，本人に対して配慮が必要なことなどを伝える．このとき，本人，支援者，受け入れ側の三者で話し合っておく.
- 精神障害のある人の場合は，仕事内容以外にも，落ち着いて仕事に取り組める環境，疲労や休憩のタイミング，困ったときの相談先（人）などについて打ち合わせておく場合が多い.
- 身体障害のある人の場合，物理的環境調整が必要になる場合も多く，車椅子や福祉用具，自助具を使用しながら動線の確保やパソコンや周辺機器，その他機器の配置なども確認が必要である．また，扉の開閉，施錠方法，トイレ（自己導尿などでの排尿）などの確認も行う.

4）就職活動

- 職場実習から就職につながる場合とハローワークなどを通して就職活動を行う場合がある．ハローワークには障害者部門が設置されており，就労支援施設と連携して就職活動を支援する.
- 就職後の定着支援も就労定着支援として制度化され，運用されている.

就学

1. 就学とは

- 「教育を受けるために学校に入ること．また，在学していること」を就学という（大辞林）．すべての国民は，法律の定めるところにより，その能力に応じて，等しく教育を受ける権利を有し（憲法第 26 条第 1 項），障害のある者と障害のない者がともに学ぶインクルーシブ教育が推進され，個人に必要な合理的配慮が提供されることなどが必要とされている[1]．作業療法士は子どもたちが等しく教育を受けられるよう支援する.
- 就学に関係する時期は小学校入学前から卒業までの学童期，中学校，高等学校，大学の思春期を含めた青年期である．家庭中心の生活から学校という社会を中心とした生活に移行し，学業という活動の遂行が主となる．心身ともに発達する時期であり，学童期後期では第二次性徴を迎える．友達や先生など交流範囲も広がり，社会性の発達も大きな進展がみられる.

2．就学先

- 義務教育段階での就学先（所属）は小中学校の通常学級・通常学級の通級による指導・特別支援学級，特別支援学校がある．義務教育段階の全児童生徒数は減少傾向であるにもかかわらず，特別支援教育を受ける児童生徒数は増加傾向にある（図20）[2]．
- 就学先の決定については，市町村教育委員会が，本人・保護者に対し十分情報提供をしつつ，本人・保護者の意見を最大限尊重し，本人・保護者と市町村教育委員会，学校等が教育的ニーズと必要な支援について合意形成を行うことを原則とし，最終的には市町村教育委員会が決定する[3]．

3．どのようなことが就学には必要か

- 保育園等から小学校へ就学する際，保護者が直面する社会的な問題を「小1の壁」と表現する．保護者だけでなく，子ども自身にも大きな壁があることは容易に推測できる．原則として子どもだけでの登下校，ランドセルが重い，毎日4～5時限の授業を受ける，座っている時間が長い，給食の量が多く時間制限がある，身の回りのことを自分でする（トイレ，更衣等），覚える規則やルーティーンが多い，帰宅後も宿題や翌日の準備等することがあるなど，環境が大きく変わる（表7）．
- 就学に限らず長期間休んだ後の復学など，子ども自身にとっても大きな壁を感じることが推測されるため，スモールステップで一緒に乗り越えていけるよう支援が必要である．

4．作業療法評価と介入

- 就学に関する作業療法評価として子どもの評価，人的/物的環境の評価の両方が必要である．作業療法士が支援するのは脳性麻痺，二分脊椎，神経発達症（知的発達症，自閉スペクトラム症，発達性学習症，注意欠如・多動症等），難病（筋ジストロフィー等），うつ病，統合失調症等の診断を受けている子どもだけでなく，未診断の子どもが対象となることもある．
- 子どもの評価としては，身体機能，身辺処理を中心とした機能および生活能力，高次

	平成21年度	令和元年度	
義務教育段階の全児童生徒数	1,074.0万人	973.0万人	0.9倍↓
特別支援教育を受ける児童生徒数	25.1万人	48.6万人	1.9倍↑
特別支援学校	6.2万人	7.5万人	1.2倍↑
小学校・中学校			
特別支援学級	13.5万人	27.8万人	2.1倍↑
通常の学級（通級による指導）	5.4万人	13.3万人	2.5倍↑

図20 **特別支援教育の対象の概念図（義務教育段階）** （文部科学省，2021）[2]をもとに作図

表7　就学で変化することの例

登校
原則子どもだけでの登校，ランドセルが重い，荷物が多い

学校
毎日4〜5時限の授業を受ける，座っている時間が長い
給食の量が多く時間制限がある
身の回りのことを自分でする（授業準備，トイレ，更衣等）
集団行動が多い，係がある，掃除の時間がある

下校，帰宅後
原則子どもだけでの下校，帰宅後の宿題，翌日の準備
時間やスケジュールの管理が求められる

その他
学校での出来事を子どもが話してくれないと親に伝わらないことが多い
関わる人の数が増える
ノートや文房具等が使い終わりそうなタイミングで気づいて購入する

脳機能，不安，知能などの心理機能や運動・認知・社会などの領域の全般の発達，社会性機能が挙げられ，疾患や障害に応じた評価が必要である．

- 人的/物的環境の評価としては，保護者，先生，支援者，友達等の人的環境．就学先での動線や段差，教室の場所，配席，机や椅子，安心できる場所の有無等．通学方法（徒歩，車椅子，スクールバス，公共交通機関等）や通学にかかる時間，支援の有無．放課後を過ごす場所，自宅等の物的環境があげられる．学校で過ごす時間だけでなく1日24時間をどこでどのように過ごすのか，また夏休み等の長期休みについても視野に入れた評価が必要である．

- 上記の評価として，保護者，先生，支援者からの情報収集，観察，検査・測定などを行う．子どもの検査・測定の一部を表8に記載している．やみくもに検査・測定を実施するのではなく，目的や対象者に応じて使い分けることが重要である．

- 介入については対象となる子どもへの直接介入と，環境へ介入する間接介入に大きく分けられる．いずれにせよ就学支援は様々な情報収集や連携が欠かせない．機能の発達や回復の促進，代償方略使用の学習，環境調整（机や椅子の調整，情報提示の工夫，課題の難易度調整等）等があり，子どもを主体とした同じ目標に向かい，関係者が支援を統一し，スモールステップで進めていくことが必要である．

5．利用できるサービス

1）医療

（1）入院/外来での作業療法

- 医療的ケアが必要な子どもや脳性麻痺等の子どもが対象となることが多い．保護者や先生に医療施設に訪問してもらう，もしくはオンラインツール等を用いて情報共有する．

社会参加 4

表8 検査・測定

評価種別	検査・測定名	対象年齢
発達スクリーニング検査	日本版ミラー幼児発達スクリーニング検査（Japanese version of Miller Assessment for Preschoolers：J-MAP）	2歳9カ月〜6歳2カ月
	DENVER Ⅱ デンバー発達判定法	0〜6歳
	遠城寺式乳幼児分析的発達検査法	0〜4歳7カ月
	KIDS乳幼児発達スケール	0〜6歳
	新版K式発達検査2020	0〜成人
知能検査	WPPSI™-Ⅲ知能検査（Wechsler Preschool and Primary Scale of Intelligence-third edition：WPPSI-Ⅲ）	2歳6カ月〜7歳3カ月
	WISC™-Ⅳ知能検査（Wechsler Intelligence Scale for Children-Fourth Edition：WISC-Ⅳ）	5歳〜16歳11カ月
	日本版KABC-Ⅱ（Kaufman Assessment Battery for Children Second Edition：KABC-Ⅱ）	2歳6カ月〜18歳11カ月
	田中ビネー知能検査Ⅴ	2歳〜成人
	DAMグッドイナフ人物画知能検査	3〜10歳
日常生活能力	PEDIリハビリテーションのための子どもの能力低下評価法（Pediatric Evaluation of Disability Invertory：PEDI）	6カ月〜7.5歳
	子どものための機能的自立度評価法 WeeFIM	6カ月〜7歳
適応行動，社会生活能力	Vineland™Ⅱ適応行動尺度	0歳〜92歳11カ月
	S-M社会生活能力検査第3版	乳幼児〜中学生
	Transition Assessment Sheet for Preschoolers：TASP	4歳〜6歳
	子どもの強さと困難さのアンケート（Strengths and Difficulties Questionnaire：SDQ）	2歳以上
	学校版感覚運動アセスメントシート	
感覚統合機能	感覚プロファイル（Sensory Profile：SP）	3〜82歳
	感覚発達チェックリスト改訂版（Japanese Sensory Integration Revised：JSI-R）	
	感覚処理・行為機能検査（Japanese Playful Assessment for Neuropsychological Abilities：JFAN）	3〜10歳
	臨床観察	
運動機能	粗大運動能力尺度（Gross Motor Function Measure：GMFM）	5歳程度までの粗大運動能力の発達
	エアハート発達学的把持能力検査（Erhardt Developmental Prehension Assessment：EDPA）	0歳〜
	簡易上肢機能検査（Simple Test for Evaluating Hand Function：STEF）	
	運動年齢検査（motor age test：MAT）	4〜72カ月レベルの運動発達
	粗大運動能力分類システム（Gross Motor Function Classification System-Expanded an Revised：GMFCS）	18歳まで
	脳性麻痺児のための手指操作能力分類システム（Manual Ability Classification System：MACS）	4〜18歳
視覚，読み書き	エアハート発達学的視覚評価（Erhardt Developmental Vision Assessment：EDVA）	0歳〜
	Developmental Eye Movement Test：DEM	
	標準読み書きスクリーニング検査改訂版〔Standardized Test for Assessing the Reading and Writing (Spelling) Attainment of Japanese Children and Adolescents: Accuracy and Fluency：STRAW-R〕	小学1年生以上

125

（2）訪問リハビリテーション

- 医療的ケアが必要な子どもだけでなく，不登校等の子どもの支援として，作業療法士が自宅に訪問することもできる．

2）福祉

- 児童福祉法のもと，児童発達支援，医療型児童発達支援，放課後等デイサービス，居宅訪問型自動発達支援，保育所等訪問支援などの支援がある．

（1）保育所等訪問支援事業

- 保護者からの申請を受け，保育所や幼稚園，認定こども園，学校などの集団生活を営む施設を訪問し，集団生活の中で子どもへの直接支援と該当施設の先生方への間接支援を提供し支援する．

3）その他

（1）巡回相談

- 教育委員会等からの依頼を受け，作業療法士が専門家として保育所，幼稚園，小・中学校などを定期的に巡回して，教職員とともに支援内容を検討するほか，保護者からの相談を受ける巡回相談がある．診断の有無にかかわらず，「気になる」子どもたちについても相談することができ，保護者支援にもつなげることができる．

6. 切れ目のない支援

- 就学に関して切れ目のない支援が重要であることは言うまでもない．子どもを中心として，保護者，先生，支援者が連携していくことが必要不可欠である．作業療法士は直接介入，間接介入を使い分けながら子どもを主体とした目標に向かって支援をする．子どもだけでなく，保護者や先生の日々の苦労に共感しねぎらい，良いところや得意なところに対しポジティブフィードバックを行うことで，子どもにとっての支援者支援を行うことも多い．

余暇活動

---

1. 余暇とは

- 作業療法において余暇は日常生活活動，仕事・生産活動，余暇活動，と活動の三本柱の一つとして規定されている．作業療法ガイドラインによると，人はこれらの生活行為（日常生活活動や仕事，趣味，余暇活動）を遂行することで健康を維持・増進しているということが基本にある」とされている[1]．
- 米国作業療法協会の実践枠組み（practice framework）では，作業の分野（areas of occupation）の見出しの項目に余暇が含まれている．余暇は「義務的ではない行動，本質的に動機づけられ，自由裁量が可能な時間に従事される．すなわち仕事，セルフケアあるいは睡眠のような義務的な作業とは関係ない時間」になると説明されている[2]．

社会参加 4

表9　余暇活動の種類

趣味・娯楽	ゲーム類，観覧・鑑賞，茶道，華道，その他習い事，ハイキング，キャンプ，カラオケ，収集など
スポーツ	卓球，ゲートボール，ソフトボール，テニス，サッカーなど
創作・表現活動	陶芸，粘土細工，革細工，木工，彫刻，籐細工，紙工芸，はり絵，切り絵，七宝，絵画，音楽，写真，マクラメ，刺しゅう，染色，編み物，書道など
知的活動	読書，文芸活動，劇，ワープロ，パソコンなど

(山根，2015)[3]

- 余暇の種類は，趣味，スポーツ，創作・表現活動，知的活動に分けられ，具体的には表9のような活動が含まれる．

1）余暇活動の特徴

- 余暇活動は生活のビタミンである．つまり，人に活力を与える．余暇活動は余った時間にすることが多く，青年期から壮年期にかけては日常生活活動や仕事生産活動などに重点が置かれやすい．しかし，余暇活動は生活や人生に活力を与える活動であり，日常生活活動，仕事生産活動に並ぶ大切な活動である．

- 人にとって余暇活動はその人らしさを創造する重要な活動であり，例え障害者本人にとっても同様である．作業療法士として，本人と協働のもと，優先順位を見定めて介入したい．

- 余暇活動は義務的ではなく，選択的，嗜好的で自由な活動という意味がある．余暇活動は人により活動内容にも個性があり，その人によっては行い方のこだわりや個人的な目標等もあったりする．そのため，支援を考えるとその行い方や考え方，その背景などの情報収集も重要である．

2）余暇活動の実際

- ライフサイクルの違い，具体的には幼少期や退職後の高齢期では，余暇活動は仕事・生産活動よりもクライエントにとっては価値の置かれる活動になりやすいことも留意しておきたい．

- 我が国のような資本主義社会においては，資本があること，生産性があることが重要視され，できることや成功することを求める価値が生まれやすい．この結果として人々・社会が人々に求める活動は，余暇活動よりも日常生活活動の自立や仕事・生産活動になりやすい．病院等においても日常生活活動の自立を求められる制度上の背景もあり，余暇活動への支援がおろそかになりやすい．

- 筆者の研究から，作業療法時に患者が希望する作業として，余暇活動は日常生活活動と仕事生産活動に比べ，活動の種類が最も多かった[4]．その点からも，余暇活動は個人の多様な価値観が反映される活動といえ，その点も作業療法の支援につながるように聴取しておくことが重要である．

3）余暇活動の意味・効果

- 余暇の活動時は熱中しやすい傾向があり，遂行により障害の軽減に効果的な場合があ

127

る．例えば，余暇活動を通じて療法を行うと，ついつい体を使ったり，努力して実践できたりするものである．

- 余暇活動は人や状況により，夢中になって無心に行う人などもいるし，趣味の話になると話し続ける人もいる．ただ筋力トレーニングを行うよりも，好きなスポーツ等を通じて行うほうが結果的に持続できる時間も長くなり，身体が鍛えられることを経験できるのではないかと思う．そのように，余暇活動はうまくその人に適応すると，多くの可能性を秘めている活動といえる．

4）余暇活動に必要な能力

- 心身の制限があったり，基本動作や日常生活活動ができなかったりすると，できることは制限される可能性はある．しかし，「能力がないと余暇活動ができない」ということはないので，そのクライエントのニーズを良く見極めて余暇活動への支援をすることも重要である．

- 余暇の活動は多様であり，対象者がそれを行えるようになることも重要であるが，対象者の能力にあわせて余暇の活動の行い方を変更したり，一部の工程を遂行したりすることも余暇への参加の一つの方法になる．例えば，余暇活動として貼り絵を施設内で行う場合，紙をちぎる，貼る，などその人の能力を考慮して役割を分けることもできる．

2. 作業療法評価と介入

1）評価

- 基本は作業を聴取し，必要に応じて模擬的環境で事前に練習した後，その作業を実際の場面で遂行する．例を挙げると，歌舞伎鑑賞などその場に行けない場合はインターネットを用いて鑑賞することから始める．

- 余暇活動の聴取にはCOPM等の半構造化面接が最初は推奨される．これは余暇活動のみを聴取するのでなく，セルフケア，生産的活動を含めて聴取し，その中でクライエントに支援すべき内容を検討していくためである．また構造化を最初にしないのは，作業の聴取に自由度があったほうが，クライエントの自由な発想によるニーズを捉えられるためである．

- COPMが難しい場合，過去に行っていた作業などを聞くことでクライエントの興味を知ることが余暇活動の発見につながることがある．また，家族などのキーパーソンから聞き出すことを考える．それでも見つからなかったらMTDLPで用いられている興味・関心チェックシートの活用を考慮する．

- 入院中で外出が必要な場合は主治医の許可，看護師などの病棟スタッフやリハビリテーション科スタッフとの時間調整や外出手段の策定などが必要である．クライエントの状態，活動によって緊急時の対応やリスク管理も重要なこともあるため，病院等でそれらについて事前に相談，調整，確認も必要である．

2）介入

- 支援のポイントとして，できるだけ実際の作業に近づけるようにする．入院中で環境

が制限されることもあるが，できるだけ現実に近い方法を適用することでモチベーションが上がり，意欲的に活動に取り組めることが多い．

- インターネットの活用が効果的なことがある．例えば，余暇時間に歌舞伎を鑑賞するのが好きな方の場合，入院・入所先で歌舞伎を鑑賞するのは困難である．そのようなときは，作業療法の時間で動画での鑑賞が可能である．外出の必要がある場合も出てくるが，その方法については別項に譲る．

スポーツ

- 障害者のためのスポーツ組織が作られたのは，1888年ドイツの聴覚障害者のためのスポーツクラブである．1948年ロンドンオリンピックにあわせて開催された車椅子アーチェリー大会が現在のパラリンピックにつながっている．
- 現代では，既存のルールで競技ができない場合も，プレイヤーの身体機能や実施環境にあわせルールや道具を工夫すればよいという考えから，様々なスポーツが生まれている．スポーツは健常者も障害者も年齢も性別も関係なく一緒に楽しむことができるものになっている．
- しかし，障害者は，スポーツの機会が少ない．「スポーツの実施状況等に関する世論調査」によると，「過去1年間にスポーツ・レクリエーションを行った日数」を尋ねる質問に対して，「行っていない」という回答が一般成人20.6％に対し，障害者は54.4％と2倍以上であった[1, 2]．
- 誰もがスポーツができる環境の整備・拡大や障害児の体育への参加など，スポーツをする機会を増やすことが今後の課題である．スポーツを実施できる場所があることのみではなく，スポーツに興味をもったときに実施できる情報がすぐに手に入ること，スポーツを一緒に楽しめるコミュニティやサポートがあることなども重要である．

1．スポーツの目的・効果

- スポーツは，リハビリテーションとしてのスポーツ，生涯スポーツ，競技スポーツに大別される．(表10)[3]

1）リハビリテーションとしてのスポーツ

- 単調な反復運動になりがちなリハビリテーションもスポーツを行うことにより楽しく継続することができる．
- スポーツで得た運動機能の回復・向上は，結果的にADLの向上にもつながる．
- 競技力を向上させるためには課題を見つけることが重要である．課題を見つけるためには現状の把握が必要であり，それは障害理解にもつながる．
- スポーツの中で習得したことは達成感や自信を生み，積極性や新たな目標につながる．
- スポーツを通じて休息と運動を繰り返すことで日常生活にアクセントとリズムが生まれる．

表 10　スポーツの領域と役割

		運動実施の目的	対象者の段階	頸髄損傷者の例
受動的	リハビリテーション	治療目的の体操や運動	受傷初期 ・医療的配慮が最も必要な段階	上肢筋力の強化 (例：プッシュアップ訓練)
		スポーツを手段とした機能訓練	ADL の習得 ・障害に合った生活の再設計をしていく段階	座位バランスの獲得 (例：キャッチボール)
		障がい特性に適応した体育 (体力向上・スポーツ技術獲得)	社会復帰の準備 ・地域社会での生活に向けて具体的に準備を進める段階	車椅子操作技術の向上 (例：車椅子ラグビー)
		生涯スポーツ (楽しみ・健康の維持増強)	地域社会で生活	仲間との交流
能動的		競技スポーツ (自己実現・競技成績向上)		限界への挑戦

(植木，2019)[3]

2）生涯スポーツ

- スポーツは誰もが生涯行うことができる余暇活動である．
- スポーツはタイムなど記録として成長を感じることができる．またゲーム性のある種目は駆け引きや作戦の面白さがある．
- スポーツの練習や大会の参加を通じて外出の機会が増え，コミュニティの中で仲間が増えることで，社会参加の機会も増える．社会参加が少ない者にとって社会とかかわりをもつきっかけになることもある．仲間が増え，大会出場のために初めて外泊をすることもある．
- 社会生活を送るうえで健康を維持・増進するためにスポーツを行うこともある．身体を動かすこと自体がストレス発散や気分転換にもなる．
- このように，スポーツを行うこと自体が目的なこともあれば，仲間づくりや健康維持の手段としてスポーツを選択することもある．

3）競技スポーツ

- 始まりがレクリエーションやリハビリテーションでも，スポーツ技術や記録の向上が目標となっていくこともある．競技自体が目的であり，競技を通じて自分の限界に挑戦する．
- 競技の向上やベストなパフォーマンスのためには，使用する道具・体のポジション・栄養など，様々なことを考え工夫していく必要がある．そのため周りのサポートも重要になってくる．また，競技スポーツは限界まで追い込み，けがや健康を害する危険があるため，注意も必要である．
- 障害や年齢，体格に関係なくその人のもてる力のなかで最高のパフォーマンスをする姿は見る者に感動を与える．一緒に体を動かしスポーツを楽しむことは相手に対する共感を生む．それはスポーツが自身の身体機能を活用した自己表現であるからである[4]．

2．パラスポーツ

- パラスポーツは，障害の特性や程度に応じてクラスを分けたり，スポーツに適応した道具を利用したりしている．

- パラスポーツは競技ごとに障害の程度によりクラスを分けることで，対等に競うことができるようになっている．クラスの分け方は競技によって異なる．例えば，団体スポーツである車椅子バスケットボールはクラス分けにより一人ひとりに障害に合った持ち点が決められる．そしてコートに入る5人の合計点数が14点以内になるようにすることで，対戦相手と公平に戦えるようにしている．一方，陸上競技などの個人競技では，クラス分けにより出場するクラスが決められる．同じ種目でも障害によってクラスが分かれ，同じクラスの者の中で順位を競い合う．

- 自分の身体の代わりとなる義肢装具や車椅子などの補助具も普段利用しているものとは異なる競技用のものを利用することが多い．近年では，単純に体の補助をするだけではなく，一つの競技の中で選手が最大の力を発揮できるよう高機能なものが開発されている（図21）．

3．作業療法士に求められる留意点

1）環境

- 環境設定に配慮することはリスク管理だけでなく，対象者が安心して十分に力を発揮することにもつながる．不要なものはなくしておく，車椅子座位が安定しない場合はベルトをつける，ペアで行う場合は組み合わせを考慮するなど事前に対象者に合った配慮を考える．

2）コミュニケーション

- 感覚麻痺や視覚障害など情報を把握しにくい対象者の場合は，伝え方にも工夫を行う．例えば，視覚障害の場合は「あそこ」「ここ」などの表現は避け，時計の時間（クロックポジション）で方角を具体的に伝えるとわかりやすい．知的障害のように言葉だけでは理解がしにくい場合は身振り手振りも使って伝えるとよい．

- 苦手な部分に配慮を行うだけではなく，得意な部分を見つけることは対象者の自信にもつながる．作業療法士自身が対象者をよく観察し，良い部分は声を掛けるなどし，本人が実感できるよう心がける．

3）タイミング

- 一般的に障害者は健常者に比べ技能の習得に時間がかかることが多い．焦ることがないよう，できそうなタイミングを見逃さず適切な助言を行うことが大切である．簡単すぎても退屈になってしまうため，そのときの対象者に合った難易度にあわせてステップアップしていくことが重要である．

4）柔軟な対応

- 正式なルールの中で，どれだけスキルを高めていけるかというのもスポーツの醍醐味であるが，ルールは普遍的なものではない．スポーツの面白さを損なわずに参加者が

バスケットボール用車椅子

切断や対麻痺など下肢に障害がある者が対象となる．回転しやすいように車椅子を正面から見たときにタイヤが「ハの字」の形になっている（この角度をキャンバー角という）．また，衝突時に足の保護・車椅子同士の引っかかり防止のため前部には「バンパー」がついている．後方には転倒防止用の「バックキャスター」がついている．

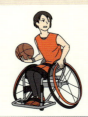

陸上競技用車椅子

直線の安定性が高くなるように前輪が大きく前方に出た3輪駆動の「レーサー」を用いる．手の長さに合ったハンドリムにするため，タイヤに比べてハンドリムが小さい．空気抵抗を少なくし，ハンドリム操作をスムーズに行うため膝は正座するように曲げ，前傾姿勢をとることが多い．

テニス用車椅子

ツーバウンドでの返球が認められている以外はほとんど普通のテニスのルールと同じである．より早く回旋できるようにタイヤの「ハの字」の傾斜角が大きい．バックキャスターはついているが，車椅子同士の接触がないため，バンパーはない．

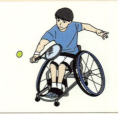

チェアスキー

1本もしくは2本のスキー板にバケットシートが取り付けられている．スキー板とシートをつなぐフレーム部分には滑走中の衝撃を吸収するため，サスペンションを組み込んでいる．ストックではなくアウトリガーという補助具をもって滑走する．

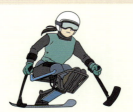

ラグビー用車椅子

四肢に障害がある者が対象となる．バスケットボールのコートを使用し，専用ボール（球形）をトライラインまで運ぶと得点が入る．車椅子同士が激しくぶつかり合うため，非常に頑丈に作られ，転倒しにくいように重心が低く設計されている．キャンバー角とバンパー・バックキャスターについては車椅子バスケットボールと同様である．オフェンスの際，ハイポインター（持ち点の高い選手）はボールを運ぶが，ローポインター（持ち点の低い選手）は守備に徹する．そのため，ハイポインター用は攻撃重視で軽く短くなっており，敵の車椅子に引っかからないようにウイングがついている．ローポインター用には守備重視で相手の動きを止めるためにバンパーが長くなっている．

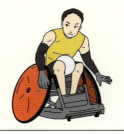
攻撃型

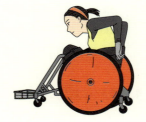
守備型

図21　様々な競技用車椅子

楽しめる工夫をすることで誰もがスポーツを楽しむことができる．
- 一般的な方法での実施が難しい場合は対象者に合った方法を模索する必要がある（図22）．

5）尊重

- 対象者のニーズを受け止めて，障害があってもできる方法を模索する姿勢が重要である．対象者が可能な方法論にとらわれてしまいがちだが，対象者がやりやすい方法がやりたい方法とは限らない．
- また，機能向上を目標にしているのか，競技として良い成績を収めたいのか，仲間を作りたいのかなど，目的が違えば目標も変わってくる．
- 対象者のニーズを尊重した目標設定をすることはスポーツの継続につながる．

シッティングバレー	ローリングバレー	風船バレー
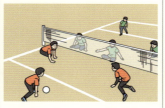	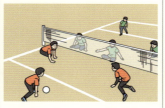	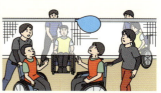
・殿部を床から浮いた状態でボールに触れてはいけない． ・コートもネットの高さも通常の半分ほどで行う．ボールや他のルールはほとんど通常のバレーボールと同じ． ・下肢障害があっても，座位になることで通常のバレーボールと変わらないスピード感でプレイができる． ・パラリンピック種目にもなっている．	・床から30〜35cmまでの高さにネットを設置し，ボールをネットの下に転がして，得点を競う． ・ボールは通常のバレーボールを使用する． ・平面上のボールを転がすことができるので，脳性麻痺など落下するボールにあわせて動くことが難しい場合も，思い切りボールを打つことだけに集中しやすい．	・ネットはバドミントンのものを使用する． ・10回以内に相手コートに返す． ・全員が必ず1回はボールに触る． ・風船の中には鈴が入っており，視覚障害者も一緒に楽しむことができる． ・風船は落ちる速度が遅く，少し触れるだけでも風船の動きに反映されるため，重度の障害があっても一緒に楽しむことができる．

図22　道具とルールの工夫（例：バレーボール）

> **臨床実習やOSCEにつながるヒント**
>
> - 社会参加は人にとって生きがいや役割，楽しみをもたらす重要な作業である．これらの社会参加は地域や年齢によってその行い方や内容が異なる．自身の住む地域の社会参加の特徴や年齢による違いなどを考えてみよう．
> - 病院や施設の中では十分な社会参加の支援が行えないことが多い．作業が実際に行われる場面で評価をしたり，練習をしたりすることがより良い作業療法になることが多い．実際に自分が社会参加をしている場所，例えば学校や地域の環境と病院等での入院環境がどう違うのかについて考えてみよう．

引用文献 （ホームページは2024年12月20日閲覧）

【自動車運転】
1) 中村春基・他：三肢切断者のための自動車運転用操舵補助装置の開発．日本義肢装具研究会々報，19：33-40，1981．
2) 立神粧子：治療体験記　ニューヨーク大学医療センター・ラスク研究所における脳損傷者通院プログラム「脳損傷者通院プログラム」における前頭葉障害の定義（前編）．総合リハビリテーション，34（5）：487-492，2006．
3) 内閣府：令和4年版交通安全白書．第3節 安全運転の確保．https://www8.cao.go.jp/koutu/taisaku/r04kou_haku/pdf/zenbun/1-1-2-3.pdf
4) 警視庁：適性試験の合格基準．https://www.keishicho.metro.tokyo.lg.jp/menkyo/menkyo/annai/other/tekisei03.html
5) 警察庁交通局運転免許課長：一定の病気等に係る運転免許関係事務に関する運用上の留意事項について（通達）警察庁丁運発第68号，2022．https://www.npa.go.jp/laws/notification/koutuu/menkyo/menkyo20220314_68.pdf
6) 警察庁：安全運転相談窓口について．https://www.npa.go.jp/policies/application/license_renewal/conferennce_out_line.html
7) 警視庁運転免許本部：適性試験の合格基準．2021．https://www.keishicho.metro.tokyo.lg.jp/menkyo/menkyo/annai/other/tekisei03.html
8) 外川 佑：ドライビングシミュレータでの評価〔藤田佳男，澤田辰徳（編）：作業療法とドライブマネジメント〕．pp76-82，文光堂，2018．
9) 日本作業療法士協会：運転と作業療法委員会：押さえておきたい！ 運転再開支援の基礎，2019．https://www.jaot.or.jp/files/page/draive/draive-untensaikaisiennokiso.pdf
10) Chihuri S, et al：Driving Cessation and Health Outcomes in Older Adults, J Am Geriatr Soc, 64（2）：332-341, 2016.
11) Hirai H, et al：The risk of functional limitations after driving cessation among older Japanese adults：the JAGES cohort study. J Epidemiol, 30（8）：332-337, 2020.
12) 警察庁：高齢者の運転免許証の更新等について．https://www.npa.go.jp/policies/application/license_renewal/index.html
13) 日本医師会：道路交通法に基づく一定の症状を呈する病気等にある者を診断した医師から公安委員会への任意の届出ガイドライン．2016．https://www.med.or.jp/dl-med/people/info/doctor_info/20170509guidelines.pdf
14) 上村直人・他：認知症の自動車運転をどう考えるかー背景疾患別の運転行動の特徴と運転中断についてー．Geriatric Medicine，50（2）：151-154，2012．
15) 警察庁：令和2年改正道路交通法（高齢運転者対策・第二種免許等の受験資格の見直し）（2022年（令和4年）5月13日施行）https://www.npa.go.jp/bureau/traffic/r2kaisei_main.html

【コミュニケーション】
1) 山根 寛：作業・作業活動をもちいる（鎌倉矩子・他：ひとと作業・作業活動　第2版）．pp174-179，三輪書店，2005．
2) 厚生労働省：身体障害認定基準の取扱い（身体障害認定要領）について（障企発第0110001号平成15年1月

10 日）．https://www.mhlw.go.jp/stf/seisakunitsuite/bunya/hukushi_kaigo/shougaishahukushi/shougaishatechou/index.html

3) 厚生労働省：障害者手帳について．https://www.mhlw.go.jp/stf/seisakunitsuite/bunya/hukushi_kaigo/shougaishahukushi/techou.html
4) 道免和久・他：機能的自立度評価法（FIM）．総合リハビリテーション，18（8）：627-629，1990．
5) Granger CV, et al：Outcome of comprehensive medical rehabilitation：measurement by PULSES profile and the Barthel Index. Arch Phys Med Rehabil, 60 (4)：145-154, 1979.
6) 綿森淑子・他：実用コミュニケーション能力検査－CADL検査－．医歯薬出版，1990．

【就労】
1) 野中　猛・松井信雄（編）：精神障がい者のための就労支援ガイドブック．p9，金剛出版，1998．
2) 厚生労働省：さまざまな雇用形態．https://www.mhlw.go.jp/seisakunitsuite/bunya/koyou_roudou/roudouseisaku/chushoukigyou/koyoukeitai.html
3) 日本職業リハビリテーション学会（監修）：障害者雇用・就労支援のキーワード　職業リハビリテーション用語集．pp80-81，やどかり出版，2020．
4) 松為信雄，菊池恵美子（編著）：職業リハビリテーション学．p42，協同医書出版社，2006．
5) 岩崎晋也・他：精神障害者社会生活評価尺度の開発．精神医学，36（11）：1139-1151，1994．

【就学】
1) 文部科学省：共生社会の形成に向けたインクルーシブ教育システム構築のための特別支援教育の推進（報告）概要．https://www.mext.go.jp/b_menu/shingi/chukyo/chukyo3/044/attach/1321668.htm
2) 文部科学省：特別支援教育の充実について．2021．https://www.mext.go.jp/content/20211009-mxt_tokubetu02-000018244_02.pdf
3) 文部科学省：2．就学相談・就学先決定の在り方について（共生社会の形成に向けたインクルーシブ教育システム構築のための特別支援教育の推進）．https://www.mext.go.jp/b_menu/shingi/chukyo/chukyo3/siryo/attach/1325886.htm

【余暇活動】
1) 日本作業療法士協会（編）：作業療法ガイドライン（2018年版）．p23，作業療法士協会，2019．
2) G Gillen（編著），清水　一・他（監訳）：脳卒中のリハビリテーション　生活機能に基づくアプローチ　原著第3版．p775，三輪書店，2015．
3) 山根　寛：ひとと作業・作業活動 新版 作業の知をとき技を育む．p18，三輪書店，2015．
4) 河本敦史・他：急性期作業療法で挙がったクライエントが実現を希望する作業（身体障害領域に関して）．日本作業療法学会抄録集，51：137，2017．

【スポーツ】
1) スポーツ庁：障害児・者のスポーツライフ に関する調査研究（令和2年12月調査）．2020．
2) スポーツ庁：スポーツの実施状況等に関する世論調査（令和2年11～12月調査）．2020．
3) 植木章三：イラスト　アダプティット・スポーツ概論．東京教学社，2019．
4) 矢部京之介・他：アダプティット・スポーツの科学～障害者・高齢者のスポーツ実践のための理論～．市村出版，2004．

参考文献

【就労】
1) 平賀昭信・石瀬義昭（編）：作業療法学全書改訂第3版　第12巻作業療法技術学4職業関連活動．協同医書出版社，2009．
2) 中村俊彦・他（編著）：就労支援の作業料法－基礎から臨床実践まで－．医歯薬出版，2022．
3) 芳賀大輔・他（編）：ゼロからはじめる就労支援ガイドブック，メジカルビュー社，2022．

演習課題

事例 1

▶ 50 歳代，男性，一人暮らし，東京都 23 区内在住

▶ 回復期リハビリテーション病棟入院中

▶ 診断名：脳出血（左片麻痺）

▶ 現病歴：都内にある会社のオフィスにて仕事中，左手足に力が入りにくくなり，意識が混濁し，救急搬送され，上記が診断される．現在，発症から 3 カ月が経過しており著明な高次脳機能障害はなく，軽度の麻痺が左上下肢に残存している．基本的 ADL では，入浴動作で浴槽をまたぐときに左足が引っ掛かることがあるため手助けが必要であるが，その他は自立から修正自立レベルである．退院後の社会復帰に向けて，通勤（バス，電車利用）等も検討していかないといけない段階である．

問題

① 事例に対して，どのような評価が必要か整理しましょう．

② 事例が公共交通機関の利用練習をする際に，どのような流れで実施するか案を作成してみましょう．

事例 2

▶ 70 歳代，男性，妻と二人暮らし．埼玉県内の駅から徒歩 20 分程度の一軒家に居住

▶ 回復期リハビリテーション病棟入院中．退院後は通院や買物での運転を希望

▶ 診断名：脳梗塞（左片麻痺）

▶ 現病歴：シルバー人材センターで業務中，左手足にしびれや視覚の異常を感じ，救急搬送され上記診断される．現在，発症から 3 カ月が経過しており，軽度の麻痺および重度の感覚障害が左上下肢に残存しているが基本的 ADL は自立している．

問題

① 事例に対して，どのような評価が必要か整理しましょう．

② 事例が自動車運転を再開するための流れを作成してみましょう．

③ 事例が自動車運転を再開する際の注意点をまとめてみましょう．

事例3

▶A さん，60 歳代，女性，右利き，夫と二人暮らし

▶週に1回料理教室に通い，夫や友人と会話しながら料理を作ることを生きがいにしていた.

▶現在，急性期病院に入院中.

▶診断名：脳梗塞（右片麻痺，Broca 失語）

▶現病歴：自宅で夫と夕食を食べているときに，右手の力が急に入らなくなり，それに気づいた夫が声を掛けたが，言葉をうまく話すことができなかった. 夫が救急要請し，脳梗塞（左中大脳動脈領域）の診断で脳卒中集中治療室（Stroke Care Unit：SCU）に入室し，翌日よりベッドサイドで作業療法を開始した. 全身状態が安定したため，数日後に一般病床に転棟し，お見舞いで夫や友人が「何か必要なものはある？」「言葉が話せないならこれを使ったら？」と文字盤を持ってきてくれた. しかし，A さんは伝えたいことをうまく伝えられず，気分の落ち込みがみられた.

問題

①A さんのコミュニケーションの障害への介入を考えるうえで，どのような評価が必要か考えてみましょう.

②下線部について，なぜA さんは伝えたいことをうまく伝えられなかったのか考えてみましょう.

③A さんの伝えること（表出）の障害に対する介入には，どのようなコミュニケーションの方法が適切か考えてみましょう.

事例4

▶5 歳，男児，注意欠如・多動症

▶通っている認定こども園では，落ち着きがなく，列に並ぶことができず，座って待てないことが多い.

▶自宅でも落ち着きがなく母親が注意すると興奮する状況である.

▶母親から保育所等訪問支援の希望があり，作業療法士が認定こども園を訪問し小学校就学を視野に入れて相談を受けることになった.

問題

①小学校就学を視野に入れてどのような評価が必要か整理しましょう.

②保護者，先生にどのようなことを聴取しますか？

事例 5
- 60 歳代，男性
- 疾患名：大腸癌（骨盤や大腿骨などへの多発転移あり，ステージIV）
- ADL：移動は車椅子で，ADL 全般に介助が必要
- 仕事：警備員
- 趣味：釣り

本人との面接時の様子
　「仕事復帰は見込めない．生活保護になるので釣り用に改造した車を手放さないといけない．遠方に住んでいる弟が死んでも葬式に行けない」と涙された．

作業療法支援と経過
　作業療法中に病院敷地内にて車椅子上で釣りをする練習をした．そして，動作に問題がないことを確認し，外出の許可をもらい，いつも釣りに行っている所へ作業療法士と家族とで一緒に行き，釣りをした．病院の敷地で竿を振る練習をしているときに比べ段違いに生き生きとしていた．

　その後，転院され数週後に娘から作業療法士に電話があり「転院先で急変し亡くなった」とのことだった．亡くなる前に「作業療法で釣りをして良かった」と語られたようで，家族は好きな釣りが最後にできてよかったと語られた．

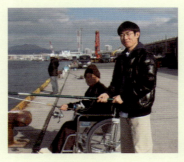

車椅子で釣りをしている様子

事例 6
- 30 歳代，男性
- 疾患名：脊髄小脳変性症
- 障害名：対麻痺
- ADL：移動は車椅子で，ADL 全般に介助が必要
- 仕事：会社員
- 趣味：ゲーム

本人との面接時の様子
　口数が極端に少なく，意欲が低い方．作業療法室に飾られているプラモデルを見て，そのロボットアニメが好きなことを教えてくれた．また，そのアニメに関連するゲームも好きでゲームセンターに

通い詰めていたことが分かった．

作業療法支援と経過

　ポータブルゲーム機で一緒に対戦を行ううちにゲームセンターに行きたい気持ちが募った．作業療法士はゲームセンターへ下見に行った後，本人と一緒に行った．病前のように操作できなかったが，うまく操作することが目標になった．その後，全く行わなかった ADL 練習を行うようになる．脳生検後一時的に認知面が低下したが，ポータブルゲーム機を使って実際的に評価することができた．

　車椅子で自走可能になり，自宅玄関にスロープを設置し，訪問理学療法のサービスを段取り，退院の運びとなった．理学療法では主に下肢筋力強化訓練と ROMex. を行っていた．半年後，意欲低下をきたし ADL 全介助レベルになっていることを伝え聞いた．

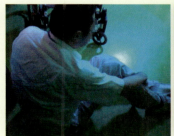 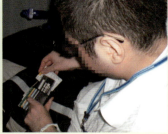 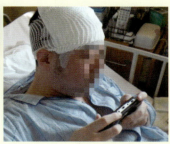

ゲームセンターにて①　　ゲームセンターにて②　　脳生検後

問題
①事例 5 から考えられる，作業療法士として大切なことは何でしょう．
②事例 6 から考えられる，在宅での療養の難しさを話し合いましょう．
③人生にとってなぜ余暇が必要か考えましょう．
④あなたの余暇を挙げ，実現するための手順や方法を書いて発表しましょう．

3章

ADL の評価

1 評価総論

学習目標
- ADL の評価の概要を説明できる．
- ADL 評価のプロセスを説明できる．
- 各種 ADL 評価の対象，方法，結果の解釈方法を説明できる．

Question
- 観察による評価と面接による評価の相違点は何か？
- 主として作業療法士が実施する評価とその特徴は何か？
- ADL 評価の変化を追跡するために必要なことは何か？

ADL 評価の概要

- ADL 評価は，作業療法を進める際に重要な評価である．一方で，ADL の支援は作業療法士以外の専門職も行っているため，作業療法士は他職種と積極的に ADL 評価の情報を交換することが必要である．
- ADL 評価は，その目的により大きく3種類に分けられる．具体的には，① ADL の実施状況を知るための評価，②作業療法で介入する ADL を明らかにするための評価，そして，③ ADL 実施時の問題点を明らかにするための評価の3種類である．これらの評価は，作業療法を進める際に適宜実施する．
- ADL 評価は，制度上の規定からリハビリテーション開始時に必ず実施しなければならない場合がある．その場合，上記3つの目的にかかわらず実施することになる．
- ADL 評価は，その方法により「面接による評価」と「観察による評価」の2種類に分けられる（表1）．
- 作業療法を進めるうえでは，面接による評価も観察による評価も，どちらも必要な評価である．

ADL 評価のプロセス

- ADL 評価の目的は，ADL の実施状況を知ること，作業療法で介入する ADL を明らか

表1　面接と観察による評価の相違

面接による評価		観察による評価
・必要なとき，可能なとき	いつ？	・必要なとき，可能なとき
・作業療法士を含む専門職	誰が？	・作業療法士を含む専門職 ・ただし，遂行分析は作業療法士
・場所は問わない	どこで？	・クライエントにとってなじみのある場所 ・自然な場所が良いが，模擬的な場所でも可能
・質問により問題点を探る	何をする？	・観察により，遂行上の長所と問題点を探る ・もしくは，心身機能の問題点を探る
・比較的短時間で可能である ・場所を選ばない ・簡便である	メリット	・ADLの問題を直接確認できる ・支援計画を立案しやすい ・言語障害や意思疎通に問題のあるクライエントにも利用できる
・この情報だけでは支援計画は立案できない ・言語障害や意思疎通に問題のあるクライエントには利用できないことがある	デメリット	・この情報だけでは支援計画は立案できない ・時間と手間がかかる ・観察のために作業療法士のスキルが必要である ・特定の条件がそろった場所が必要である

にすること，そして，ADL実施時の問題点を明らかにすることであると説明した．ADL評価のプロセスとは，これら3種類の目的をどのような順番で行うのか検討することである．

- 「ADLの実施状況を知るプロセス」「作業療法で介入するADLを明らかにするプロセス」は，どちらを先に行うのか順番が決まっていない．多くは，病院や施設，対象によってその順番が決まることが多い．その他にも，作業療法の理論に基づき実施する際に順番が指定されていることがある．いずれの場合でも，ADL実施時の問題点を明らかにするプロセスは，通常，先に述べた2つの評価目的の後に行われる（図1）．

1. ADLの実施状況を知るプロセス

- ADLの実施状況を知るプロセスでは，「できるADL」「しているADL」を明らかにしていく．
- できるADLとは，クライエントがADLを行えているのか，行えていないのかに注目した見方である．具体例を挙げると，作業療法士はクライエントが着替えをするとき，一人で安全にできているのか（できていないのか）評価する．
- できるADLの評価は，各種ADL（トイレ，食事，入浴など）ができているのか（できていないのか）の状況を生活全般にわたり評価していく．そして，各種ADLのできていたADLを得点化し，できるADL状況として把握する．できるADLに注目した代表的な評価として，Barthel Indexがある．
- できるADLは「テスト」として実施することができる．
- しているADLとは，実際の生活の中で各種ADLを行っているのか（いないのか）に注目した見方である．できるADLとは異なり，毎日の生活を評価することが大切であ

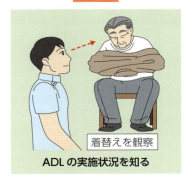
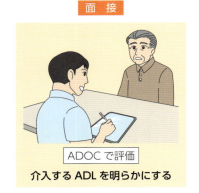

図1　ADL評価のプロセス

り，作業療法士は病棟での様子を面接したり観察したりすることで評価する．
- しているADLの中には，できないADLも含まれることがある．これは，クライエントが介助者から援助を受けている場合などである．
- できるADLとしているADLの実施状況は，生活サイクルとして表れる．先に生活サイクルを評価しても良いし，できるADLとしているADLを先に評価しても良い．作業療法にとっては，どちらの情報も作業療法プログラムを立案実施する際に有効な評価となる．

2. 作業療法で介入するADLを明らかにするプロセス

- 作業療法で介入するADLを明らかにするプロセスは，作業療法プログラムの方向性を決めるうえで重要なプロセスであり，省略することができない．
- このプロセスは，クライエントと一緒に進めていくことが重要となる．クライエントと一緒に進めないと，クライエントが退院後に何をしたいと考えているのかわからないため，クライエントに関係ないADLを支援する恐れがある．具体例として，パンを食べないのにトーストにバターを塗る練習をする，ボタン服をもっていないのにボタン服の着脱ばかり練習するなどである．
- クライエントと一緒にこのプロセスを進めるとき，家族や援助する人にも参加してもらうと良い．クライエントの中にはADLに援助を受けている人が数多くおり，将来的にも援助が欠かせないことがある．そういった場合，作業療法士はクライエントとその家族（援助者）と一緒に，どのADL（例えば，トイレに行くこと）は一人で行いたいのか，どのADL（例えば，風呂の掃除をする）は援助を受けながら行いたいのかを話し合っていく．
- 作業療法で介入するADLを明らかにするプロセスでは，**Aid for Decision-making in Occupation Choice（ADOC）**などを利用する．ADOCは，クライエントと作業

▶作業選択意思決定支援ソフト：Aid for Decision-making in Occupation Choice（ADOC）

療法士がタブレットを使って作業療法で取り組む作業を決定する評価である．ADOC以外の評価も，このプロセスで使用される評価は面接型が多く，さらに作業療法士が開発した評価が大半である．

3. ADL実施時の問題点を明らかにするプロセス

- ADL実施時の問題点を明らかにするプロセスは，クライエントが実際に行っている場面を評価し，その結果を作業療法プログラムにつなげていくステップである．
- このプロセスは観察が重要で，面接する評価では不十分な情報となる．問題点を明らかにする際には，「同じ工程を繰り返していないか」「適切な道具や材料を使ったか」といった点に注目していく（例えば，トーストが焦げているのに気がついてトースターから取り出せるか）．このような点は，面接する評価では評価することができない．
- ADLを観察し問題点を明らかにする際は，できるだけなじみのある環境で行うほうが良い．なぜならば，例で挙げた，トースターからトーストを取り出すのに時間がかかった場合，初めて行う環境であれば，疾患や障害に関係なく手間取ってしまうことが容易に想像できるからである．
- もし，評価する環境が整っていない場合は，模擬的な環境を作り，評価すると良い．ただし，実際場面と類似する結果が得られる内容と，実際の場面をみないとわからない結果があるので，注意深く評価結果を解釈する．例えば，台所がなく，おもちゃの包丁しかない場面での評価を考えてみる．おもちゃの包丁であっても，刃の部分を持って運んでいれば，実際の場面ではなくとも問題として指摘し，作業療法プログラムに取り入れることができる．一方で，冷蔵庫と見立てた段ボールからおもちゃのキャベ

解説

各種評価法①

Aid for Decision-making in Occupation Choice：ADOC

- ADOCは作業のニーズを整理・評価するためのアプリケーションである．
- 疾患や障害に関係なく利用でき，クライエントも直感的な操作が可能である．
- 作業のイラストをみて，必要あるいはしたいと思う作業を選択していく．
- 作業のイラストは有限であるが，そこから無限に話題を広げていくことが可能である．
- Shared Decision Makingの考えに則り，クライエントのニーズと作業療法士の評価を擦り合わせることができる．将来を見通した作業をクライエントだけで入院中に検討することにリスクを感じた場合など，特に有効である．
- 多職種ともに結果が共有できるだけでなく，作業療法とは何か，作業療法で取り組もうとしていることは何か，直感的に理解してもらうことに貢献する．
- 卓越した作業に関する面接技術が必要というわけではない．
- 満足度の変化を追跡することができる．

3章 ADLの評価

ツを取り出し，別の場所に運ぶ場面も考えてみよう．この場合，キャベツを運ぶ場面については評価できるが，冷蔵庫から取り出す場面は実際とは大きく状況が異なるため，実際の場面で問題が生じると断定ができない．もし，作業療法プログラムに取り入れたい場合は，実際の場面もあわせて評価することが必要となる．

面接・情報収集

- 面接による評価は，ADL実施状況を評価するとき，作業療法で介入するADLを明らかにするために行う．
- 面接による評価は，ADLの実施状況をすばやく評価する際に向いている．面接による評価の際は，**Functional Independence Measure（FIM）**といったADLの質問紙を使用し，作業療法士がクライエントに聞き取りを行う．なお，面接による評価はFIMのような質問紙を使わずとも行うことはできるが，ADLが1カ月後にどのように変わったのか知りたいならば，質問紙を使ったほうが良い．

1. 生活サイクルの評価

- 生活サイクルとは，24時間に行っている活動の順番や時間配分のことである．人は，それぞれ異なる生活サイクルで生活しており，作業療法士であってもクライエントから面接しなければ知ることができない．生活サイクルをみていくと，様々な作業を行っていることに気がつく．生活サイクルは，ADLの実施状況を知るプロセスのなかで評価する．
- 作業療法士がクライエントの生活スタイルを病院で評価するとき，入院前とは全く異なる生活スタイルであることがわかる．入院前の生活スタイルを評価することは，クライエントが行ってきた作業と，行っていた背景を知る際に役に立つ．
- 将来の生活スタイルを一緒に考えることは，作業療法の目標立案につながるほか，作業療法で介入するADLを明らかにするうえでも役に立つ．一方で，生活スタイルを検討することは，将来像を可視化することにつながるため，うつ状態など現実の検討が難しいタイミングでは避けたほうが良い．
- 生活スタイルの評価の際は，細かい時間を聞く必要はなく，活動の順番と何時頃行っていたのかわかる程度で良い．また，思い出せる範囲の作業だけでも良い．思い出せるということは，それだけ大切であった可能性が高いことも意味している．なお，面接の際は，5W1H（いつ，どこで，誰が，誰と，何を，どのように）や作業を行う意味もあわせて尋ねると良い（図2）．

▶ FIM：機能的自立度評価法（Functional Independence Measure）

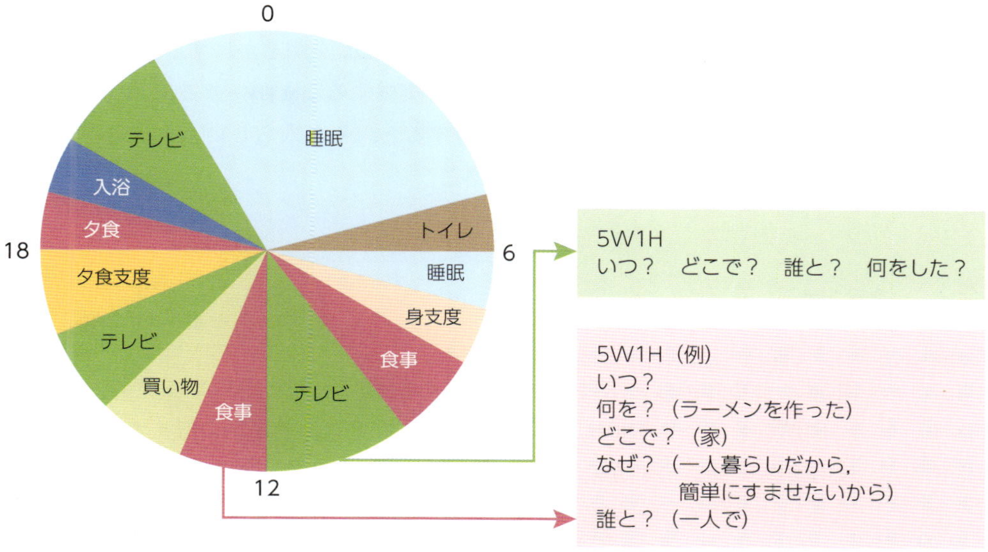

評価総論　1

図2　生活サイクルの評価
生活サイクルの評価の際も，一つひとつ丁寧に5W1Hを尋ねること．

2．生活行動範囲や生活空間の評価

- 生活行動範囲の評価は面接によって行われ，閉じこもりや引きこもり，フレイルといった虚弱状態の高齢者の評価として使用する．
- 生活行動範囲の評価として，Life Space Assessment（LSA）やElderly Status Assessment（E-SAS）といったものがある．これらの評価は，継続的に評価することで生活行動範囲が拡大したのか（縮小したのか）を知ることができる．

3．作業のニーズ評価

- 私たちの周りには作業が無数にある．着替え，犬の散歩，ピアノを弾くことなど，挙げたらきりがない．このような作業だが，すべての作業が万人にとって必要とする作業ではないし，したい作業ではない．具体的には，着替えは大半の人にとって必要な作業かもしれないが，犬の散歩は犬を飼っている人限定である．このような,作業の「したい」「する必要がある」を作業のニーズと呼んでいる．
- 作業のニーズ評価は，作業に対する意味を分析することである．作業の意味とは，作業に対する個々人の認識のことである．先に挙げた着替えと犬の散歩を例にすると，着替えることには時間をかけたくないが，犬の散歩はとても楽しく，1日を充実なものにするうえで欠かせない作業で時間もかけたい，といった認識である．このような

▶生活範囲の評価：Life Space Assessment（LSA）
▶高齢者の活動的な地域生活の営みを支援するアセスメントセット：Elderly Status Assessment Set（E-SAS）

147

認識の評価は，様々な側面から分析することができる．

- 作業のニーズ評価は，作業療法で介入するADLを明らかにするプロセスで実施するが，ADLの実施状況を知るプロセスとして実施することができる．大切なことは，クライエントの作業に対するニーズを評価すると，その人らしい人生に近づけていくことができるかもしれないということである．

観察

- 観察による評価は，主にADL実施時の問題点を明らかにする際に行う．ADL実施時の問題点とは，クライエントがADLを行うとき，効率的に行えていない点，安全に行えなかった点，介助が必要であった点を指す．これらの問題点は観察によってのみ明らかにすることができる．そして，その問題点に基づき，作業療法のプログラムを検討することができる．
- 観察による評価は，時間と手間が必要となる．
- 観察による評価は，注目する側面によって異なる分析的アプローチがある．具体的には，人の動作に焦点を当てた観察評価を「運動分析」や「動作分析」といい，作業を行っているときの疾患や障害の影響に注目する観察評価を「課題分析」という．
- 運動分析，動作分析，課題分析の結果は，ADL改善に向けたプログラム立案に活用できるほか，疾患や障害の改善状況を把握する際にも活用できる．
- その他の分析的アプローチとして，作業が安全かつ楽に，そして，効率的に行えるようにするためにはどうしたら良いか，それだけに焦点を当てた観察評価を「遂行分析」という．
- 遂行分析はADL改善に特化した評価である．遂行分析では，人が行った際の問題点は，疾患や障害といった人の問題だけでなく，課題の難易度調整不足，遂行環境の悪さも影響した結果であると考える．言い方を変えると，ADLの改善のためには，人の問題だけでなく包括的な支援が不可欠ということである．
- 遂行分析の結果を基づき作業療法プログラムを立案すると，その他の分析的アプローチよりも速くできるADLに近づけることができる．その理由は，課題の難易度を下げたり，環境を現在の身体状況にあわせてやりやすいように改変したりするからである．
- 遂行分析の結果に基づく作業療法プログラムでは，疾患や障害に対するアプローチが必須ではないため，場合によってはアプローチが実施されないこともある．したがって，心身機能に対するアプローチをどうするのか，注意深く検討する必要がある．

分析的アプローチ

1. 運動分析的アプローチ（図3）

- 運動分析は，身体の各要素（例えば，肩関節の動き，股関節の動き）に注目し，それらがADLを行う際にどのような動きが必要になるのか分析することを目的としている．
- 運動分析は，もともと理学療法学や体育学の知識である．この分析方法をADLにも応用することで，科学的にADLの状態を検討することができる．
- 運動分析アプローチでは，はじめに観察する課題を5から6つの工程に分ける．作業療法士は，どの工程で最も注目する運動が大きくなるのか（小さくなるのか）を検討する．検討した結果に基づき，心身機能に対して支援を優先するのか，環境改善を優先するのかといった，作業療法プログラムを検討することになる．
- 運動分析的アプローチを実施する環境はなじみのある環境が望ましいが，道具や材料がそろっていない模擬的環境であっても柔軟に実施することができる．

2. 動作分析的アプローチ（図4）

- 動作分析は，通常行っている際にはみられない動作に注目し，それがいつ，どのよう

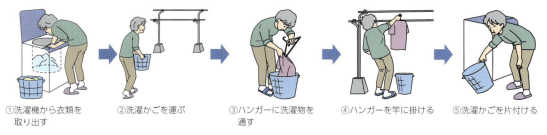

①洗濯機から衣類を取り出す　②洗濯かごを運ぶ　③ハンガーに洗濯物を通す　④ハンガーを竿に掛ける　⑤洗濯かごを片付ける

図3　運動分析的アプローチ
どこで肩関節の屈曲角度が最大になるのか．肩の動きに注目する．

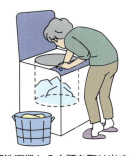 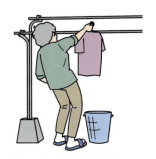

■洗濯機から衣類を取り出す
かがむとき，左麻痺側に共同運動が出現した

■ハンガーを竿に掛ける
竿にハンガーを掛けようとした際，後方にバランスを崩した

図4　動作分析的アプローチ
いつ，どのようなタイミングで問題が生じたのか分析する．

- なタイミングで生じたのか分析することを目的としている．
- 動作分析は，運動分析と同じく理学療法学や体育学の知識が求められる．この分析方法を ADL にも応用することで，ADL を行う際に特徴的な人の動きを知ることができる．
- 動作分析的アプローチでは，運動分析と同じく観察する課題を 5 から 6 つの工程に分ける．作業療法士は，疾患や障害の特徴を事前に把握し，それらの影響がどの工程で観察されたのか報告する．
- 具体例を挙げよう．脳血管障害のクライエントは，後遺症として股関節と膝関節を連動して動かすことができない共同運動を観察することがある．このようなクライエントは，冷蔵庫の野菜室からキャベツを取り出すとき，共同運動により十分に両足を曲げてかがむことができず，バランス反応も乏しい場面を観察することがある．このように，工程と出現する疾患や障害の特徴を組み合わせて分析することにより，作業療法プログラムで取り組む戦略を検討することができる．
- 動作分析的アプローチを実施する環境は馴染みのある環境が望ましいが，道具や材料がそろっていない模擬的環境であっても柔軟に実施することができる．

3．遂行分析的アプローチ（図 5）

- 遂行分析は，クライエントが ADL を行っている様子をそのまま記録し，うまくできていた点，苦手だった点を分析することを目的としている．
- 遂行分析は，作業療法独自の分析手法である．作業分析では人が遂行環境の中でどのように難しい（簡単な）課題を行っているのかに注目する．
- 遂行分析的アプローチでは，クライエントが何をしたのかを記録することが大切となる．記録の際は，人の特徴に気を取られ過ぎず記録することが重要である．具体的には，「片麻痺によりペットボトルの蓋を開けられなかった」と記録するのではなく，「ペットボトルを開けようとしたとき，ペットボトルを固定できなかったため蓋が開けられなかった」と記録する．
- 遂行分析的アプローチの記録は，技能に注目すると良い．技能とは直接観察できる最小単位の動きのことで，持ち上げたり，運んだり，集めたり，順序立てて行ったりす

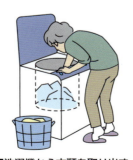

■洗濯機から衣類を取り出す
洗濯機から衣類を取り出すとき，かがむ姿勢をとることに努力が増大した

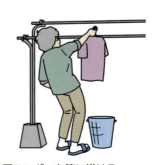

■ハンガーを竿に掛ける
物干し竿から少し離れた位置よりハンガーを掛けようとした結果，手を伸ばす努力が増大した

図5 遂行分析的アプローチ
ADL を行っている様子をそのまま記録し，うまくできていた点，苦手だった点を分析する．

ることが例として挙げられる．作業療法の理論である人間作業モデルや作業療法介入プロセスモデルで定義された運動技能やプロセス技能，社会交流技能に基づき分析すると効果的に分析が行えるが，それらを知らなくても分析は可能ではある．

解説　**各種評価法②**

Assessment of Motor and Process Skills（AMPS）

- AMPS は Fisher らによって開発された，遂行分析のための観察型評価である．
- クライエントになじみのある日常生活の課題（例；インスタントラーメンをつくる，車の掃除をする）を2課題以上なじみのある環境下で行ってもらい，作業療法士は観察中に16の運動技能と20のプロセス技能を採点する．
- 運動技能とは，物を持ち上げたり，運んだり，滑らせたり，力加減を調整したりする技能のことである．
- プロセス技能とは，課題に留意したり，物の様子に気づき反応したり，選択したり，物を集めたりする技能のことである．
- 2課題以上の観察を行い，ソフトに結果を入力することでLogits（ロジット）と呼ばれる間隔尺度の得点に換算される．
- 疾患や障害に関係なく利用できるだけでなく，2歳以上であれば健康な人にも利用できる．
- 評価方法が厳格に決まっており，認定評価者でなければ評価できない．
- 運動技能とプロセス技能はアメリカ作業療法協会による作業療法実践の枠組み（Occupational therapy Practice Framework：Domain and Process 4th edition：OTPF [1]）と全く同じである．AMPS認定評価者でないならば，OTPFの運動技能とプロセス技能の概念をふまえ，遂行分析を実施するとよい．

> **解説　各種評価法③**
> **Evaluation of Social Interaction（ESI）**
>
> - ESI は AMPS と同じく遂行分析のための観察型評価である．
> - クライエントに ADL を含む日常生活課題 2 課題以上をなじみのある環境下で行ってもらい，作業療法士は観察中に 27 の社会交流技能を採点する．
> - 社会交流技能とは，身体を向けたり，見たり，あいづちを打ったりする技能のことである．
> - 2 課題以上の観察を行い，ソフトに結果を入力することで Logits（ロジット）と呼ばれる間隔尺度の得点に換算される．
> - 疾患や障害に関係なく利用できる．
> - 運動技能とプロセス技能はアメリカ作業療法協会による作業療法実践の枠組み（OTPF）と全く同じである．ESI 認定評価者でないならば，OTPF の社会交流技能の概念をふまえ，遂行分析を実施するとよい．

> **臨床実習やOSCEにつながるヒント**
>
> ・それぞれの ADL 評価には目的がある．また，決められた方法で行うことにより正確な回答を得ることができる．今，行おうとしている評価の目的，方法，結果の解釈について整理してみよう．
> ・クライエントに対する評価は，クライエントに過度な負担がかからないよう配慮することが大切である．言い換えると，類似する評価はどれかに絞り，必要な情報を最大限に多く収集することが求められる．それでは，どの評価が類似する評価としてまとめられるのか考えてみよう．
> ・臨床実習では，決められた評価方法の通り実施できない場合も少なくない．そのような中で評価を実施するとき，どのように取り組めば良いか整理してみよう．

引用文献

1) Occupational Therapy Practice Framework：Domain and Process—Fourth Edition. Am J Occup Ther, 74（Supplement_2）：7412410010p1-7412410010p87, 2020.

参考文献

1) Fisher AG：Occupation-centred, occupation-based, occupation-focused：same, same or different? Scand J Occup Ther, 20（3）：162-173, 2013.

演習課題

事例

▶利用者の情報

A氏，54歳，女性．

▶現病歴

脳梗塞（左片麻痺），糖尿病．

A氏は夫と高校生の息子と3人暮らしである．早朝，息子のお弁当を作っていたときに左手が動きづらいことに気がつき，夫が救急車を要請し，B病院に救急搬送された．A氏はその後，リハビリテーション目的でCリハビリテーション病院の回復期病棟に入院している．

問題①

A氏は回復期病棟に入院中です．ADLの状態を網羅的に把握するためにはどのような評価を実施したら良いでしょうか．また，複数以上実施する場合は，どのようなことに注意を払う必要があるでしょうか．

問題②

回復期病棟での作業療法を開始するとき，A氏へのADL評価として何を実施すれば良いでしょうか．その理由も考えましょう．

問題③

A氏は家事全般を行い，朝はお弁当を作っていました．お弁当を安全に，楽に作れるように支援するための評価として，どのようなことを行えば良いか考えてみましょう．

2 評価法の紹介

・日常生活活動，手段的日常生活活動の評価の特徴を説明できる．

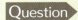・ADL，IADL の評価について一つずつ例に挙げ，その特徴を述べよ．

基本的 ADL の評価

- 臨床場面の ADL 評価では，している ADL の評価として FIM，できる ADL の評価としてバーセルインデックス（BI）などが一般的に用いられている．また，この他にも ADL や IADL，余暇・社会活動などを客観的，主観的側面からとらえる様々な評価法が存在しているため，その代表的なものを紹介する．

1. FIM（機能的自立度評価法：Functional Independence Measure）

1）FIM の概要[1]

- FIM はセルフケア 6 項目，排泄コントロール 2 項目，移乗 3 項目，移動 2 項目，コミュニケーション 2 項目からなる 15 項目の運動項目に認知項目 3 項目を加えた合計 18 項目からなる「している ADL」の評価法である．
- 評価では能力のレベルについて自立から全介助の 7 段階でそれぞれの項目について評価し，合計得点は最高 126 点，最低 18 点となる[1]．7 段階の得点水準について自立は 2 段階あり，7 点（完全自立）または 6 点（修正自立）となる．修正自立とは，例えば，杖や補装具，自助具などの補助具を使用している場合を指す．介助には「部分介助」と「完全介助」の 2 つの水準があるが，本人が行為の遂行において 50％以上行っていれば 5 点（監視），4 点（最小介助，クライエント自身で 75％以上），3 点（中等度介助，クライエント自身で 50％以上）に分類され，本人の行為の遂行が 50％未満の場合は 2 点（最大介助，25％以上 50％未満），1 点（全介助，25％未満）となる．そのため，FIM の得点が高ければ高いほど，BADL をクライエント自身で行えている状態といえる．

▶ ADL：日常生活活動（Activities of Daily Living）
▶ IADL：手段的日常生活活動（Instrumental Activities of Daily Living）

- FIM は，回復期リハビリテーション病棟の実績指数としても活用されており，作業療法士や理学療法士だけでなく看護師や介護士など多職種で共通して用いられている．なお，FIM は評価の対象を介護負担に置いて，「介助を必要としているか / いないか，必要としているならばどのくらいか」の度合いについて 7 段階の段階づけがなされ，かつ能力低下に対する介助量の度合いが反映される評価法となっている（表 1）．そのため，評価にはクライエントの普段の BADL の遂行状況が反映されるため，一般的には「している ADL」の評価法とされている．

2）FIM の項目別の採点ポイント [1]

- 以下に挙げる①〜⑬は「運動項目」，⑭〜⑱は「認知項目」とされる．

①食事

- 食事が適切に用意された状態（配膳，下膳は採点に含まない）で，適当な食器を使って食物を口へ運び，咀嚼し嚥下するまでを評価する．

②整容

- 口腔ケア，整髪，手洗い，洗顔そして髭剃りもしくは化粧の 5 項目すべてを評価する．5 項目それぞれ 1 項目当たり 20％としてそれぞれの介助量を測定し，合計した割合か

表 1　FIM の採点基準

自立度			点		説明
自立	活動の際に他人の介助は必要ない		7点	完全自立	補助具や介助の必要なしに適度な時間内に安全に実施できる．
			6点	修正自立	補助具・普通以上の時間・安全性の考慮のうちいずれか 1 つ以上が必要．
介助	活動に際して他人の監視や介助が必要，またはその活動を行わない	部分介助	患者が必要な行為の半分（50％）以上行う	5点 監視または準備	介助者の身体接触のない見守りや指示・促しが必要．介助者が必要な道具を準備したり装具を装着したりする．
			4点 最小介助	手で触れる程度の介助が必要だが，必要な行為の 75％以上を患者自身が行う．
		完全介助	患者は必要な行為の半分（50％）未満しか行わない．最大または全介助が必要	3点 中等度介助	触れる以上の介助が必要．または必要な行為の 50％以上 75％未満を患者自身が行う．
			2点 最大介助	患者は必要な行為の 50％未満しか行わないが，少なくとも 25％は自身で行っている．
			1点 全介助	患者は必要な行為の 25％未満しか行わない．

（慶應義塾大学，1991）[1] より一部改変

ら全体の得点を評価する．髭剃りや化粧をしていない（する必要がない）場合は，残りの4項目をそれぞれ1項目当たり25%として評価する．

③清拭
- 身体を10カ所（左右上肢，胸部，腹部，会陰部前面，殿部も含めた会陰部後面，左右大腿，左右下腿）に分け（図1），介助の割合を計算する．頭部と背部は採点に含まない．浴槽内で，シャワー浴，機械浴などいずれでも良い．

④更衣（上半身）
- 腰より上の更衣を評価する．義手や上肢装具を使用している場合には，それらの着脱も含めて評価する．装具等の装着が介助の場合は5点まで点数が下がる．

⑤更衣（下半身）
- 腰より下の更衣を評価する．義足や装具を着用している場合は，それらの着脱も含めて評価する．装具等の装着が介助の場合は5点まで点数が下がる．

⑥トイレ動作
- 会陰部の清潔，およびトイレまたは差し込み便器使用の前後に衣服を整えることが含まれる．衣服を下げる，拭く，衣服を上げる，の3項目で評価する

⑦排尿コントロール
- 排尿の完全なコントロールおよび排尿コントロールに必要な器具や薬剤の使用が含まれる．「排尿動作介助量」と「失敗の程度」の2つを評価し，2つの内容の低いほうを排尿コントロールの点とする（表2）．

⑧排便コントロール
- 排便の完全なコントロールおよび排便コントロールに必要な器具や薬剤の使用が含まれる．「排便動作介助量」と「失敗の程度」の2つを評価し，2つの内容の低いほうを

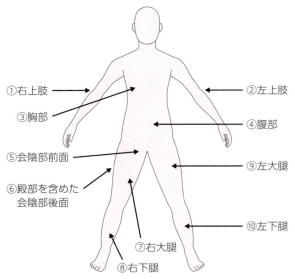

図1　清拭の採点箇所

表2　排尿コントロールおよび排便コントロールの失敗をもとにした採点の目安

	失敗の目安
5点	月1回未満
4点	週1回未満，月1回以上
3点	1日1回未満，週1回以上
2点未満	毎日失敗する

排尿コントロールの点とする（表2）．

⑨移乗：ベッド，椅子，車椅子
- ベッド，椅子，車椅子の間での移乗のすべての段階を含む．また歩行が移動の主な手段の場合は起立動作を含む．

⑩移乗：トイレ
- 便器に移ること，および便器から離れることであり，便器の脇に着いたところから評価する．

⑪移乗：浴槽，シャワー
- 浴槽またはシャワー室に入り，そこから出ることを含む．「浴槽へのまたぎ動作の往復」「浴槽内で座る」「浴槽内で立つ」の動作を評価する．

⑫移動：歩行，車椅子
- 退院時の移動手段を用いて入院時・退院時ともに評価する．距離はどのくらい移動できるか（50m，15m）を基準に評価し，次に介助量がどの程度か検討する（図2）．

⑬階段
- 屋内の12～14段（4～6段）の階段を昇降できるかを評価する．このため，階段に関しては「できるADL」の評価となる（図3）．

⑭コミュニケーション（理解）
- 聴覚あるいは視覚によるコミュニケーションの理解が含まれる（例えば，文字，サイン言語，ジェスチャーなど）．複雑/抽象的な考えと基本的欲求をどの程度理解できるかで採点する（図4）．

⑮コミュニケーション（表出）
- はっきりとした音声あるいはジェスチャーやコミュニケーション機器などによる言語表現などを評価する．理解と同様に複雑/抽象的な考えと基本的欲求をどの程度表出できるかで採点する（図4）．

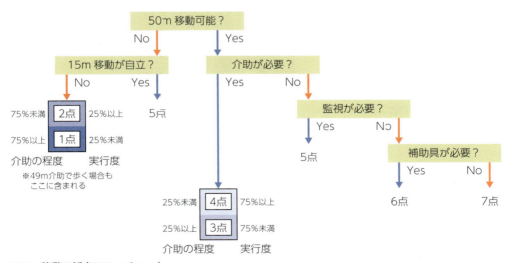

図2　移動の採点フローチャート

3章 ADLの評価

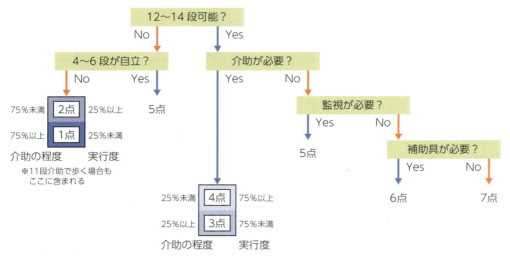

図3 階段の採点フローチャート

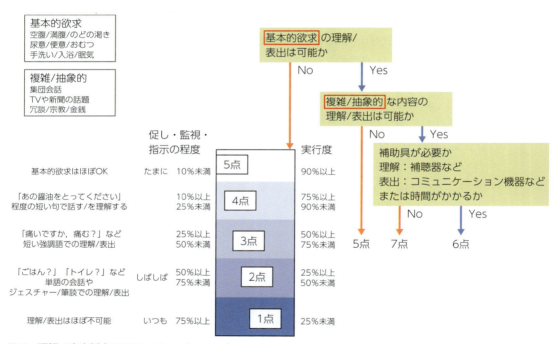

図4 理解／表出採点のフローチャート

⑯社会的交流

- 他人に迷惑をかけずに適切に周囲の人と交流できるかを採点する（図5）．
- 「治療の場あるいは社会の場において他人と折り合い，集団に参加していく技能が含まれる」と定義されている．これは人が自分の要求とともに他人の要求をどう処理するかということを意味している．

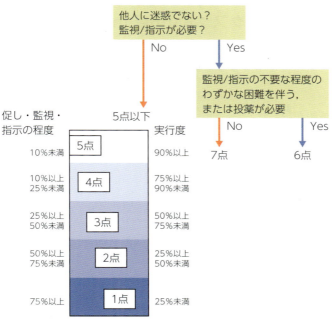

図5　社会的交流採点のフローチャート

表3　記憶の5点以下の採点基準

促し：手がかり・繰り返し・助言	
達成度（記憶できる程度）	
5点	ほぼ問題なく記憶できる
4点	たまに，間違える
3点	細かい点で記憶が曖昧になる
2点	おぼろげにしか記憶できない
1点	ほとんど記憶できない

⑰問題解決

- 日常生活上の問題解決に関連した複雑な問題（収支の管理，投薬の自己管理など）と日常の問題（トイレに行きたいときに人に頼む，転倒リスクに気づくなど）について，合理的かつ安全にタイミングよく判断できるかどうかを評価する．5点以下は「日常の問題」で判断し，「日常の問題」が可能であれば「複雑な問題」の解決能力で7点，6点を判断する．

⑱記憶

- 「よく出会う人を認識する」「他人の依頼を実行する」「日常行うことを覚えている」の3項目について，促しを必要としないでできれば6点，7点となるが促しが必要であればその程度に応じて5点以下となる（表3）．

2．BI（バーセルインデックス：Barthel Index）

- BI は一般にクライエントのできる ADL の評価のために用いられる指標であり，10 項目から構成される．得点は 0 点から最高 100 点であり，点数が高いほど動作の自立度が高いことを示す（表 4）[2]．評価は基本的に観察によって実施されるが，クライエント本人や家族から情報が得られるならば，それに則って採点することも可能である．
- 現在，回復期リハビリテーション病棟では診療報酬制度の影響に関連して ADL の評価は FIM が主体となっているものの，FIM とともに BI は現在でも多くの臨床場面で用いられている．

3．Katz Index（カッツの ADL 指標）

- 本評価法は，高齢の脳卒中や股関節骨折患者のしている ADL 評価を目的として開発さ

表 4　Barthel Index の得点のつけ方

1．食事	10 点	自立	手の届く範囲に食事を置けば，トレイやテーブルから一人で食べることができ，適切な時間に食べ終えることができる．もし必要であれば自助具を用いてもよい．食べ物を切る，塩や胡椒を使う，バターを塗るなどができる．下膳や配膳は含まない．胃ろうや経鼻胃管チューブを使用している場合は，準備から片付けまで一人でできる．
	5 点	部分介助	食事に何らかの介助や見守りが必要（例えば食べ物を切る等：食べ物を切る場合は配膳後や摂取直前に切る介助が部分解除に該当する．刻み食など配膳前の食事形態の変更は該当しない）．
	0 点	全介助	全介助．胃ろう・経鼻経管チューブを使用している場合，介助者が実施している．
2．移乗	15 点	自立	次の一連の動作を一人で安全に行うことができる．車椅子でベッドまで近づく／ブレーキをかける／フットサポートを持ち上げる／ベッドに移る／ベッドに横になる／起き上がってベッドの縁に腰かける／（安全のために必要であれば）車椅子の位置を修正する／車椅子に移る．
	10 点	部分介助または見守り	上記の動作のいずれかの部分に軽度の介助，あるいは安全のための声がけや見守りが必要．
	5 点	介助	自分でベッドから起き上がり腰かけることはできるが，移乗にかなりの介助が必要．
	0 点	全介助または不可	一つでも介助が必要．
3．整容	5 点	自立	次の一連の動作を一人で行うことができる．手や顔を洗う／髪をとかす／歯磨き／髭剃り（髭剃りは男性の場合）道具の操作や管理も含めて一人でできる必要がある．女性で化粧を習慣として行う場合は，化粧を自分でできる．
	0 点	部分介助または全介助	一つでも介助が必要．
4．トイレ動作	10 点	自立	次の一連の動作を一人で行うことができる．トイレへの出入り／便器へ腰かける／便器から立ち上がる／衣服の着脱／衣服が汚れないように整える／トイレットペーパーを使う．トイレの代わりにポータブルトイレや尿器などを使用していれば，使用後の清浄管理も含めて一人でできる．
	5 点	部分介助	立位バランスが不安定であるために介助が必要など上記の動作の一部に介助が必要．
	0 点	全介助または不可	全介助または不可能．
5．入浴	5 点	自立	次の一連の動作を一人で行うことができる．身体や髪を洗う／シャワーを使う／浴槽に入る．
	0 点	部分介助または全介助	一つでも見守りや介助が必要．

（次頁につづく）

れた．入浴，更衣，トイレ，移乗，排尿・排便自制，食事という6項目について評価する．能力の低下した患者の改善の順序が幼児期の基本的機能の発育順序に類似していると仮定して，対象患者の段階がどこにあるかをもって個人の機能水準を特定することができる[3]．

- 評価尺度は6項目それぞれについて「自立」か「依存」の2段階が詳細に定義されおり，最終的な指標はA（すべての活動が自立）からG（すべての活動が介助）6項目すべて自立していれば指標「A」，1項目が依存であれば「B」，入浴と他1つが依存であれば「C」といった手順で評価し，すべての機能が未自立であれば「G」となる（表5）[4]．

4. 障害高齢者の日常生活自立度（寝たきり度）

- 障害高齢者の日常生活自立度は，何らかの障害を有する高齢者の日常生活の自立度を

表4 Barthel Index の得点のつけ方（つづき）

6. 移動	15点	自立	一人で安全に約45m以上連続で歩くことができる．（途中で休憩をはさんだ場合，そこまでの距離で評価を行う）装具・義肢・杖・車輪付きでない歩行器を使用してもよい．装具を使用する場合，ロックは自身で行い，立ったり座ったりすることができる．また，必要な物品を使う場所に置いて座るときには片づけることができる（装具の着脱は更衣項目で評価する）．
	10点	部分介助	軽度の介助や見守りが必要だが，約45m以上連続で歩くことができる．車輪付き歩行器を使用して一人で安全に約45m以上連続で歩くことができる．
	5点	使用	歩くことはできないが車椅子を一人で安全に駆動し，角を曲がる/方向転換/テーブルやベッド・トイレなどへ移動でき，約45m以上連続して移動することができる．歩行ができる場合は採点しない．
	0点	上記以外	約45m連続して移動することができない．車椅子での移動に全介助が必要．
7. 階段昇降	10点	自立	一人で安全に1階分の昇降ができる．手すりや杖を使用してもよい．
	5点	部分介助または見守り	介助や見守りが必要．
	0点	全介助または見守り	階段昇降が全介助，もしくは1階分の昇降が不可能．
8. 着替え	10点	自立	衣服の着脱（ボタンを留める，ファスナーの開閉）/靴の着脱/装具やコルセットの着脱，これらの一連動作を適切な時間内に一人で行うことができる．女性は処方されている場合を除きガードルやブラジャーの装着は含めない．
	5点	部分介助	上記の動作について，介助が必要だが半分以上は一人で行うことができ，適切な時間内に終えることができる．
	0点	上記以外	上記の動作について，半分以上に介助が必要．
9. 排便コントロール	10点	自立	昼夜ともに排便コントロールが可能で失敗がない．必要時，座薬や浣腸を自分で使用できる．人工肛門を使用している場合，一人で交換などができる．
	5点	部分介助	ときどき失敗があり，座薬や浣腸の使用に介助が必要．人工肛門の交換にときどき介助が必要．
	0点	全介助	常に失禁がある．常に人工肛門の交換や便破棄に介助が必要．
10. 排尿コントロール	10点	自立	昼夜ともに排尿をコントロールできる．（紙おむつやリハビリパンツを使用していてもコントロールできていれば自立に該当する）膀胱留置カテーテルや集尿器を使用している場合，それらを一人で装着し，尿の破棄や洗浄ができなければならない．
	5点	部分介助	ときどき失敗があり，差し込み便器・尿器の使用やトイレに行くことが間に合わない．
	0点	全介助	常に失敗がある．膀胱留置カテーテルや集尿器の装着・尿の破棄や洗浄全般に介助が必要．

(Mahoney, 1965)[2]

3章 ADL の評価

表5 Katz index

ADL の自立指標は，入浴，更衣，トイレを使用する，移乗，排尿・排便自制，食事それぞれにおける機能の自立もしくは依存について評価する．機能的自立と依存の定義は以下の通りとなる．

A	入浴，更衣，トイレを使用する，移乗，排尿・排便自制，食事が自立している
B	上記のうち，5 つが自立している
C	上記のうち，入浴とそれ以外の 1 つを除いて 4 つが自立している
D	上記のうち，入浴，更衣とそれ以外の 1 つを除いて 3 つが自立している
E	上記のうち，入浴，更衣，トイレを使用するともう 1 つを除いて 2 つが自立している
F	上記のうち，入浴，更衣，トイレを使用する，移乗ともう 1 つを除いて 1 つが自立している
G	すべて依存している
その他	少なくとも 2 つは依存しているが，上記の C，D，E，F には該当しない

※自立とは下記に示す場合を除いて，監視，指示，介助のいずれも受けないことを指す．

入浴（洗体・シャワー，浴槽利用）		移乗	
自立	背中または患肢など身体の 1 箇所の洗いに介助を受ける．浴槽の出入りが自立している．	自立	介助なしでベッドからの寝起き・立ち座り，椅子から立ち座りできる（手すりや杖を使用しても構わない）．
依存	身体の複数個所の洗いに介助を受ける．浴槽への出入りに介助を受ける，または自分で洗わない．	依存	ベッドからの寝起き・立ち座り，椅子から立ち座りに介助を受ける．ベッドから寝起きしない．
更衣		排尿・排便自制	
自立	衣類の取り出し，衣類を身につける，ボタンを留める（靴ひもの結びは含まない）．	自立	一人で排尿・排便できる．
依存	更衣の一部に介助を受ける，または自分で着ない．	依存	失禁がある．下剤や浣腸・カテーテルを使用している．排便・排尿に介助を受ける．
トイレを使用する		食事	
自立	トイレに行く，便座の起立・着座，衣服の上げ下げ，拭く（夜間の便器の使用も含む）．	自立	食器から食物を口に運ぶ（食材を刻んだり，バターを塗ったりすることは含まない）．
依存	トイレに行く，便座の起立・着座，衣服の上げ下げ，拭くことに介助を必要とする．	依存	食器から食物を口に運ぶ際に介助を受ける，またはまったく食べない．

(Katz, 1963)[4]

客観的かつ短時間に判定するために使用される．介護保険の要介護認定の際の指標として利用されており，リハビリテーションにおいてもリハビリテーション総合実施計画書の項目に含まれているため，作業療法士が記入することもある．

- 評価項目はランク J（自立）から C（寝たきり）までの 8 段階の判定基準が設定されている（表6）[5].

5. 認知症高齢者の日常生活自立度

- 障害高齢者の日常生活自立度と同様に，介護保険の要介護認定の指標として用いられており，リハビリテーション総合実施計画書にも記載されている．観察や情報収集に基づいてランク I～M までの 9 段階の判定基準が設けられている（表7）[5].

表6　障害高齢者の日常生活自立度（寝たきり度）

生活自立	ランクJ	何らかの障害等を有するが，日常生活はほぼ自立しており独力で外出する 1. 交通機関等を利用して外出する 2. 隣近所へなら外出する
準寝たきり	ランクA	屋内での生活はおおむね自立しているが，介助なしには外出しない 1. 介助により外出し，日中はほとんどベッドから離れて生活する 2. 外出の頻度が少なく，日中も寝たり起きたりの生活をしている
寝たきり	ランクB	屋内での生活は何らかの介助を要し，日中もベッド上での生活が主体であるが，座位を保つ 1. 車椅子に移乗し，食事，排泄はベッドから離れて行う 2. 介助により車椅子に移乗する
	ランクC	1日中ベッド上で過ごし，排泄，食事，着替えにおいて介助を要する 1. 自力で寝返りをうつ 2. 自力では寝返りもうてない

(厚生省大臣官房老人保健福祉部長通知，1991)[5]

表7　認知症高齢者の日常生活自立度

ランク	判断基準	みられる症状・行動の例
Ⅰ	何らかの認知症を有するが，日常生活は家庭内および社会的にほぼ自立している．	
Ⅱ	日常生活に支障をきたすような症状・行動や意思疎通の困難さが多少みられても，誰かが注意していれば自立できる．	
Ⅱa	家庭外で上記Ⅱの状態がみられる．	たびたび道に迷う，買物や事務，金銭管理などそれまでできたことにミスが目立つ等
Ⅱb	家庭内でも上記Ⅱの状態がみられる．	服薬管理ができない，電話の応対や訪問者との対応など一人で留守番ができない等
Ⅲ	日常生活に支障をきたすような症状・行動や意思疎通の困難さがみられ，介護を必要とする．	
Ⅲa	日中を中心として上記Ⅲの状態がみられる．	着替え，食事，排便，排尿が上手にできない，時間がかかる．やたらに物を口に入れる，物を拾い集める，徘徊，失禁，大声・奇声をあげる，火の不始末，不潔行為，性的異常行為等
Ⅲb	夜間を中心として上記Ⅲの状態がみられる．	ランクⅢaに同じ
Ⅳ	日常生活に支障をきたすような症状・行動や意思疎通の困難さが頻繁にみられ，常に介護を必要とする．	ランクⅢに同じ
M	著しい精神症状や問題行動あるいは重篤な身体疾患がみられ，専門医療を必要とする．	せん妄，妄想，興奮，自傷・他害等の精神症状や精神症状に起因する問題行動が継続する状態等

(厚生省大臣官房老人保健福祉部長通知，1991)[5]

6. weeFIM

- weeFIMは「子どものための機能的自立度評価法」であり，成人用の機能的自立度評価法（FIM）をもとにMsallら[6]によって考案された小児用の評価尺度である．FIMで小児を評価するには，項目の内容や定義に難点があったため，評価項目に修正が加えられた．

- 対象年齢は6カ月〜7歳前後である．FIMと同様に18項目（運動項目：13，認知項目：5）から構成されているが，運動項目のうち，FIMの「階段」に該当する部分が「はいはい」での評価となっており，認知項目の5項目すべてについて小児への応用を考慮した修正がなされている．
- 各項目とも7段階の順序尺度で評価され，総得点は18〜126点までとなる．生活場面での直接観察，または養育者への聴取によって採点される．

7. The PULSES profile（PULSES プロファイル）

- 第二次世界大戦中から使用されており，これまでに複数の改訂がされている．慢性疾患の施設入所高齢者のADL評価を目的として作成され，評価する6領域「P＝physical condition：内臓疾患と神経疾患による障害」「U＝upper limb functions：上肢機能によるセルフケア動作」「L＝lower limb functions：下肢機能による移動」「S＝sensory components（speech, vision, hearing）：コミュニケーションと視覚」「E＝excretory functions（bladder and bowel）：排尿・排便機能」「S＝support factors：支援要素」それぞれの頭文字をとったPULSESと名付けられた．
- 最高点は6（全項目における完全な自立），最低点は24点（全項目において全介助）であり，16点以上になると重度な能力障害を示すことになるとされている[7]．

8. ケニー身辺処理評価（Kenny self-care evaluation）

- ケニー身辺処理評価は，ベッド上動作，移乗，移動，更衣，整容，膀胱と腸，食事というセルフケアに関する7つのカテゴリーを設け，その中にそれぞれの「動作」に関する17の小項目が含まれている評価法である[7]．この「動作」の介助量の程度によって0（完全依存）〜4（自立）の得点が与えられる．

手段的ADL（IADL，APDL）の評価

- 手段的ADLは基本的ADLよりも様々な作業を含み，複雑であることが多い．例えば，家事や仕事，金銭管理，趣味活動，地域の行事など自宅内だけでなく地域社会の中で行われる作業も含まれる．こうした作業は入院・入所中にクライエントが行うことは少ないが，退院後の生活ではその人の生きがいにかかわることもある．
- 例えば，自宅内のADLができていたとしても，趣味や役割にかかわるIADLがうまくできないと他にやることがなく，外に出かけるきっかけが少なくなり，生活が不活発な状態になってしまう可能性がある．
- そのため，作業療法においてもクライエントがこれらの活動をこれまでどのように行っていたのか，これからどうすればより良く行っていけるのかを評価し，支援していく

▶日常生活関連活動 Activities Parallel to Daily Living：APDL

ことが重要であると考えられる.

1. 老研式活動能力指標

▪ 老研式活動能力指標は高次生活能力を評価するために開発され,高い信頼性と妥当性が検証された評価表(表8)である[8].手段的自立,知的能動性,社会的役割からなる13項目の質問について,それぞれに「はい」か「いいえ」で回答する.

▪ 合計点(13点)のうち,10点以上で生活機能がほぼ自立していると考えられる.原則として,「〜できますか」という項目は能力を問う設問で,「〜していますか」という設問は実行状況を問う設問である.医療や福祉の現場など,幅広い現場で使用されており,作業療法でも生活行為向上マネジメントの効果判定指標として使用が推奨されている[9].

2. 改訂版 Frenchay Activities Index(FAI)自己評価表

▪ 脳卒中患者のIADLを評価するために作成されたFAIは,日本語版FAI自己評価表[10]として日本国内でも信頼性,妥当性が検証されていることから,現在は脳卒中患者に限らず地域在住高齢者に対する介護予防事業の効果判定のための評価としても活用されている.

▪ 評価項目は15項目で,3カ月または6カ月間の活動頻度に応じてそれぞれの項目を0〜3点で評価し,合計点は非活動的の0点から活動的の45点となる.含まれている項目は食事の用意,食事の片付け,洗濯,掃除や整頓,力仕事,買い物,外出,屋外歩行,趣味,交通手段の利用,旅行,庭仕事,家や車の手入れ,読書,仕事の15項目である[11].

表8 老研式活動能力指標

	質問	1	0	1か0を記入
1	バスや電車を使って1人で外出できますか	はい	いいえ	
2	日用品の買い物ができますか	はい	いいえ	
3	自分で食事の用意ができますか	はい	いいえ	
4	請求書の支払いができますか	はい	いいえ	
5	銀行預金・郵便貯金の出し入れが自分でできますか	はい	いいえ	
6	年金などの書類が書けますか	はい	いいえ	
7	新聞を読んでいますか	はい	いいえ	
8	本や雑誌を読んでいますか	はい	いいえ	
9	健康についての記事や番組に関心がありますか	はい	いいえ	
10	友だちの家を訪ねることがありますか	はい	いいえ	
11	家族や友だちの相談にのることがありますか	はい	いいえ	
12	病人を見舞うことができますか	はい	いいえ	
13	若い人に自分から話しかけることがありますか	はい	いいえ	
		合計得点		

(古谷野・他,1987)[8]

3. IADL scale（手段的 ADL 尺度）

- Lawton と Brody[12] による IADL scale は IADL という言葉が使われる先駆けとなった尺度であり，基本的 ADL 以外に視点を向けた評価表として意義が深い．
- 「電話使用」「買い物」「食事準備」「家屋維持」「洗濯」「乗り物利用」「服薬」「家計管理」の 8 項目それぞれに 3 ～ 5 段階の選択肢があり，該当するものを選択する．しかし，ある段階以上であれば 1 点と採点するため，合計点は最低 0 点，最高で 8 点となる．なお，男性の場合「食事準備」「家屋維持」「洗濯」を除く 5 項目で採点するとされており，合計点は最高で 5 点となる．

4. Canadian Occupational Performance Measure（COPM）

- COPM[13] は，作業に焦点を当てた介入実践を行う際に，クライエントの問題点の特定とクライエント自身の作業に対する認識を測定する指標として使用される．
- 対象者は 8 歳以上の子どもからすべての年代に利用できるとされている．評価ではセルフケア，生産活動，レジャーについて半構造化面接によって評価し，さらにそれらの作業の重要度，遂行度，満足度を 1 から 10 の 10 段階で評定することができる．
- COPM の詳細な実施方法等は成書を確認していただきたい．以下に COPM がどのように活用されているかを紹介する．

1）COPM が利用できる場面

- COPM が使えるのは，クライエントが作業遂行における変化を望んでいる場合や面接によって本人や家族から情報を得ることができる場合の 2 つとされている．
- 一方で，梅崎ら[14] によると作業療法士が作業に焦点を当てた介入実践を行おうとした際に，「現在の診療体制や設備」「専門職として特別なことをしようとする心」「心身機能への関心が高いクライエント」などが障壁となるという報告もあり，このような障壁が COPM を使用するにあたって妨げになる可能性が考えられる．
- そのため，作業に焦点を当てた実践を行う際には，クライエントだけでなく作業療法士自身の状況も振り返りながら，COPM を使用することから始めるとよいのではないかと考える．例えば，「できるようになりたい / 続けたいことはなにかありますか」や「大変に感じていることはありますか」などの質問はクライエントの生活を作業の視点でとらえる入り口になり得るかもしれない．

臨床実習やOSCEにつながるヒント

- 自分自身や家族，親戚の ADL 場面を観察したり，聞き取ったりして，FIM や BI で採点してみよう．
- 家族や友人に老研式活動能力指標や FAI を使って質問し，採点して人による違いを観察してみよう．
- 家族や友人が普段の生活で「よりうまくできるようになりたいと思うこと」「大変だと感じていること」について，COPM を用いながら聞き取り，遂行度，満足度，重要度についても聞いてみよう．

文献

1) 慶應義塾大学医学部リハビリテーション科（訳）：FIM：医学的リハビリテーションのためのデータセット利用の手引き　第3版．慶応義塾大学医学部リハビリテーション科，1991．
2) Mahoney FI, Barthel DW：Functional evaluation: The barthel index. Md State Med J, 14：61-65, 1965.
3) 今田　拓・他（編）：日常生活活動（動作）―評価と訓練の実際―　第3版．医歯薬出版，1999．
4) Katz S, et al：Studies of illness in the aged. The Index of ADL：A standardized measure of biological and psychosocial function. JAMA, 185：914-919, 1963.
5) 厚生省大臣官房老人保健福祉部長通知：「障害老人の日常生活自立度（寝たきり度）判定基準」の活用について．平成3年11月18日　老健第102-2号，1991．
6) Msall ME, et al：WeeFIM：Normative sample of an instrument for tracking functional independence in children. Clinical Pediatrics, 33 (7)：431-438, 1994.
7) McDowell I：Measuring Health：A guide to rating scales and questionnaires 3ed. Oxford University press, 2006.
8) 古谷野 亘・他：地域老人における活動能力の測定 -- 老研式活動能力指標の開発．日本公衆衛生雑誌，34 (3)：109-114, 1987．
9) 日本作業療法士協会（編）：生活行為向上マネジメント．作業療法マニュアル66　改訂第3版．日本作業療法士協会，2021．
10) 白土瑞穂・他：日本語版 Frenchay Activities Index 自己評価表およびその臨床応用と標準値．総合リハ，27：469-474, 1999．
11) 千坂洋巳・他：Frenchay Activities Index (FAI). Journal of Clinical Rehabilitation, 11 (6)：568-569, 2002.
12) Lawton MP, Brody EM：Assessment of Older People：Self-Maintaining and Instrumental Activities of Daily Living. Gerontologist, 9：179-186, 1969.
13) Law M・他（著），吉川ひろみ（訳）：COPM カナダ作業遂行測定　第4版．大学教育出版，2007．
14) 梅崎敦子，吉川ひろみ：作業に焦点を当てた実践への動機および条件と障壁．作業療法，27 (4)：380-393, 2008．

4章

ADL の介入

1 介入総論

学習目標
- 作業療法における ADL の改善，再獲得を目的とした介入のプロセスについて要点が説明できる．
- 作業療法における ADL への介入の際の目標設定とその特徴について説明できる．
- 作業療法における ADL への介入方法についてその分類と内容について概説ができる．

Question
- ADL の介入を考えるための評価の手順とその内容は何か？
- ADL への介入の目標には期間で分けるとどのような種類があり，それらはどのような関係があるか？
- ADL の介入で用いられるアプローチ方法の種類は何があるか？

- 本章では，作業療法における ADL の介入方法について総論的な説明を行う．
- ADL は主要な作業の一つであり，多くの人に共通して生活で必ず行う基本的活動であるため，家庭生活や地域生活のためには欠かすことができない．そのため，退院支援のために ADL の自立や介助量の軽減を目指したアプローチが臨床では多く行われる．
- 本章では，ADL への介入の流れに沿って，基本的な作業療法の介入について説明していく．また本章では，ADL ができるようになるアプローチを中心に述べるが，対象者によっては ADL の維持や低下予防も目的になり得る．

ADL の評価から介入までの流れの概要（図 1）

- ADL の自立や介助量の軽減を目標にした場合，基本的にその作業療法の流れはトップダウンアプローチになる．具体的には，最初に ADL の何を対象にアプローチするのかを決め，ADL の遂行にどのような問題があるかを分析し，その問題を解決するようなアプローチ方法を選択するという流れである．介入後にその効果について検証し，必要に応じて計画の修正や継続や日常生活への汎化のアプローチを行う．
- 作業療法のプロセスにおいて優先的課題は，どの ADL や作業に介入するのかを検討することである．このために，対象者の生活や作業を理解し，その背景や文脈を評価す

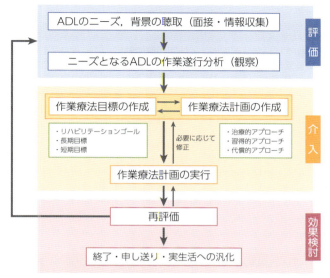

図1 ADLの評価から介入の流れ

ることが重要になる．
- 介入の対象となるADLを決めたら，その作業にどのような問題があるかを評価する．できるだけ作業遂行分析，つまり実際の作業遂行の様子を観察し，問題のある技能・工程，介助量，リスク等を明らかにする．ここで観察された問題と心身機能の問題を結び付け，統合と解釈を行い，目標と介入計画を立てる．
- ADLの獲得や介助量軽減を目指すアプローチの介入方法の基本的分類は，**治療的アプローチ**，**習得的アプローチ**，**代償的アプローチ**になる．これらについての説明の詳細は次項で行う．これらの介入手段を可能な範囲で幅広く検討し，対象者と相談しながら，ADLの目標を立て，作業療法計画を立案し実行する．

目標設定と介入

1. 目標設定

- 介入の対象にするADLを決定したら，評価結果を解釈し，目標設定を行う．目標は介入によるADLの変化の予測であるため，介入計画と並行して作成される．
- 目標設定は通常，**長期目標**と**短期目標**に分けて設定されることが多い．両者の特徴について表1にまとめる．リハビリテーションゴールは，リハビリテーションチーム全体で設定されることが多い．通常，リハビリテーションゴールにあわせて長期目標を設定する．
- 表2は目標設定のポイント，表3はADLにおける目標設定の特徴をまとめている．

4章　ADL の介入

表1　長期目標と短期目標の特徴

長期目標：月単位（1カ月から6カ月）	短期目標：週単位（1週から2カ月）
・対象者が入院中で退院を目指す場合は，退院時のADLが自立度は非常に重要である．そのため，退院支援の必要な対象者は，退院時に予測されるADLの状態像を想定して，長期目標にすることが多い． ・長期目標設定時の生活の場所が決まっていない場合，どこで対象者のADLが行われるかわからないため，長期目標が定めにくいこともある．また，入院期間の終盤になって決まることや変更されることもあるため，その際には目標の見直しも必要である．	・長期目標に対応して，そのスモールステップの目標になるように設定することが多い．そのため，長期目標に向けての機能面や行動の変化等を目標設定する場合がある．例えば，トイレの自立が長期目標である場合，それに至るまでの部分的な問題になる「トイレ動作時の下衣脱衣がバランスを崩すことなくできる」などである． ・短期目標も期間を決めて，達成されたり，状況が変化したりするため，必要に応じて随時目標を見直す．

表2　目標設定のポイント

目標設定のポイント	解説・具体例
・実現可能な期間の設定 ・具体的な目標を設定	目標設定は**実現が可能な期間で設定**し，達成がされたかがわかるように**具体的かつ到達点が明確になるように設定**するのが重要である. 例 「ADL介助量軽減」 → 「2カ月で自宅トイレでの排泄動作の自立」 （何をどこまでか不明）　→　（具体的で到達点がわかる）
・意味ある作業に対する目標を設定 ・合意形成を実施	目標は基本的に本人・家族と相談して，合意形成をして設定する．**意味ある作業を目標とした合意形成**は，本人にとって意味のある目標になる．そのことが，作業療法へのモチベーションにつながる.
・予後予測 ・将来設計	目標設定には疾患等の**予後予測**やどこに退院するか等の**将来の情報**がわからないと難しい面がある．そのため，予後の知識や退院先の情報の把握が重要である．経験や知識が十分でない場合，指導者や経験豊富な熟達者に教えてもらうことも一つの手段である.

表3　ADL における目標設定の特徴

目標設定の特徴	解説
介護量の程度が目標になる	ADLを目標とした場合，介助量を目標設定に用いることが多い．FIMで用いられる区分での目標がよく使用され，**自立，監視，軽介助，中程度介助，重介助**などがそれにあたる.
将来の介護力を加味する	重度の対象者では，1人介助か，2人介助かが在宅復帰や今後のサービス検討の重要な情報になる．そのため，家族の状況，介護保険などの公的サービスなど，在宅生活での**介護力や介護者数という指標も目標設定の一つの検討材料**になる.
監視と自立では大きな差がある	**監視以下の自立度は必ず1名以上の介助者**が必要になる．そのため，介護負担を考えると，日常的に行われるADLでは，自立と監視の間には，介助者の有無という点で大きな差がある.
現実的な数値目標も一つの方法となる	**目標設定の数値化も重要**である．例えば「3分以内で上衣下衣を含めた着衣ができる」等，対象者の能力から考えて現実的な生活をふまえて目標を設定する．自立していても動作の時間が長くかかるなどという場合は，現実的な生活での実用性が低い.

2．作業療法計画の作成（介入手段の検討）

- 通常，作業療法の臨床では目標と介入手段は両者を並行して考えられることが多い．作業療法のプロセスは「目標→介入手段」であるため，本章では，「目標」に次いで「介入手段」について解説する．

1）作業療法における 3 つの介入手段

- ADL の作業の可能化を目指す際には，3 つのアプローチに分けられる．それら 3 つのアプローチ，①治療的アプローチ，②習得的アプローチ，③代償的アプローチに関して表 4 に主な考え方と具体的な方法論をまとめる．

- これら 3 つの方法は，作業療法のみならず何かをできるようにするときには共通するアプローチである．例えば，海外旅行に行くために英会話ができるようになることを考えたときに，単語や文法などの基礎的な力を身につけるのは治療的アプローチとなり，実際に英会話教室で英会話を習うことは習得的アプローチになる．通訳を頼むことや，英語の音声翻訳アプリを使うことは代償的アプローチになる．

- 3 つのアプローチの選択基準は，作業遂行時に要求・必要とされる内容，対象者の能力，期間等に依存する．その他にも，予後，実際に作業療法として行える内容や環境，制度，家族の介護力等を考慮して，介入を選択する．

- **本人や家族に介入方法を説明し，理解と協力を得ることも重要**である．また状況に応

表 4　ADL の作業の可能化を目指す際の 3 つのアプローチ

	治療的アプローチ	習得的アプローチ	代償的アプローチ
説明	作業の遂行で問題となっている運動・認知等の機能の改善により，作業遂行の改善をもたらす．	作業の遂行の方法を工夫し，繰り返し練習することにより，新たな動作様式で作業ができるようにする．	自助具や福祉用具などの環境調整により，作業が行えるようになる．人的な環境の調整もこれに含まれる．
内容	・身体機能練習 ・認知機能練習 ・心理・精神面への介入 ・実動作による機能向上	・新しい動作様式の獲得 ・自助具等の使用練習 ・利き手交換 ・環境適応練習	・自助具，福祉用具の導入 ・家屋改修 ・制度の利用 ・家族指導
具体例	更衣のために麻痺側への荷重が必要なため，輪を使って麻痺側に荷重をかける練習をしている．	上衣の着衣を麻痺側から行う新しい動作様式の練習をしている．	洗体のため，自助具（長柄ブラシ，ループ付きタオル）を使用して背中を洗う練習をしている．

じて柔軟にアプローチを決めたり，修正したりする必要がある．アプローチの修正に従って目標を修正，調整することもある．

3．作業療法計画の実行（介入の実施）

- 実際に介入を行うときに事前に決められたことだけでなく，介入中の対象者の体調や反応に対応して，**柔軟に介入内容を修正，適応しながら実施**する．
- 介入は作業療法士だけでなく，他職種や家族等と連携して ADL の作業の獲得や生活での汎化を目指すように行う．作業療法士は対象者の作業のマネジメントにかかわる職種であるため，対象者の ADL のニーズを評価，分析し，それを**多職種で情報交換，共有**する．

4．再評価および実生活への適応

- 再評価の目的は，目標が達成できているか，達成にどの程度近づいているかを確認することと，必要に応じて介入計画を見直すことにある．そのため，目標への達成の程度がわかる目標設定しておくことが重要である．また，状態，状況の変化を考慮して，目標を見直す必要がある．
- ADL の作業を獲得するような目標については，「できる ADL」だけでなく，「している ADL」，さらには「する ADL」に近づいているかの検証が重要である．したがって，訓練室内で行われる模擬的な ADL だけではなく，病棟や自宅で行われる ADL をできる限り評価することが重要である．結果として，これが実生活への適応につながる．

生活行為向上マネジメント

- 生活行為向上マネジメント（Management Tool for Daily Life Performance：MTDLP）は，作業遂行を促す作業療法臨床の思考過程と実践プロセスをモデルにして示したもので，ADL への介入にもしばしば用いられる．実践のプロセスの段階ごとに，専用シートを用いることで，トップダウンアプローチの流れで介入計画が作成できる（図 2）．
- MTDLP では，評価として対象者の ADL を含めた意味ある生活行為（作業）を見出し，その問題や利点を明らかにする．その後，介入として選んだ作業の目標に対して，家族や多職種を含めた人的，物的資源を活用しながら介入が行われる．これらのプロセスを経て，ADL の生活行為を改善し，より良い作業が行えるようにする．
- 近年は MTDLP を用いた作業療法の実践報告が増えてきており，回復期リハビリテーションでの復職へ向けての多職種連携の事例[1]，訪問リハビリテーションでの自動車運転の再開支援[2]，統合失調症患者の地域生活移行支援[3]や就労支援[4]など，多くの領域で作業の支援や再獲得に MTDLP が活用されている．

▶生活行為向上マネジメント：Management Tool for Daily Life Performance（MTDLP）

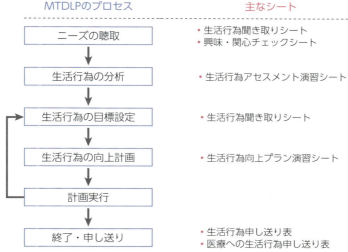

図2　生活行為向上マネジメントのプロセスの概略と主なシートの名称[5]

　臨床実習やOSCEにつながるヒント

- ADLには多くの種類があり，何のADLに介入するのか，その目標とともに決めることが重要となり，そのためには目標とするADLについて，具体的に自分自身で理解しておくことが大切となる．例えば，片手で行う調理動作を体験するなど，障害（片麻痺）があるとどのような問題が生じるのか実際の体験から学習してみよう．
- ADLの介入方法は種類があり，対象者の予後，ニーズ，家族関係，入院期間など，様々な要因を加味したうえでクライエントと相談しながら決定していくことが求められる．具体的な事例に対して，どのような介入計画が立てられるか，そのメリット，デメリットについて考えてみよう．
- 実際の臨床では，介入が計画通りにいかない場合がある．介入がうまくいかなかった場合にはどのような提案ができるか，具体的な事例をもとに検討してみよう．

文献

1) 櫻井美沙樹・他：回復期リハビリテーション病棟での生活行為向上マネジメント活動の利点と作業療法士の役割―復職に至った軽度記憶障害を呈した頭蓋咽頭腫術後の1症例―．作業療法，38：623-630，2019．
2) 佐藤祐樹・他：生活行為向上マネジメントを活用した在宅支援によって自動車運転を再開し，生活範囲が拡大できた事例．OTジャーナル，54（4）：499-504，2020．
3) 青山克己・他：生活行為向上マネジメントを用いた統合失調症の男性への生活以降支援．作業療法，38：96-102，2019．
4) 真下いづみ・他：生活行為向上マネジメントを用いて作業療法士が地域で介入することで就労が可能となった重症統合失調症患者の一例．作業療法，39：372-379，2020．
5) 日本作業療法士協会：事例で学ぶ生活行為向上マネジメント．医歯薬出版，2015．

4章 ADL の介入

事例紹介

ここまでの ADL の介入の流れを具体的に説明するため，一事例を以下に挙げる．

事例

▶A 氏，60 歳代男性，脳梗塞後の中程度右片麻痺

▶著明な高次脳機能障害はなし

▶発症後 1 カ月で回復期リハビリテーション病棟に入院後 1 週が経過

▶病前生活は妻と 2 人暮らしで，持ち家の二階建て一軒家在住

▶定年退職後から趣味中心の生活で，家事は妻が主に行っており，掃除，洗濯，買い物は手伝う程度

評価

1）ニーズの聴取

▶**本人の希望**：排泄の自立，趣味の再開，車の運転がしたい．

▶**妻の希望**：トイレに行くこと，お風呂に入ること等，身の回りのことは自分でしてほしい．

2）作業の背景の評価（排泄のみ）

本人はもともと自立心が強く，現在は看護師等を呼ばないとトイレに行けないことを嫌に思っており，できるだけ早期にトイレの自立を希望している．

自宅は持ち家，自宅トイレは 1 階にある開き戸の洋式トイレで，手すりはない．現在 2 階に寝室があるが，退院後は夫のベッドは 1 階にし，1 階部分の歩行による自立した移動は確保したいと考えている．

3）作業遂行等の分析（排泄動作，自宅環境に合わせて院内の開き戸のトイレで実施）

実際にトイレ動作の分析を実施した結果，軽度介助が必要であった．主要な問題点 3 点を以下に挙げる．

　①トイレのドアの開閉時の後方ステップでバランスを崩しそうになる．

　②トイレ内の方向転換時に手すりを使用している．手すりを使用しないと方向転換時のステップが不安定である．

　③移動は現在杖歩行で監視レベルであり，車椅子でのトイレまでの移動であれば，早期のトイレの自立を目指せる．

目標設定と介入

1）目標設定

▶長期目標

　・自宅内の移動が歩行にて自立し，トイレ動作も自立して行える（2 カ月）．

▶短期目標

・トイレ動作が車椅子移動にて行える（1週）．

・杖歩行で，ドアの開閉，トイレ動作の安定を図り，歩行にて病棟トイレを自立する（3週）．

2）作業療法計画

　以下に想定されるアプローチについて例を挙げる．実際は本人と相談し，介入方法を決め，実際に実施していく中で，さらにアプローチを洗練していく．

▶回復的アプローチ

・麻痺側下肢の荷重を促すように，立位にて麻痺側にて輪投げを動かす練習を行う．

▶習得的アプローチ

・トイレの開き戸の開閉時，後ろに下がらないでよい場所に自分の身体を位置付けるような方法を習得する．

▶代償的アプローチ

・車椅子でトイレ移動の練習をし，病棟内のトイレ動作を自立する．

・自宅トイレの手すり設置を検討する．

再評価・生活への適応

　病棟での実際の生活の中でのトイレ動作の自立度をチェックし，車椅子でのトイレの自立から，杖歩行等で自立するように促す．そして，病棟での排泄は車椅子用トイレから，車椅子の入れない開き戸のトイレに徐々に移行する．最終的に自宅での適応のため，退院前に自宅訪問や試験外泊をし，自宅トイレでの排泄ができることを確認しておく．

② 介入アプローチ方法

学習目標
- 治療的アプローチにはどのような種類があり，ADL の改善に向けてどのように使われるかについて理解する．
- 代償的アプローチの種類，活用方法，特徴などを理解する．
- 在宅において行われる環境調整について住宅改修や福祉用具の使用方法がわかる．

Question
- 治療的アプローチにはどのようなものがあり，どのような階層性でまとめられるだろうか？
- 習得的アプローチではどのような段階づけの側面を検討しながらアプローチを考えるべきか？
- 代償的アプローチにはどのような種類があるか？

治療的アプローチ

- ADL の作業遂行の問題となっている**運動機能や認知機能等の改善により，作業遂行の改善をする介入手段**である．ADL の評価に，作業遂行時に生じる問題がどのような機能の問題から生じているかを分析し，その機能の改善が見込まれる場合に治療的アプローチを実施する．
- 治療的な介入はその効果が出るまでに比較的時間がかかるという欠点もある．そのため，目標の到達に至るように介入効果として機能向上がなされているか検証し ADL が改善しているか適宜評価することが望ましい．
- 以下に ADL の遂行に影響を及ぼす機能とその支援の要点を挙げ説明する．本書では簡潔な説明のみであり，各機能へのアプローチ方法の詳細は他の書籍等を参照してもらいたい．

1. 身体機能

1）関節可動域制限

- 肩関節の可動域は屈曲，外転 90°程度が更衣や入浴で必要であり，それができないと背中へのリーチに支障が生じる．肘関節の屈曲は 120°程度が一つの目標になり，それ

ができないと顔へのリーチが必要な ADL 動作である食事や洗面で支障が生じる[1].

- 股関節や膝関節の屈曲制限により，足部へのリーチが困難になり，靴や靴下の着脱を含む下衣更衣の問題を生じることがある．また，下肢の関節の伸展制限は立位や歩行の制限となるため，それらの動作を基本とする活動，例えばトイレや入浴等の立位や移動が含まれる活動に支障が生じやすい．

- ADL 制限に関与する上肢のリーチ動作の問題とそれに影響する関節可動域制限について表 1 に示す．

- 関節可動域への治療的アプローチとしては，まずはその制限の原因について，評価，分析することが重要である．制限の起きた原因疾患や経過，そして最終可動域のエンドフィール等から分析し，その制限の原因に応じた対応を行う．

表 1　ADL 制限に関与する上肢のリーチ動作と必要な関節可動域

ADL	問題となりやすいリーチ場所	必要な関節可動域
食事	口元	肘屈曲 110°
整容	顔（洗顔），頭部（整髪）	肩屈曲 70°，肘屈曲 110°〜120°，前腕回外 60°〜80°，手指伸展 0〜20°
更衣	背中，頸部，反対側の肩	肩屈曲 10°〜110°，肩伸展 20°〜30°，肩外転 20°〜30° 肩内転 20°〜30°，肩内旋 50°〜90°，肘屈曲 20°〜120°
入浴	背中，頸部，反対側の肩	肩屈曲 70°，肩外旋 40°〜60°，肩内旋 40°〜60°
車椅子操作	ハンドリム	肩屈曲 0°〜30°，肩伸展 0°〜40°，肩内旋 0°〜30°，肘屈曲 0°〜90°

(太田，2020)[1]

2）筋力低下

- 筋力低下は ADL 制限の一つの要因であり，その低下の状態は年齢，疾患，障害の程度により様々である．

- 高齢者等では下肢の抗重力筋の低下などで，立ち上がりや移乗，立位保持などの基本動作が制限されることが多く，それらの筋の筋力強化や維持が必要になる．

3）運動コントロール

- 脳血管障害等で生じる運動のコントロールの障害も ADL の一つの制限になり，身体障害領域では多く対象となる問題である．

- 発症からの時期や回復段階に応じたアプローチが必要で，運動学習や促通の知識と技術が用いられる．具体的には CI 療法，反復促通療法，神経発達学的アプローチ等の理論と技術が使用される．

4）バランス

- 座位や立位バランスは様々な動作を行ううえでベースとなる技能であり，ADL では着衣，トイレ動作等で必要となる．そのため，このような問題が ADL に影響している場合，座位，立位の安定性を蓍すような練習が重要である．例えば，脳卒中等で片側の支持が不十分であれば，障害側に荷重を促すような練習を実施する．

5）感覚障害

- 体性感覚障害は上肢操作等の生活への適応や物品の使用を難しくし，作業への障害肢の参加を減少させる．感覚障害に対しては，感覚再学習により体性感覚の改善を期待することがある[2]．そのため，ADL の制限が感覚障害によるもので改善が期待できる場合は，感覚再学習を検討する．触覚過敏などに脱感作療法が有効な場合もある．

2．精神認知機能

1）認知機能の向上

- 認知症や高次脳機能障害は ADL の阻害因子になることがある．認知機能の問題に対するアウェアネス，つまり問題への意識を高めるような介入が治療的アプローチとして有効な場合がある．その際に作業を行いながら，本人の気づきを促すために，作業をする前に起こりうる問題を予測させたり，事後にフィードバックを促したりするアプローチが行われる[3]．

2）心理，精神面の改善

- 自己効力感の低下，痛みや障害の増悪への不安感，転倒恐怖感等，様々な心理的要因により ADL が制限される場合もある．その場合，心理的な問題を引き起こしている要因を取り除くことや減少させること，また心理的に無理のない範囲で作業を行い，結果をモニタリングやフィードバックすることで作業を徐々に改善していく方法もある．

3．実作業や実動作を通じた機能向上

- 復職を目標としたアプローチ等では，最初から十分な体力がない場合，実際に就業をしながら，少しずつ仕事時間を延ばしていくというアプローチをすることがある．この場合，実際の作業を行いながら，作業に対する耐久性を高めることを狙っている．作業やその模擬的環境での練習も，心身の向上を狙った治療的アプローチとして活用できる．

- 日常生活の中で心身を活用することも機能向上につながることがある．例えば，脳卒中後の麻痺の対応として，麻痺肢の日常生活での使用が麻痺の改善に寄与する．この場合，どのように日常生活で麻痺肢を使用していくかについて対象者とよく相談して決めていき，生活で麻痺肢を積極的に使用するように促す．

4．作業療法で行われる治療的手段の分類

- 作業を獲得するための治療的手段は階層性と連続性をもって説明できる．補助的手段，準備活動，目的活動の順で生活の中での作業に近づくような段階で説明される（表2）．

習得的アプローチ

- 身体の障害，例えば脳血管障害などにより片麻痺を呈すると，過去に学習され行われ

表2　作業療法における治療的手段の階層

段階	説明	例	
第1段階：補助的手段	作業を行う前段階の準備として作業療法士から提供される**受動的な**治療的介入	・運動や促通手技 ・ポジショニング	・装具やスプリント ・物理療法
第2段階：準備活動	活動を治療的に工夫し，**能動的訓練**により効果を引き出すような治療介入	・サンディング ・ペグボード ・スケートボード	・コーンや輪の移動 ・認知訓練
第3段階：目的活動	生活の中で行われる対象者にとって**意味のある活動**で行うことが治療的に効果をもつ介入	・トイレ動作 ・コミュニケーション ・手工芸	・食事動作 ・スポーツ

てきた動作様式での ADL を行うことが難しくなる場合がある．このときに動作様式や方法を変えて行うという対処方法がある．習得的アプローチはこのように**新しい動作様式で作業を練習し，再獲得するアプローチ**である．

- 利き手交換等も習得的アプローチの一つであり，子どもなど発達段階の場合は新しく動作などを習得していく介入も含む．

- 習得的アプローチと代償的アプローチとの違いは，代償的アプローチは物的環境，人的環境など対象者本人への介入ではなく，周囲の環境に対するアプローチが中心になることである．しかし，代償的なアプローチをした場合，新しい自助具を使用したり，自宅環境が変化したりすることになる．その際には，その新しい環境に慣れて新しい動作様式を身につけていくために習得的アプローチも同時並行的に使用する．

1．習得的アプローチにかかわる要素

1）習得的アプローチにかかわる運動学習

- 習得的アプローチの考え方の基礎は**運動学習**であり，運動学習は，各種の運動技能を習得していく経験の一連の過程である．運動学習を理解しておくと，動作学習の効率が高まり，ADL の作業の獲得の効率化につながる．

- 動作習得で用いられる運動学習の基本モデルを**図1**で説明する．運動学習はフィードバックが大切な役割を担っており，フィードバックの機能を生み出す感覚，知覚，認知の機能が非常に重要である．そのため，対象者の感覚や認知，そして記憶なども評価し，さらに，正しく学習ができるか，できているかを評価することも重要である．

- 運動学習に使われるフィードバックは「内在的フィードバック」と「外在的フィードバック」に分かれる．**内在的フィードバック**は，運動を行う前，される運動企画のコピーである内部モデルと実際の運動により生じた運動感覚とが比較された結果，その誤差を用いて内部モデルが修正され，新たな内部モデルに更新される機能である．この更新された内部モデルが次に行われる運動に用いられる．

- 作業療法士による外在的フィードバックが，運動のフィードバックをより促進し，認知的理解が進むことで，運動学習の効率化につながることもある．**外在的フィードバック**には，結果の良し悪しや動作の方法を言語的にフィードバックすること，動作の手

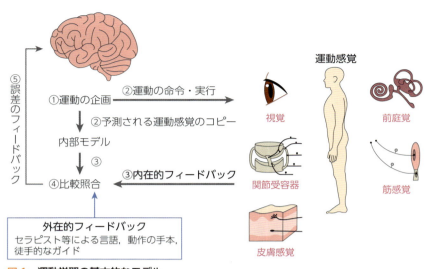

図1 運動学習の基本的なモデル

本を示すこと，徒手的なガイドによる知識的な学習があり，作業療法士がこれらの方法をうまく活用することが運動学習の効率化に寄与する．

2）練習内容を考えるうえで重要となる練習課題の段階付け

- 学習はその人のもっている能力より，やや難しいレベルの課題を選択していくことで学習効果を生み出しやすい．運動学習も同様であり，簡単すぎたり，難しすぎたりすると練習にならず，モチベーションの低下を起こす可能性もある．どのくらい難しさの課題を提示するかという難易度を調整づける**段階付け**は作業療法士に求められる重要なスキルである．

- 人は「課題の難しさ」に伴う挑戦感と自身の「技能」が釣り合っているときにフロー（flow）**という状態になる**（図2）．フローは時の流れを忘れるくらい楽しい状態である．こういった状態のときは課題に対する継続性も増し，さらには動作習熟の効率が高くなる．一方で，自身の技能レベルより高い課題は不安を生じ，技能より低い課題は退屈になるとされ，あまり課題としては適切でない．

- 以下に，段階付けを考えるうえでの要素となる側面を（1）**課題の設定**，（2）**課題の提示方法**，（3）**動作の習熟度**の3側面から説明する．介入を計画している内容に応じて，段階付けがしやすい側面を検討して，対象者のレベルに合うよう調整することが望ましい．

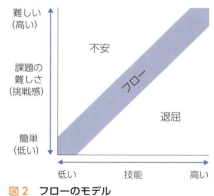

図2 フローのモデル

(Csikszentmihalyi, 2000)[4]

(1) 課題の設定
● 工程：部分練習から全体練習へ
- 動作工程を減らして練習することで難易度調整ができる．例えば，上衣の着衣動作練習であれば，片麻痺で麻痺側の袖を通し上げる工程が難しい場合に，袖を入れる工程は介助で行うことで，袖を上げる練習に集中できる．また，調理の場合，1日目に下ごしらえだけ行い，翌日に調理の工程をし，片付けは手伝ってもらうなど，対象者の状態にあわせて調整する．

● 情報量：単一，容易な課題から複合，複雑課題へ
- 対象者の状態に応じた情報量の調整も重要である．日常生活でも，慣れていない場所で，複雑で複数の課題を行うと頭をよく使ったと感じたという経験はないだろうか．これは情報量が超過した状態である．そのため，対象者に情報処理ができるレベルの課題を考え，単一，容易な課題から複合，複雑課題までを段階付ける．

(2) 課題の提示方法：支援方法と環境
● 支援方法：動作の指示や支援の方法（図3）
- 対象者の能力にあわせた手がかりの提示も一つの段階付けになる．まずは練習の前に動機付けのための目標や練習内容等を説明することが重要である．そして，動作開始時に必要に応じて①言語指示，②ジェスチャーによる動作提示，③タッピングなどで運動の部位の提示，④徒手誘導というように動作を促す手がかりを徐々に拡大する．

● 環境：使用物品や使用環境による段階付け
- 使用物品や使用環境による段階付けも重要である．例えば，着衣動作練習では大きめの着やすい服から始めて，少しずつよりタイトな服に変えていくなども一つの方法である．箸でのつまみ練習であれば，スポンジなど大きくて滑りにくい物から始め，豆のように小さく滑りやすい物にしていく（図4）．

(3) 動作の習熟度
● 運動熟達：フォーム，正確さ，速さの順にアプローチ
- 効率的な運動学習の手順は，まずフォームを安定させ，ついで正確さを向上させ，最終的に速さを上達させる．運動の熟達はこういった手順が理想的である．最初から速さを求めてフォームを崩し，不正確な動作を練習しても練習の効率が低い．自身も慣れていない非利き手で，箸の使用を実際に試してもらいたい．その際には，最初は意

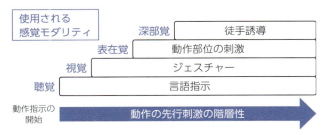

図3　手がかりの提示の段階付け

識的にフォームを作ることが優先で，練習を重ねるうちに動作が上達していくだろう．

- **意識的制御：意識的制御から無意識的制御へ**
  - 動作の練習はまず意識的に行っていく．そのため，最初は意識的に動作を行い，できる限り自身の動作を確認しながら，フィードバックを適宜，適切に意識し，動作の統合，修正を繰り返すことが重要である．効果的なフィードバックのために，鏡やビデオを用いた動作のフィードバック（図5）も活用される．繰り返しの動作練習により，学習が進むと無意識下での遂行が可能になる．

3）ADLに関しての技能の習熟の評価の視点

- 習得的なアプローチは動作技能の向上を目指すものであるが，動作のパフォーマンスが向上しているかどうかを評価することが介入効果の検証につながる．そのため，介入前後でできる限り定量的な指標で評価することが望ましい．動作の評価は様々あるが，一般的評価の視点とその例を表3にまとめる．
- AMPS（Assessment of Motor and Process Skills）などの定量的評価が可能な方法でADLやIADLの作業技能の評価をする視点も効果判定に有用である．
- 最終的に練習で得られたADLの遂行が実際の生活に習慣的に組み込まれているかを確認することも重要である．

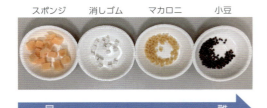

図4　箸でのつまみ練習の段階付け（対象物）

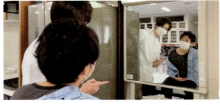

図5　鏡を用いた更衣動作のフィードバック

表3　動作の習熟に対する評価の視点と例

評価の視点	評価の例
フォームが適切で正確	観察による動作の分析（ビデオ録画や動作解析による検証）
エラーの減少	ミスをする数のカウント（例；箸で対象物がうまくつまめなかった回数）
時間の短縮	作業の遂行にかかる時間の測定
介助量や努力量の減少	対象者の疲労度（主観的疲労度，息切れ，心拍数等）

▶運動とプロセス技能評価：Assessment of Motor and Process Skills（AMPS）

介入アプローチ方法 **2**

代償的アプローチ

- 代償アプローチは ADL の遂行時に困難な点を福祉用具や住宅改修等の環境調整で, 自立や介助量の軽減を目指すアプローチである.
- 代償的アプローチには福祉用具や住宅改修などの物的支援だけでなく, 家族や介護等の専門職による支援などの人的支援も含まれる. これらの支援については, 制度の理解が重要であり, 対象者にあわせて制度の利用範囲も知っておくことが重要である.
- 代償的アプローチは治療的アプローチや習得的アプローチに比べて, その効果がすぐに分かり, その方法の成否の評価も比較的早く行いやすい特徴がある. 一方で, 中途障害で障害が残存する可能性が高いうえに, 障害の予後についてクライエントの理解が十分でない場合などには, 代償的アプローチの導入は慎重に行うようにする. その点から導入時に障害の予後や今後の生活についての相互理解が必要である.
- 自助具や福祉用具などの利用により即座に ADL が改善することもあるが, それらを使用した後の用具の調整や練習が必要なときもある. また使用してみた結果, 他の福祉用具を使用するほうが好ましい場合も多くあるので, 貸与の利用や事前の練習期間なども考慮してアプローチを進めることが望ましい.
- 住宅改修等は大掛かりになり, 費用もかかるため, 効果的かどうか, 他の家族や同居人の使いやすさなどは検討されているか, 導入後撤去が可能かなど, 様々な点から検討を重ねて, クライエントの理解を十分に得てから行われることが望ましい.

1. 臨床での代償的アプローチの例
(回復期リハビリテーション病棟での排泄へのアプローチの事例)

- 事例は 70 歳代, 妻と二人暮らしの男性で, 脳梗塞発症後, 自宅復帰を目標に回復期リハビリテーション病棟に入院した.
- 排泄動作の退院時の予後予測としては重度の片麻痺により, 車椅子と歩行は数歩可能, 立位保持できるが下衣の上げ下げに介助が必要だと予測された.
- 表4 に排泄動作の代償的アプローチの流れをまとめる.

2. 代償的アプローチの種類

1) 福祉用具と自助具, 住宅改修

- 「福祉用具」とは, 心身の機能が低下し日常生活を営むのに支障のある高齢者または心身障害者の日常生活上の便宜を図るための用具ならびに補装具をいう.
- 自助具は「多様な日常生活のあらゆる場面において, 心身機能の低下等により一般的な生活用具や方法ではその目的動作の遂行に困難をもたらす場合に, その解決のために当事者本人が用いる用具や工夫」であり, 必ずしも用具だけを指すわけではなく, 例えば上衣のボタンの面ファスナーの変更, 握り柄への滑り止め加工など生活用具に対する工夫や改良もこの範疇に含まれる. 自助具は福祉用具の一部の物を対象として

185

表4 回復期リハビリテーション病棟における排泄動作の代償的アプローチの流れの例

入院直後	介護保険の申請の実施（制度の利用）
入院から1〜2カ月	ADL練習の見学を通して排泄動作の自立度の見通しを理解してもらい，妻に能力や介助のポイントについて説明．（家族指導）
入院から3カ月	病院でのADL練習時に介助する部分を妻が実施し，作業療法士からフィードバック．（家族指導） 自宅訪問し家屋調査をする．トイレ内の手すりの設置場所を確認．（住宅改修） 退院前に介護保険サービスについて，退院前カンファレンス．
入院から4カ月	手すりの設置後に自宅への試験外泊．自宅での妻の介助にて排泄動作が可能なことを確認．
退院後	週2回デイケアに通いデイケアにて排泄・入浴の対応． 月に1度レスパイトのため，短期入所も活用．（制度の利用）

使われることが多い.

- 自助具は，対象者のニーズの把握，評価と問題点の分析，他の解決方法の検討を行った結果，自助具による問題解決を選択した場合に適応となる.
- 自助具を提供していく方法は①市販品の利用，②市販品の改良・加工，③使用者にあわせた自助具を考案・製作の3つの方法がある．市販品も近年多く販売されており，品質は高いが，対象者にあわせた工夫を考えると改良や加工，または使用者にあわせた考案をし，適応を図ることも重要である.
- 住宅改修とは，生活している住居あるいは生活を予定している住居の不都合を改修することで，利用者が生活しやすい住環境を整えることである．住宅改修は必要性，利用者の生活する期間，費用と予算，制度，賃貸か持ち家かなどを多面的に検討して決める．福祉用具で代替できるものも多くあるので，福祉用具が適応できる場合はあわせて検討が必要である.

2）家族指導

- 家族の介護力は在宅復帰や在宅生活の継続には重要であり，要介護状態になりそうなときには早期から準備しておくことが重要である．退院前や在宅生活時に適切な時期に介助方法の伝達や指導を行い，家族がADLの支援ができるように家族指導を行うことが必要である.
- 家族指導では説明だけでなく，実際に行って見せ，家族に行ってもらい，できるかどうかを確認することが望ましい．また口頭説明だけでなく，ADL動作の支援方法の手順書（図6）や動画の提供などができると，わかりやすい指導になる．家族の状況や理解度によって，指導方法を検討することが重要である.
- 自宅復帰を目指し入院をしている場合，病院内での家族指導だけでなく，試験外泊を行うことで退院後のイメージがつきやすく，介護の必要性や問題点について家族が把握しやすい．試験外泊状況を家族からフィードバックしてもらうことが，次の支援方法や退院の検討の材料になるため，外泊の状況は必ず確認したい.

3）介護サービス（介護保険）

- 在宅で介護サービスを利用するときは，介護支援専門員（ケアマネジャー）にケアプ

○○　△△様　整容（主に歯磨き）の方法

環境設定（歯磨き）：
　できるだけ周囲の関係がない物は整理したほうが行いやすいです．コップや歯ブラシ，歯磨き粉は目に入る場所に置いたほうが良いです．複数個あっても混乱します．

歯磨き動作の特徴：
　行動のはじめに，「歯磨きしましょう」等の声を掛ける必要があるかもしれません．それでも動作が開始されない場合は，歯磨き粉をつけた歯ブラシを持ってもらい，少し動き始めを手伝ってあげても良いかもしれません．少し動作が始まれば，集中して最後まで行うことが多いです．
　うがいを歯磨きの前後に繰り返しすることが多いです．磨き終わっても，「終わった」等という発言がないので，最後の確認は必要です．

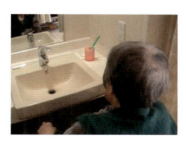

図6　認知症のあるクライエントへの整容の支援方法の手順書の例

表5　ADL支援のための介護保険で受けられるサービス

サービスの形態	ADL支援の主なサービス	どのようなADL支援が受けられるか
訪問サービス	訪問介護（身体介護）訪問介護（生活援助）訪問看護	入浴，排せつ，食事等の支援が受けられる．生活援助で洗濯，掃除，調理の支援が受けられるが，家事の行える家族がいる場合は利用不可．
通所サービス	通所介護 通所リハビリテーション	送迎を受け，通所し必要なサービス（食事や排せつ介護など）が受けられる．入浴サービスを受ける人も多い．
短期入所サービス	短期入所生活介護 短期入所療養介護	介護負担の軽減（レスパイト）が主な目的で，入所時に必要なADL支援．

ランを作成してもらう必要がある．在宅でADL支援のために受けることができるサービスは，その形態から，①自宅で受けられる訪問，②自宅から施設へ通う通所，③短期間だけ宿泊する短期入所の3つに分けられる（表5）．また，その他にも後述する福祉用具の貸与などもある．

3. 在宅における場所別の代償的アプローチ

- 以下から住宅改修や福祉用具の利用について場所に分けて述べる．整容・排泄・入浴などのADLや調理に関しては本書の別項目で説明しているため，ここでは住宅内の移動，寝室にかかわる環境調整について説明する．

1）アプローチ・玄関
(1) 住宅改修
- 屋内も含め移動手段は，歩行レベル（手すり，杖，歩行器が必要か否か），車椅子レベルの確認が必要である．
- 歩行レベルの場合は，何cmの段差であれば昇降可能（手すりを使用も含む）であるかの確認が必要である．車椅子の場合は，何cmまでであればティッピングが可能か，スロープを使用する場合はどの程度の勾配であれば自走または介助可能かを検討する必要がある．
- 整備をしても玄関からの進入が困難，費用が大きくなる場合は，勝手口や庭からの出入りが可能かなども確認する必要がある．

①屋外・内（スロープ）
- スロープは，自走の場合は高さに対して12倍（1/12），介助の場合は高さに対して8倍（1/8）といわれている．実際は，本人の筋力，可動域，体重，介助者の身体状況により変わることから一度試してから設置することが望ましい．

②上り框
- 玄関の上り框（玄関の土間とホール・廊下との床の高さ）が高い場合は，手すりの設置，踏み台の設置，福祉用具の手すり，昇降機などを検討する（図7）．

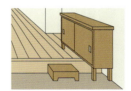

図7　玄関の上り框

(2) 福祉用具
①手すり
- 工事で手すりを設置しない，できない場合に使用する．福祉用具は，身体状況の変化により貸与の場合は，追加や撤去が行える（図8）．

②スロープ
- 住宅改修が困難な場合は，福祉用具を検討する．スロープは，直線型だけでなく曲線型など，種類が豊富である（図9）．

③昇降椅子，段差解消機
- 昇降椅子は，移乗後，座ってから座面を上り框まで高さを上げ，玄関土間まで下げて使用する．注意点は，車椅子を使用の場合は，車椅子から昇降椅子に移乗し，高さを上げ下げしてから車椅子に移乗するなど2回の移乗動作が必要となるので注意が必要である．車椅子からの移乗動作が大変な場合は，車椅子ごと昇降できる段差解消機を使用する（図10, 11）．

2）廊下
(1) 住宅改修
- 廊下と部屋入口部分に敷居があり段差がある場合は，敷居を撤去することが多い．また，廊下と部屋に段差がある場合は，部屋全体を上げる（嵩上げ），下げる（嵩下げ）を行うことも多い（図12）．
- 居室，トイレ，洗面室・脱衣室，浴室，台所など各部屋の扉が開き戸になっている場合は，後ろ下がりの動作となるため，転倒などのリスクが考えられる場合は，引き戸

介入アプローチ方法 2

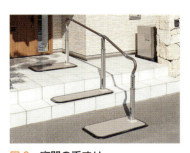

図8　玄関の手すり
画像提供：パナソニックエイジフリー株式会社

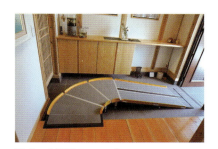

図9　玄関用スロープ
画像提供：株式会社シコク

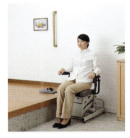

図10　昇降椅子
画像提供：株式会社星光医療器製作所

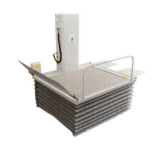

図11　段差解消機
画像提供：シンテックス株式会社

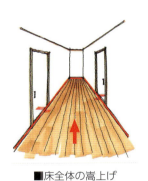

■床全体の嵩上げ

図12　廊下の改修

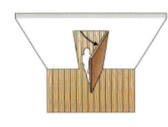

■開き戸

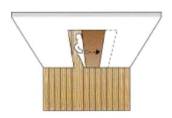

■引き戸

図13　扉の改修

に変更する（図13）．

①スロープ
- 歩行レベルによっては，スロープの端に足が引っ掛かることがあり，スロープを超えようとしてバランスを崩すなど危険な場合がある．1カ所で試してから設置することが望ましい．車椅子，歩行車など車輪タイプに使用することが多い．スロープの置き型は貸与（図14）になるが，接着剤などで固定すると住宅改修になる．

189

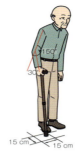
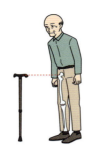

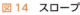
図 14　スロープ

図 15　杖の高さ

(2) 福祉用具
①歩行補助用具（杖，歩行器，歩行車）

- 手すり以外の移動手段は，杖，歩行器，歩行車となる．
- 杖の高さは，①足先から 15 cm 前，15 cm 横に杖を置いたときに肘が 30° 程度曲がる高さ，②大腿骨大転子の高さ，③手関節（橈骨茎状突起・尺骨茎状突起）といわれている（図 15）．調整後実際に歩いて安全・安楽・安心できる高さに調整する．
- 杖の種類は，T 字杖，四点杖，ロフストランドクラッチなどがある．四点杖は，4 点が設置しないと安定しない．たとえば新聞紙などに 1 点でも乗り上げるとぐらつくことがあるため，在宅や屋外で使用する場合は慎重に行う．ロフストランドクラッチは，カフを備えた杖である（図 16）．カフの位置は，肘関節ギリギリ下に調整する．握り手は杖と同じ高さにする．
- 歩行器の高さは杖と同じように調整する．歩行器には，固定型（ピックアップ型），交互型，前輪・四輪，馬蹄式（サークル型）がある．
- 固定型は，歩行器を持ち上げて歩みを進めるが，持ち上げたときに後方にバランスを崩す方は，使用を控える．
- 交互型は，左右のフレームが動く構造になっている．一般的に操作が難しいといわれている．
- 前輪・四輪ともに歩行器は後輪を軽く持ち上げて前輪を使って前方に歩行器を着き，グリップに体重をかけるとストッパーが作用して固定されるが，グリップを軽く持ち上げて前方につく動作が難しい場合が多いので注意が必要である．
- 馬蹄式（サークル型）の高さは，肘関節 90° 前後に調整する．歩行器・歩行車も杖と同様に高さ調整が終わった後は実際に歩行をして調整する．馬蹄式（サークル型）を使用して歩行器が前方に進む場合は，抵抗器付きタイプを使用することで歩行器が前方に進みすぎることを軽減できる（図 17）．ふらつきや突進現象がみられる場合は，抑速ブレーキ，抵抗器などを使用することが多い．身体機能だけでなく廊下の幅，取り回しなど住環境も考慮して選定する．

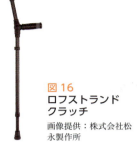
図16 ロフストランドクラッチ
画像提供：株式会社松永製作所

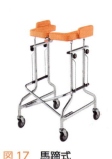
図17 馬蹄式（サークル型）歩行器
画像提供：株式会社星光医療器製作所

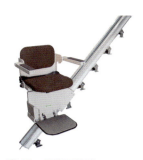
図18 階段昇降機
画像提供：シンテックス株式会社

3）階段
(1) 住宅改修
- 手すりを設置するときは，上り下りの場合，前方を持つことで最後の一段を安全に上り下りできるため階段部分だけでなく水平部分にも可能な限り設置する．

①階段昇降機（図18）
- 介護保険では貸与対象外である．直列型，曲線型がある．車椅子の場合，車椅子から昇降機へ，昇降機から車椅子へと移乗が必要となる．

4）居室・寝室
(1) 住宅改修
- 廊下と部屋の段差をなくすために廊下だけでなく，部屋を嵩上げ，嵩下げすることもある．車椅子を使用する場合，フローリングに変更すると車椅子駆動が行いやすい．

(2) 福祉用具
①手すり
- 住宅改修が困難な場合などは，貸与の手すりがある．手すりは，天井に突っ張るタイプ，置き型のタイプなどが使用される（図19, 20）．突っ張るタイプは，天井の強度がないと使用は困難であるので置き型タイプを検討することが多い．ベッドの位置を廊下側に近づける，家具を移動して手を添えて移動するなどの方法もある．

4. 介護保険に関連する職種

1）介護支援専門員（ケアマネジャー）
- 介護支援専門員は，「介護保険法」に基づき，本人や家族に代わって，要介護認定の申請や，その心身の状況，置かれている環境等を勘案し，サービスの種類，内容，担当者などを定めた介護サービス計画を作成するなどのケアマネジメント業務を行う専門職である．主に居宅介護支援事業所，介護保険施設などに勤務している．
- 介護支援専門員は，利用者の状況をもとに，介護保険サービスを担当している機関や職種と連携し，サービスが適切かつ効果的に実施されているかどうかをモニタリングする役目を担っており，在宅生活をマネジメントする要の職種である．

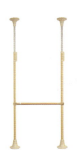

図19 手すり：
天井に突っ張るタイプ
画像提供：DIPPERホクメイ株式会社

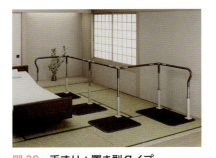

図20 手すり：置き型タイプ
画像提供：パナソニックエイジフリー株式会社

2）福祉用具専門相談員

- 福祉用具専門相談員とは，介護保険制度で福祉用具サービスを利用する場合，福祉用具の選定，調整，使用方法の指導，モニタリングなどを通じて，福祉用具が適切に使用されるように助言・指導する人である．介護保険制度では福祉用具貸与事業所および福祉用具販売事業所に2名以上置くことが義務付けられている．福祉用具は他の居宅サービスと同様に，ケアプランの中に位置付けられて保険給付されるもので，ケアプランを作成する介護支援専門員と福祉用具専門相談員は，連携をとりながら福祉用具サービスを提供している．

5．法制度

- 身体障害児・者（以下，障害者）や高齢者が福祉用具の活用や住宅改修をする際には，「障害者総合支援法」（以下，総合支援法）と「介護保険法」の2つの法的制度を利用することができる．
- 具体的には，総合支援法により身体障害手帳を取得していれば「補装具費支給制度」と「日常生活用具給付等事業」が，介護保険法により要介護認定調査で要支援または要介護の認定を受けていれば介護保険制度の「福祉用具貸与または販売」と「住宅改修」が利用できる．総合支援法により身体障害者手帳を取得し，かつ介護保険法により要支援または要介護者の認定がある場合は，総合支援法による「補装具費支給制度」の品目と介護保険制度で貸与できる品目が同じ品目（車椅子，歩行器，歩行補助杖）を利用する場合，介護保険法における貸与を優先する．
- ただし，介護保険法で扱う貸与の既製品では日常生活の便宜を図る等が困難で，身体障害者更生相談所等で対象者の身体状況にあわせて個別に対応することが必要と判定または意見があった場合には，総合支援法による補装具費支給制度を利用することになる．

1）障害者総合支援法（補装具費支給制度）における福祉用具

(1) 制度の概要

- 障害者が日常生活を送るうえで必要な移動等の確保や，就労場面における能率の向上

を図ること，および障害児が将来，社会人として独立自活するための素地を育成助長することを目的として，身体の欠損または損なわれた身体機能を補完・代替する用具について，購入または修理に要した費用の額（基準額）を合計した額から，政令で定める額を控除して得た補装具費用を支給するものである．

（2）補装具の対象種目

- 補装具の対象種目は，補装具種目一覧（表6）の通りであり，次の各項目のいずれにも該当する必要がある．

  ①障害者等の身体機能を補完，または代替し，かつその身体への適合を図るように製作されたものであること．

  ②障害者等の身体に装着することにより，その日常生活において，または就労もしくは就学のために，同一の製品につき長期間にわたり継続して使用されるものであること．

  ③医師等による専門的な知識に基づく意見または診断に基づき使用されることが必要とされるものであること．

2）障害者総合支援法（日常生活用具給付等事業）の福祉用具

（1）制度の概要

- 日常生活用具を必要とする障害者の日常生活がより円滑に行われるための用具を給付または貸与すること等により，福祉の増進に資することを目的とした事業である．

（2）日常生活用具の対象種目

- 総合支援法の日常生活「用具」とは，表7の①～③までの要件をすべて満たし，表8のイ～への用途および形状のいずれかに該当するものをいう．

3）介護保険制度における福祉用具・住宅改修

（1）制度の概要

- 介護保険制度の福祉用具は，要介護者等の日常生活の便宜を図るための用具，および要介護者などの機能訓練のための用具，および要介護者等の機能訓練のための用具であって，利用者がその居宅において自立した日常生活を営むことができるよう助けるものについて，保険給付の対象としている．厚生労働大臣告示において表9に示すものを対象種目として定めている．

- この法律において「福祉用具貸与」とは，居宅要介護者について福祉用具のうち厚生労働大臣が定めるものの政令で定めるところにより行われる貸与をいう．

- 「特定福祉用具販売」とは，居宅要介護者について福祉用具のうち入浴または排泄を目的とするもの，その他の厚生労働大臣が定めるものの政令で定めるところにより行われる販売をいう．

（2）福祉用具の対象種目

①貸与種目

- ①車椅子，②車椅子付属品，③特殊寝台，④特殊寝台付属品，⑤床ずれ防止用具，⑥体位変換器，⑦手すり，⑧スロープ，⑨歩行器，⑩歩行補助杖，⑪認知症老人徘徊感知機器，⑫移動用リフト，⑬自動排泄処理装置がある．

表6 補装具種目一覧

(単位：円)

種目	名 称			R4購入基準	耐用年数
義肢（注1, 2）				470,000	1～5
装具（注1, 2）				86,000	1～3
座位保持装置（注1）				394,000	3
視覚障害者安全つえ	普通用	繊維複合材料		3,550	2
		木材		1,650	2
		軽金属		2,200	5
	携帯用	繊維複合材料		4,400	2
		木材		3,700	2
		軽金属		3,550	4
	身体支持併用			3,800	4
義眼	レディメイド			17,000	2
	オーダーメイド			82,500	2
眼鏡	矯正用（注3）	6D未満		17,600	4
		6D以上10D未満		20,200	
		10D以上20D未満		24,000	
		20D以上		24,000	
	遮光用	前掛け式		21,500	
		掛けめがね式		30,000	
	コンタクトレンズ			15,400	
	弱視用	掛けめがね式		36,700	
		焦点調整式		17,900	
補聴器（注4）	高度難聴用ポケット型			41,600	5
	高度難聴用耳かけ型			43,900	
	重度難聴用ポケット型			55,800	
	重度難聴用耳かけ型			67,300	
	耳あな型（レディメイド）			87,000	
	耳あな型（オーダーメイド）			137,000	
	骨導式ポケット型			70,100	
	骨導式眼鏡型			120,000	
車椅子	普通型			100,000	6
	リクライニング式普通型			120,000	
	ティルト式普通型			148,000	
	リクライニング・ティルト式普通型			173,000	
	手動リフト式普通型			232,000	
	前方大車輪型			100,000	
	リクライニング式前方大車輪型			120,000	
	片手駆動型			117,000	
	リクライニング式片手駆動型			133,600	
	レバー駆動型			160,500	
	手押し型A			82,700	
	手押し型B			81,000	
	リクライニング式手押し型			114,000	
	ティルト式手押し型			128,000	
	リクライニング・ティルト式手押し型			153,000	

平成18年厚生労働省告示第528号

種目	名 称			R4購入基準	耐用年数
電動車椅子	普通型（4.5km/h）			314,000	6
	普通型（6.0km/h）			329,000	
	簡易型	A 切替式		157,500	
		B アシスト式		212,500	
	リクライニング式普通型			343,500	
	電動リクライニング式普通型			444,400	
	電動リフト式普通型			725,100	
	電動ティルト式普通型			582,600	
	電動リクライニング・ティルト式普通型			1,016,100	
座位保持椅子（児のみ）				24,300	3
起立保持具（児のみ）				27,400	3
歩行器	六輪型			63,100	5
	四輪型（腰掛つき）			39,600	
	四輪型（腰掛なし）			39,600	
	三輪型			34,000	
	二輪型			27,000	
	固定型			22,000	
	交互型			30,000	
頭部保持具（児のみ）				7,100	3
排便補助具（児のみ）				10,000	2
歩行補助つえ	松葉づえ	木材	A 普通	3,300	2
			B 伸縮	3,300	
		軽金属	A 普通	4,000	
			B 伸縮	4,500	
	カナディアン・クラッチ			8,700	4
	ロフストランド・クラッチ			8,700	
	多脚つえ			6,600	
	プラットフォーム杖			24,000	
意思伝達装置	重度障害者用意思伝達装置	文字等走査入力方式			5
			簡易なもの	143,000	
			簡易な環境制御機能が付加されたもの	191,000	
			高度な環境制御機能が付加されたもの	450,000	
			通信機能が付加されたもの	450,000	
	生体現象方式			450,000	
内耳 人工内耳	人工内耳用音声信号処理装置修理			30,000	－

（注1）義肢・装具・座位保持装置の基準額については，令和2年度交付実績（購入金額）1件当たり平均単価を記載．（千円未満は四捨五入．令和元年度福祉行政報告例より．）
（注2）義肢・装具の耐用年数について，18歳未満の児童の場合は，成長に合わせて4カ月～1年6カ月の使用年数となっている．
（注3）遮光用としての機能が必要な場合は，30,000円とすること．
（注4）デジタル式補聴器で，補聴器の装用に関し，専門的な知識・技能を有する者による調整が必要な場合は2,000円を加算すること．

第13次改正　令和4年3月31日厚生労働省告示第129号

（厚生労働省）[5]

介入アプローチ方法　2

表7　総合支援法の日常生活「用具」の要件

①障害者等が安全かつ容易に使用できるもので，実用性が認められるもの
②障害者等の日常生活上の困難を改善し，自立を支援し，かつ，社会参加を促進すると認められるもの
③用具の製作，改良または開発に当たって障害に関する専門的な知識や技術を要するもので，日常生活品として一般に普及していないものであり，それぞれに対象要件がある．

(日本作業療法士協会，2021)[6]

表8　総合支援法の日常生活「用具」の用途および形状

イ）介護・訓練支援用具	特殊寝台，特殊マット
ロ）自立生活支援用具	入浴補助用具，聴覚障害者用屋内信号装置
ハ）在宅療養等支援用具	電気式たん吸引器，盲人用体温計
ニ）情報・意思疎通支援用具	点字器，人工喉頭
ホ）排泄管理支援用具	ストーマ装具
ヘ）居宅生活動作補助用具（住宅改修）	居宅生活動作等を円滑にする用具

(日本作業療法士協会，2021)[6] をもとに作成

②販売種目

- ①腰掛便座，②自動排泄処理装置の交換可能部品，③入浴補助用具，④簡易浴槽，⑤移動用リフトのつり具の部分がある．

③住宅改修の種類

- ①手すりの取り付け，②段差の解消，③滑りの防止，および移動の円滑化等のための床または通路面の材料の変更，④引き戸等への扉の取り替え，⑤洋式便器等への便器の取り替え，⑥その他①から⑤の住宅改修に付帯して必要となる住宅改修がある．

トピック

住宅改修時に気を付けたいポイント

- 家屋評価時は，複数の関係者が同席することがあるため，セラピストは，「いつも以上に無理をされていないかの見極め」が重要である．ギリギリでなく余裕がないと介助負担が増える．
- セラピストが提案する場合，例えば「①～⑤の手すりは必ず必要だと思います」「ただ，⑥～⑦の手すりは現状なくても大丈夫だと思いますが，必要かもしれないと考えられましたので提案しました．費用，住環境も含め考えておいてください」と一度でも転倒する可能性があるのであれば，伝えて考えてもらうようにする．

表9　日常生活用具参考例

種目		対象者
介護・訓練支援用具	特殊寝台	下肢又は体幹機能障害
	特殊マット	
	特殊尿器	
	入浴担架	
	体位変換器	
	移動用リフト	
	訓練いす（児のみ）	
	訓練用ベッド（児のみ）	
自立生活支援用具	入浴補助用具	下肢又は体幹機能障害
	便器	
	頭部保護帽	平衡機能又は下肢もしくは体幹機能障害
	Ｔ字状・棒状のつえ	
	歩行支援用具→移動・移乗支援用具（名称変更）	
	特殊便器	上肢障害
	火災警報機	障害種別にかかわらず火災発生の感知・避難が困難
	自動消火器	
	電磁調理器	視覚障害
	歩行時間延長信号機用小型送信機	
	聴覚障害者用屋内信号装置	聴覚障害
在宅療養等支援用具	透析液加温器	腎臓機能障害等
	ネブライザー（吸入器）	呼吸器機能障害等
	電気式たん吸引器	呼吸器機能障害等
	酸素ボンベ運搬車	在宅酸素療法者
	盲人用体温計（音声式）	視覚障害
	盲人用体重計	
情報・意思疎通支援用具	携帯用会話補助装置	音声言語機能障害
	情報・通信支援用具※	上肢機能障害又は視覚障害
	点字ディスプレイ	盲ろう，視覚障害
	点字器	視覚障害
	点字タイプライター	
	視覚障害者用ポータブルレコーダー	
	視覚障害者用活字文書読上げ装置	
	視覚障害者用拡大読書器	
	盲人用時計	
	聴覚障害者用通信装置	聴覚障害
	聴覚障害者用情報受信装置	
	人工喉頭	喉頭摘出者
	福祉電話（貸与）	聴覚障害又は外出困難
	ファックス（貸与）	聴覚又は音声機能若しくは言語機能障害で，電話では意思疎通困難
	視覚障害者用ワードプロセッサー（共同利用）	視覚障害
	点字図書	
排泄管理支援用具	ストーマ装具（ストーマ用品，洗腸用具） 紙おむつ等（紙おむつ，サラシ・ガーゼ等衛生用品） 収尿器	ストーマ造設者 高度の排便機能障害者，脳原性運動機能障害かつ意思表示困難者 高度の排尿機能障害者
住宅改修費	居宅生活動作補助用具	下肢，体幹機能障害又は乳幼児期非進行性脳病変

※情報・通信支援用具とは，障害者向けのパーソナルコンピュータ周辺機器や，アプリケーションソフトをいう．

（厚生労働省）[7]

演習課題 2

 臨床実習やOSCEにつながるヒント

- 実際のADLの介入では，幅広いアプローチ手段からアプローチを考えていく必要がある．機能を良くするということに焦点があたっていて治療的アプローチを中心に考える傾向の人がいるが，治療することだけが作業療法ではないので，クライエントのニーズに沿って柔軟に考えてみよう．
- 臨床で，自助具の導入や家屋改修等をした後に，全く使っていない方を見ることがある．導入する前に，本当に必要なのか，うまく使えるのか，本人は代償手段の導入に納得しているのかなど，しっかりと確認して代償的手段の導入を決めることが重要となる．

文献

1) 太田千尋：日常生活活動における関節可動域〔藤澤宏幸（編）：日常生活活動の分析 身体運動学的アプローチ 第2版〕．pp289-294，医歯薬出版，2020．
2) 花田恵介・他：左手に強い体性感覚障害のある慢性期脳卒中患者に対する能動的感覚再学習の試み―事例報告―．作業療法，40：503-511，2021．
3) 福山千愛・他：脳卒中回復期の高次脳機能障害に対するセルフアウェアネスに着目したアプローチ―事例報告―．作業療法，40：519-526，2021．
4) Csikszentmihalyi M（著），今村弘明（訳）：楽しみの社会学 改題新装版．p86，新思索社，2000．
5) 厚生労働省：補装具種目一覧（平成18年厚生労働省告示第528号）．https://www.mhlw.go.jp/content/12200000/000957689.pdf（2024年12月20日閲覧）
6) 日本作業療法士協会（編）：作業療法マニュアル72 生活支援用具と環境整備Ⅱ－IADL・住宅改修・自助具・社会参加―．日本作業療法士協会，2021．
7) 厚生労働省：日常生活用具給付等事業の概要．（別紙）厚生労働省告示第529号．https://www.mhlw.go.jp/general/seido/toukatsu/suishin/dl/04.pdf（2024年12月20日閲覧）
8) 厚生労働省：福祉用具・住宅改修に関する法令上の規程について．https://www.mhlw.go.jp/file/05-Shingikai-12301000-Roukenkyoku-Soumuka/0000094789.pdf（2024年12月20日閲覧）

演習課題

問題

両上肢に麻痺がなく，下肢筋力低下がみられる方が上り框を昇降する場合，手すりはどのようにつけると良いでしょうか．必要なものがあればそれも考えてみましょう．

③ ADL評価・介入理論の紹介

- ADLの評価・介入に理論が活用できることを理解する．
- ADLの評価・介入に活用できる各種理論について概略を理解する．

Question
- 各理論の対象になる対象者はどのような人か，あるいはどのような障害をもっているだろうか？
- 各理論はどのようなプロセス，機序でADLにアプローチしているだろうか？

Constraint-induced movement therapy（CI療法）

1. Constraint-induced movement therapy とは？

- Constraint-induced movement therapy（CI療法）は，1990年代前半に体系的なアプローチとして論文化され，1990年代後半から正確性の高い研究デザインの代表格であるランダム化比較試験を用いた効果検証を多く実施されてきたアプローチである．
- 伝統的なCI療法の対象者は，母指を含む3指のMP関節の10°と手関節の20°の随意伸展が可能な患者が対象とされていた．近年では，他のアプローチとの併用により，より重度の麻痺を有する対象者も含有するようになっている[1]．
- 伝統的なCI療法は，1日5，6時間の練習を10日間連続で実施するプロトコルを採用していた（近年は1日の練習時間が短い修正CI療法も登場し，効果を示している）[2]．また，練習中は，非麻痺手にミトンや三角巾といった道具を装着し，麻痺手のみを用い，対象者の目標を達成するための練習（課題指向型練習）と生活の大半をその状況で過ごすような手法が用いられてきた．
- しかしながら，日本への導入の際に，練習場面および日常生活における非麻痺手の拘束は，転倒のリスク等も懸念されるため，麻痺手の集中練習と両手動作練習の併用等をプロトコルのなかに含まれた経緯がある[3]．
- ただし，2010年以降には複数の研究[4,5]で非麻痺手の拘束の不要性を示すランダム化比較試験が複数示されたことから，現在は「麻痺手の使用に集中（拘束）する」という意味でConstraint-inducedの解釈がなされている[6]．

2．CI 療法のエビデンス

- CI 療法は，脳卒中後に生じる上肢麻痺に対するアプローチとしては最も堅牢で効果的なエビデンスを有するものの一つである．例えば，我が国の脳卒中治療ガイドライン[7] や American Heart / Stroke Association の発行するガイドライン[8] においても，強く勧められるアプローチの一つとして挙げられている．しかしながら，Heart & Stroke Foundation Canadian Partnership for Stroke rehabilitation の示す Evidence Based review of Stroke Rehabilitation[9] においては，急性期・亜急性期については従来法との比較において大きなアドバンテージはないともされており，まだまだ検討が必要である．

- 一方，Liu ら[10] は，急性期・亜急性期においても，1 日の練習時間を 2 時間未満に設定した低負荷の CI 療法は従来法よりも効果的であるといったシステマティックレビューとメタアナリシスの結果を示していることから，少なくとも急性期・亜急性期において，CI 療法を用いる際には 1 日の練習時間に対しては配慮が必要な可能性がある．

3．CI 療法の手続き

- Morris ら[6] は，CI 療法には 3 つのコンセプトが含まれているとしている．3 つのコンセプトとは，①麻痺手に対する集中的な練習，②反復的課題指向型練習，③集中練習によって獲得した身体機能を実生活に転移するための行動心理学的戦略（Transfer package），である．以下にそれぞれについて簡単に説明を加える．

1）麻痺手に対する集中的な練習

- これらについては，上記にも示した通り，様々な練習体系が開発されており，現在適切な練習量というものは明らかになっていない．しかしながら，1 日の練習回数を 420 回に設定する，より多くの練習時間が麻痺手の機能改善，実生活における麻痺手の使用行動の改善に寄与するとの報告があり，練習量はある一定数以上は必要ということが一般的な認識となっている．

2）反復的課題指向型練習

- CI 療法における課題指向型練習には Shaping と Task practice といった 2 つの手続きが含まれている．Shaping は作業の手段的利用にあたり，ペグやブロックの作業療法で一般的に使われる物品を利用して，異常な共同運動パターンを分離するためのアプローチである．Shaping の例を表 1 に示す．

- 次に Task practice は，作業の目的的利用にあたり，Shaping によって獲得した機能を，作業活動のスキルにつなげ，生活に転移するためのアプローチである．CI 療法の冒頭に立てた目標にかかわる作業や，実生活において使用が必要となる作業がその対象となる．作業そのものを利用することが多いが，その中で難易度調整の手段として，環境調整や自助具の使用等も積極的に行っていく．それらを通して，実際の作業の中で使えるスキルを養っていく．

4章 ADL の介入

表1 CI療法における Shaping と Task practice の例

	A：Shaping	B：Task practice
対象とする機能障害	①ピンチ力の低下，把持力の低下 ②上肢の近位・遠位の運動制御の問題	①上肢近位・遠位部の機能障害 ②把持力の障害 ③上肢遠位部の正確な運動制御の問題
使用する道具	0.5cm〜10cm程度の多種多様なブロック	①釘付きのまな板 ②安全包丁（手指が切れない幼児用のもの） ③セラピーパテ，食材（敷地内にある雑草などでもよい）
課題の設定	座位において机上に設置した，もしくは手渡しで渡したブロックを移動	①棚からすべての道具を両手で持ち運びする ②セラピーパテや食材を切る ③両手で後片付けをし，すべての道具を両手で棚に戻す
難易度調整		
難易度を上げる	①物品の大きさを変える ・母指の対立や手指伸展を目的とするならば，物品は大きいほうが難易度は高く，巧緻性を目的とするならば，物品は小さいほうが難易度は高い ②物品の重さを変える ・感覚障害が重度であるならば，若干重い物品のほうが難易度は低く，軽い物品のほうが難易度は高い．運動障害が重度であるならば，軽い物品のほうが難易度は低く，重い物品のほうが難易度は高い ③机上で高い位置，より遠くのポジションに移動する ④机上で低い位置，身体に近いポジションで移動する	①安全包丁をそのまま握って使う ②非麻痺手で食材を固定し，麻痺手で安全包丁を操作する ③雑草の根や根菜類 ④雑草の葉や葉野菜 ⑤チーズなどのソフトフード ⑥立位にて高い机で実施
難易度を下げる	①物品の大きさを変える ・母指の対立や手指伸展を目的とするならば，物品は大きいほうが難易度は高く，巧緻性を目的とするならば，物品は小さいほうが難易度は高い ②物品の重さを変える ・感覚障害が重度であるならば，若干重い物品のほうが難易度は低く，軽い物品のほうが難易度は高い．運動障害が重度であるならば，軽い物品のほうが難易度は低く，重い物品のほうが難易度は高い ③机上から，机下へ移動する ④ブロックを手渡しし，机下に移動する	①安全包丁のハンドルをパテや装具などで，持ちやすい形状に工夫する ②釘付きのまな板にセラピーパテや食材を固定し，麻痺手で安全包丁を操作する ③各種粘度をもっているセラピーパテを使用する ④座位にて低い机で実施

- ちなみに，Taub ら[11] の報告によると，CI 療法における課題指向型練習の内容をすべて Shaping にした群は，すべて Task practice にした群よりも機能改善がなされている．逆に，同じ研究の中で，すべて Task practice にした群は，すべて Shaping にした群よりも，実生活における麻痺手の使用行動が改善すると報告されている．

3）集中練習によって獲得した身体機能を実生活に転移するための行動心理学的戦略（Transfer package）

- Transfer package は CI 療法の本質ともいわれているアプローチである．近年，麻痺手に関する様々な介入が開発されているが，麻痺手の機能改善だけでなく，生活における麻痺手の使用行動の改善が重要視されている．

- Transfer package は「自己効力感（Self-efficacy）」や「認知された障害（Perceived barrier）」といった心理学的要因を基盤にもつ行動療法の一つである．このアプローチは，①毎日 MAL（Motor Activity Log）※の QOM（Quality of Movement）※を自己評価する，②麻痺手にかかわる日記をつける，③実生活で麻痺手を使用するために存在する障害を克服するための問題解決技法の指導，④対象者・介助者との麻痺手を練習や生活の中で使うことに関する契約を締結，⑤自宅での麻痺手の使用場面の割り当て，⑥自主練習の指導，⑦毎日の練習内容の記録，から構成される．

- Transfer package を課題指向き型練習と併用することで，実施していない群に比べ，有意な実生活における麻痺手の使用行動の改善を認めると報告されている．

4. まとめ

- 本稿では CI 療法の概論について解説を行った．あくまでも概論であり，これらのみで臨床で実施するには困難である．臨床にて実装する際には既刊されている成書[12]を読みつつ，実施するのが望ましいと思われる．是非，臨床における介入手段の一つとして，取り入れていただければ幸いである．

PAL（Pool Activity Level）

1. プール活動レベルとは

- プール活動レベル（Pool Activity Level：PAL）は，認知症や認知障害のある人がよりよい活動（日常生活活動，趣味等）を支援できるようにつくられている．

- PAL を用いることで，認知症や認知障害がある人の日常生活の観察からその人の活動能力や制限を推定し，その活動の支援方法を検討できる．この支援方法を作業療法だ

※ MAL（Motor Activity Log）：脳卒中後に上肢麻痺を有した対象者が，その麻痺手を生活内でどの程度使っているか（Amount of Use：使用頻度），どのくらい使いやすいのか（Quality of Movement）を主観で答えるアウトカムである．その他の日常生活評価とは異なり，麻痺手に特化したアウトカムとされている．海外の研究では，Fugl-Meyer Assessment や Action Research Arm Test と並び，頻用されている．

※ QOM（Quality of Movement）：Amount of Use と並ぶ，Motor Activity Log の下位尺度である．脳卒中を有した対象者が，日常生活活動において，自身の麻痺手がどの程度使いやすかを6件法［0点：全く使っていない（使えない）〜5点：脳卒中発症前と同等に使いやすい］で評価するものである．なお，Amount of Use は，自身の麻痺手をどの程度使っているかについて，（0点：全く使っていない〜5点：脳卒中発症前と同様に使用している）の6件法で評価するものである．

4章 ADLの介入

けでなく他職種や家族などの支援者とともに共有し，対象者のより充実した活動ができるようにアプローチする．
- PALは英国の作業療法士プール（Pool）が作成し，英国では認知症の国立臨床実践ガイドライン（2006）で，日常生活活動を支援する際のツールとして推奨されている．

2．理論の特徴

- PALの主な対象者はアルツハイマー型認知症などの高齢期における認知障害がある対象者に用いられる．また，観察による評価が中心になるため，机上の検査が困難な対象者にも有用である．
- PALの一つのツールであるPALチェックリストは，日常生活の対象者の活動をみることができる人であれば誰でも評価できる簡便な評価である．
- 作業療法士だけでなく他職種で使用できるようにかなり簡素化されたツールであるため，実習や新人教育といった初学者が臨床で活用できる有用なツールである．
- PALの背景理論にはAllenの認知能力障害モデル（機能的情報処理モデル）がある．認知能力障害モデルは高齢期の認知能力，活動能力，社会交流技能の段階的低下を示した．PALはこのモデルを背景理論としている．この認知能力障害モデルはPiagetの発達段階の逆のモデルとされており，子どもが発達により獲得していく認知能力，社会的能力の逆をたどり，高齢者は能力が低下していくことに着目した理論である．

3．臨床での使い方

- PALの手順を整理すると以下のようになる．評価の段階として，意味のある作業を選択し，能力を評価し，介入として支援方法について活動プロフィールやガイダンスシートを参考に考えていく（図1）．
- PALは日常生活で行われる9種類の活動（着衣，食事など）からなるPALチェックリストを用いて評価することで，対象者の能力を4つの活動レベルに分けることができる．

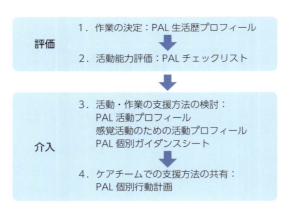

図1　PALの手順

- 分けられる活動レベルは，レベルの高いほうから，計画活動レベル，探索活動レベル，感覚活動レベル，反射活動レベルの4段階である．それぞれの活動レベルの特徴を紹介する（図2）．
- 分けられた能力に応じた支援方法を探るためのツールとして，活動プロフィールやガイダンスシートがある．それらを用いて，対象者の日常生活活動等の支援をどのよう

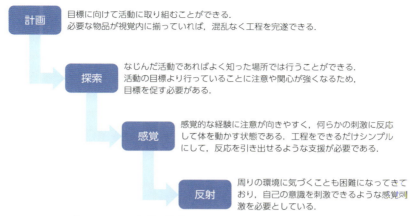

図2　PALで分けられる4段階の能力

にすればよいかについて，その環境や声かけ，活動の単純化の方法などのヒントを手に入れることができる．
- 実臨床では対象者の能力は変動もあり，活動によっても違いがあるため，必ずしも4段階に分かれるわけではない．また，4段階は大まかな分け方であるため，実際にPALで得られたヒントを介入に活かして，実際に活動を行ってもらいながら，よい支援方法を見つけることが重要である．

4．まとめ

- PALの書籍[13]が発刊されており，その中でチェックリストや活動プロフィールが掲載されている．さらなる学習や臨床での活用のためにはそちらを参照されると有用である．
- 観察を主体にしており難しい技術や複雑な知識が必要でないことから，臨床でも導入しやすい．そのため，まずは臨床で使ってみることが，よりよい学習経験となると考える．

CO-OP

1．CO-OPとは

- 日常作業遂行に対する認知オリエンテーション（Cognitive Orientation to daily Occupational Performance：CO-OP）は，運動スキルの習得が苦手な子ども（発達性協調運動症：DCD）に対するアプローチとして，カナダの作業療法士であるHelen Polatajkoによって開発された．
- CO-OPとは「**ストラテジー***の使用とガイドされた発見の過程を通じたスキル習得を

可能にする，クライエント中心の遂行を基盤とした問題解決アプローチ」である．

- DCDの国際推奨[14]においては，最も高いエビデンスレベルと推奨グレードの活動・参加レベルのアプローチに位置付けられている．

2. 理論の特徴

- DCDのある子どもに対して開発されたが，自閉スペクトラム症，脳性麻痺を有する子どもに対しても応用されている．また，成人脳卒中，軽度認知機能障害を有する高齢者にも応用されている．
- CO-OPの目的は4つある．それは，①**スキル習得**，②**ストラテジーの使用**，③**般化**（習得したスキルを別の文脈で使用すること），④**転移**（習得したスキルを異なる課題に応用すること）である．

3. 臨床での使い方

- CO-OPのプロセスは5つに分けられる．それは，①クライエントにCO-OPを紹介する，②目標設定，③ベースラインの設定（介入前評価），④遂行スキルの発展，⑤変化の測定（介入後評価）である（表2）．
- ①「クライエントにCO-OPを紹介する」では，**作戦会議**を行い，発見した作戦を用いて練習するなど，要点を的確に説明することや，視覚化（図3）することで理解を得られるように工夫する．
- ②「目標設定」では，**カナダ作業遂行測定**（COPM）を用いて目標を設定する．目標は3つ設定することが推奨されている．
- ③「ベースラインの設定」では，**遂行の質評定スケール**（PQRS）を用いて遂行の質を評価する．なお，PQRSは作業療法士が作業遂行を観察し，遂行の質を1〜10点で採点するものである．
- ④「遂行スキルの発展」は最も重要なステップである．まず，**ダイナミック遂行分析**（DPA）を用いて遂行の問題を分析する．3段階からなり，①モチベーションの問題，②課題の知識の欠如，③遂行能力の問題（人―作業―環境），で分析を行う．
- その後，クライエントに**グローバルストラテジー**（GS）を教え，それを用いて遂行がうまくなるための作戦会議を行う．なお，グローバルストラテジーとは問題解決の枠組みであり，「**目標―計画（作戦）―実行（練習）―確認**」の流れを指す．
- GSの計画で特定したクライエント特有のストラテジーを**領域特異的ストラテジー**（DSS）という．DSSは教えるのではなく，**効果的な質問**を通してクライエントが発見

---

*ストラテジー：学習や問題解決，実行するための行動計画
▶発達性協調運動症：Developmental Coordination Disorder（DCD）
▶カナダ作業遂行測定：Canadian occupational performance measure（COPM）
▶遂行の質評定スケール：Performance Quality Rating Scale（PQRS）
▶ダイナミック遂行分析：Dynamic Performance Analysis（DPA）
▶グローバルストラテジー：Global Strategy（GS）
▶領域特異的ストラテジー：Domain Specific Strategy（DSS）

表2 CO-OP の流れ

CO-OP の流れ	詳　細
1　クライエントに CO-OP を紹介する	・Cl. に CO-OP の理解が得られるよう説明する
2　目標設定	・COPM を用いて目標設定（面接評価）を実施する
3　ベースラインの設定（介入前評価）	・PQRS を用いて遂行の質を観察評価する
4　遂行スキルの発展	・Cl. はストラテジーを使用しながら練習する ・OT はかかわりのテクニックを使用して可能化をガイドする 　1）DPA を用いて遂行の問題点を分析する 　2）ストラテジーの使用 　　a）Cl. に GPDC を伝える 　　b）Cl. は GPDC を使用する 　　c）Cl. は DSS を特定する 　3）ガイドされた発見 　　・Cl. が DSS を発見できるように OT は効果的な質問をする 　4）可能化の原理 　　・Cl. の学習が促進し，般化・転移にも導く 　5）重要他者の参加 　　・保護者等に協力を依頼しホームプログラムを提供する
5　変化の測定（介入後評価）	・COPM／PQRS の再評価を実施する

COPM：カナダ作業遂行測定，PQRS：遂行の質評定スケール，Cl.：クライエント，OT：作業療法士，GPDC：目標─計画─実行─確認，DSS：領域特異的ストラテジー．

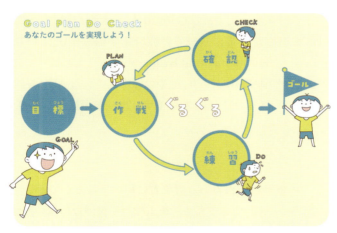

図3　目標─計画─実行─確認　　　　　　　　　　　　　　　　　　（塩津，2021）[15]

できるようにガイドする．そして，とにかく楽しく，賞賛や励ましなどでクライエントを勇気づけ，可能化に導いていくことが重要である．また，習得したスキルは異なる文脈や課題にも応用することを促すことも重要である．

- ⑤「変化の測定」では，COPM と PQRS を再評価し，CO-OP によって作業遂行が主観的・客観的にどれだけ変化したかを検証し終了する．

4. まとめ

- より深く学び活用するには，刊行されている CO-OP の書籍[15, 16]で，より詳細に学ぶことを推奨する．また，International Cognitive Approaches Network（ICAN）という団体が認定セラピスト制度を設けており，認定を受けることでより実践的に学ことができる．

A-ONE

1. Árnadóttir OT-ADL 神経行動学的評価法とは

- Árnadóttir OT-ADL 神経行動学的評価法（Árnadóttir OT-ADL Neurobehavioral Evaluation：A-ONE）は，作業療法士が日常生活と機能障害（神経行動学的障害）との関連性を推論できるよう作られている．
- A-ONE を用いることで，ADL の自立度と，どの機能障害（神経行動学的障害）がどのように日常生活に影響を及ぼしているかが明らかとなり，その後の支援に役立つ重要な情報を得ることができる．
- A-ONE は，アイスランドの作業療法士である Guðrún Árnadóttir 氏によって作成され，近年では「ADL に焦点を当てた作業に基づく神経行動学的評価法（A-ONE：ADL-focused Occupation based Neurobehavioral Evaluation）」とも呼ばれている．
- A-ONE の使用方法として 3 つの Path があり，従来の標準化された ADL 評価（Path1），A-ONE の視点を使った ADL 以外の活動の評価（Path2），測定法としての ADL 評価（Path3）がある．

2. 理論の特徴

- A-ONE は，16 歳以上の中枢神経障害のある対象者に用いることができる．観察による評価が中心で，実施課題が ADL であるため，机上検査や複雑な指示の理解が困難な対象者にも利用できる．
- A-ONE の評価シートは，遂行分析（作業遂行の質の評価）と課題分析（作業遂行障害の原因の分析）を対比して行えるよう構成されており，ADL の自立度と自立を妨げる原因となる機能障害（神経行動学的障害）を同時に考えるのに役立つ．
- A-ONE の背景理論には，「神経行動（Neurobehavior）」がある．神経行動は，神経学的機能を反映するすべての行動であり，課題を遂行するために必要な神経学的心身機能が含まれる．入力された様々な刺激（視覚，聴覚，触覚など）が中枢神経系のメカニズムによって処理され，反応（運動，発話，情動など）が生じ，それらの反応から生じた新たな刺激が入力されるという循環によって示すことができる（図 4)[17]．
- A-ONE は，5 日間の認定評価者会講習会で実施方法を習得し，妥当性と信頼性のある

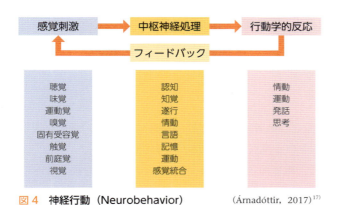

図4 神経行動 (Neurobehavior)　　(Árnadóttir, 2017)[17]

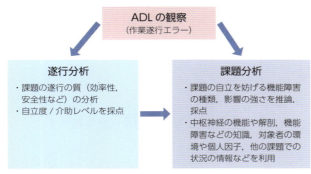

図5 A-ONE で行われる分析

状況で使用されている.

3. 臨床での使い方

- A-ONE は ADL の観察型「評価法」であるため，作業療法過程の「評価」や「再評価」で用いることができる.
- A-ONE では，食事，整容と衛生，更衣，起居移乗と移動，コミュニケーションの5領域・22課題を観察し，「遂行分析」と「課題分析」を行う（図5）.
- 「遂行分析」では，観察された「作業遂行エラー（他者からの支援が必要，作業が完遂されない，完遂されたが遂行に疑問がある，といった状況）」から ADL の遂行レベルと作業遂行の「質」の分析を行う．この分析では，遂行レベルを5段階（自立，見守り，言語的介助，身体的介助，全介助）に評定する.
- 「課題分析」では，課題遂行中に見つけられた「作業遂行エラー」の原因について，どの機能障害（神経行動学的障害）がどのように影響を及ぼしているか，推論を行う．推論では複数の課題の状況を考慮しながら神経学的知識，機能障害のパターン等を加味して，特定の機能障害を同定していく．機能障害（神経行動学的障害）の評定には2つの神経行動学的障害尺度（特異的神経行動学的下位尺度，広範的神経行動学的下位尺度）を用い，採点はそれぞれ5段階（自立，見守り，言語的介助，身体的介助，

全介助），2 段階（影響あり，影響なし）で行われる．

- 2 つの分析の結果から，対象者の ADL の自立を妨げる機能障害と必要な介助レベル（介助方法）が明らかとなるため，その後の支援方法のヒントを手に入れることができる．

4. まとめ

- A-ONE を使用するには認定評価者講習会を受ける必要があるが，活動を観察して機能障害との関連性を考えるという視点は臨床において有用である．
- 機能障害の有無ではなく，機能障害の活動や参加に対する影響を捉えるという作業療法士独特の視点は，多職種の中で作業療法士の役割を示すのに効果的である．

認知行動療法

1. 認知行動療法とは

- 認知行動療法（Cognitive Behavior Therapy：CBT）とは，物事の「考え方」や「捉え方」を修正することで，症状を軽減し，より適応的な行動を獲得することを目指す精神療法の一つである．
- 認知行動療法の対象は，うつ病，パニック障害，強迫性障害などの精神疾患が中心となるが，糖尿病などの生活習慣病や慢性腰痛に対してなど，様々な疾患へ応用されている．
- 近年，身体障害領域の作業療法実践にも応用されている[18]．
- 特に ADL へのアプローチは，課題に対する対象者の自信や，「うまくやれる」という自己効力感といった心理状態が大きく影響するため，認知行動療法を併用することによる心理面の改善が治療効果を高めることに寄与する．

2. 理論の特徴

- Beck が考案したうつ病を対象とした「認知療法」や，学習理論に基づいた「行動療法」に理論的基盤をもち，現在は様々な種類の認知行動療法が展開されている[19]．
- ある出来事に対して，その場で瞬間的に浮かぶ考えを「自動思考（automatic thought）」と呼び，自動思考を生み出す元になっている考え方のくせや傾向を「スキーマ（schema）」とし，認知行動療法ではこの「自動思考」や「スキーマ」の特性を対象者自身が認識できるようサポートすることが重要となる．
- 精神疾患を抱えている患者や，身体障害によるうつ状態にある患者は，自己効力感が低くなりやすく，ストレスを感じるような出来事に対し，悲観的に捉えやすい．
- 例えば，うつ状態にある対象者は，「うまくいくはずがない」「もう何もかも駄目だ」「周りに迷惑をかけている」といったネガティブな思考に陥りやすく，日常生活活動に対する意欲も低下する．

- 認知行動療法では，このようなネガティブ認知や捉え方を変えていき，適応的思考を身に付け，自己効力感を向上させて，行動を変容させていくことを目指す．

3. 臨床での使い方

- 認知行動療法の基本的な流れを図6に示す．
- 認知行動療法は，「自動思考」やその背後にある「スキーマ」に気づくことから始まる．
- 日々の抑うつ感などの感情を記録したり（活動記録表），自身の考え方や捉え方の傾向を検討するためのコラム法を用いたりしながら，ありのままの認知の仕方を気づくことを，セラピストとの共同作業で行う．
- コラム法は，具体的な出来事が起こった場面を取り上げ，「出来事」「感情」「自動思考」「自動思考の根拠」「反証」「変化」の7つの項目を対象者とセラピストとともに検討する方法である．
- 思い込み，否定的な予測，過小評価，自責感，短絡的思考など，対象者の特徴的な自動思考を明らかにすると同時に，ポジティブな側面を取り上げたり，様々な視点で捉え直したりすることを目指す．
- 具体的には，正しい疾患に対する知識を身に付ける「心理教育」，認知を修正する「認知再構成法」，対象者にあわせたストレス対処法を獲得する「ストレスマネジメント」，ストレスが起きる状況を設定し具体的な対処を獲得する「ロールプレイ」などを用いて支援を行う．
- 障害をうまく受容できていない対象者にとっては，自身の認知傾向に気づくプロセスは，時に大きな心理的負担を伴い，様々な心理的な防衛反応が起こることもある．
- 実際の導入にあたっては，障害受容の程度，自我機能，現実検討能力を慎重にアセスメントしたうえで，丁寧なインフォームドコンセントが必要不可欠であり，何より良好な患者・セラピスト関係が基盤にあることが重要である．

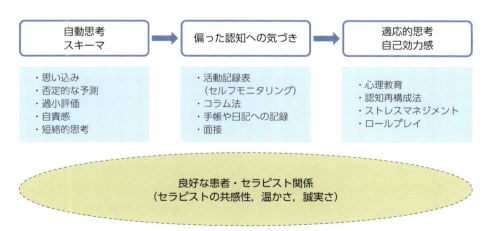

図6 認知行動療法の流れ

人間作業モデル（MOHO）

1. 人間作業モデルとは

- Kielhofner（1949 〜 2010 年）によって開発された**人間作業モデル**（Model of Human Occupation：以下，**MOHO**）は，人がある作業に動機付けられて役割を担い，その作業を繰り返すことにより習慣が生まれ，それが継続すると，自分の能力が高まり，その能力に対する主観的認識も高まるという一連の作業行動の過程を，環境との相互交流から説明するモデルである．

- MOHO は年齢，性，人種，障害の有無にかかわらず，あらゆる人を対象としている．

- 実践モデルの MOHO は，40 年以上にわたって作業療法の分野において，最も広く引用され利用されてきたクライエント中心の作業に焦点を当てた概念的実践モデルである[20]．米国のランダムサンプリングによる全国調査によると，臨床では 80％以上の作業療法士が MOHO を使用しているといわれている[22]．

- MOHO は，セルフケアが習慣として定着しているのか，家事などの IADL が家庭内役割として遂行され継続されているのか，ADL 遂行の能力に対する自己の信頼性があるかなどといった ADL 評価・介入の本質を捉える視点をもつ．なお，MOHO[20, 22] では，国際生活機能分類(ICF)との対比を通して ADL の側面を詳細に理解することができる．

2. 理論の特徴

- MOHO は**全体理論**（grand theory）[23] といって，作業療法の求められる現象のあらゆる段階について，目標と介入を行う一連の作業療法過程を網羅するものである．したがって，作業療法の開始からその終了までを捉えることができる．

- また，臨床に即した実践，作業に焦点を当てた実践，クライエント中心の実践などの特徴をもつ[20]．

- MOHO は人間を，**意志**（volition），**習慣化**（habituation），**遂行能力**（performance capacity）および**環境**（environment）の相互作用と捉えている．

- 意志は，これまでの経験を解釈して行動の可能性を予測し，作業を選択しようとする動機付けのことである．意志を構成する要素として，**個人的原因帰属**，価値，興味がある．

- 習慣化は，慣れ親しんだ環境や文化の中で首尾一貫した自動化された行動パターンのことである．習慣が定着するためには，どのような役割を担っているかが重要であり，勤労者，養育者，家庭生活維持者，家族の一員，趣味人など 10 の役割がある．

- 遂行能力は，行動が繰り返されることにより，身体的・精神的能力がどれくらい向上するかという客観的構成要素である心身機能構造と，その心身機能構造の状態をクラ

▶人間作業モデル：Model of Human Occupation（MOHO）

イエントがどのように捉えるかという主観的構成要素がある．

- 環境は，人が環境に自己をあわせようと意識したり，人の行動を継続するために環境を調整したりすることとして機能する．意志，習慣化が首尾よく機能するためには環境は重要ある．
- MOHO はクライエントを身体的および精神的側面や，要素に還元して解釈するのではなく，人間を全体的（holistic）に捉えることで，その人間システムの立ち居振る舞いをも解釈しようとする．

3. 臨床での使い方

- 最初に，これからどのような作業を行いたいか，それを行うためにはどのような障壁があるか，その解決にはどのような方法があるかをクライエントとの対話を通して，一緒に情報収集する．
- 対話の中で得られた視点をより詳細に理解するために，MOHO の評価を用いる．
- 対話や MOHO の評価結果を用いて，クライエントに，その状況を説明する．
- 目標と介入戦略，介入のモニタリング，成果をクライエントと共有する．
- MOHO の評価は，自己報告，観察，面接，情報収集の評価に分類され，MOHO の意志，習慣化，遂行能力などの側面に関与する．MOHO には，作業に焦点を当てた多くの評価がある．次にその一部を示す．
- **作業に関する自己評価**（Occupational Self Assessment version 2：**OSA-Ⅱ**）は，生産的で満足している作業行動パターンの維持と，作業の重要度の確認，そして，作業の適応や不適応についての環境の影響を評価する．
- **興味チェックリスト**（Interest Checklist）は，68 の活動に対し過去 10 年および昨年 1 年の興味のレベルと現在行っているか，将来行いたいかを問い，動機付けの高い活動を知る．
- **役割チェックリスト**（Role Checklist）は，学生，勤労者，ボランティア，養育者，家庭生活維持者，友人，家族の一員，宗教信仰者，趣味人あるいは愛好家，組織の参加者の 10 の役割について，過去，現在，将来の頻度と価値を評価する．
- **意志質問紙**（Volitional Questionnaire：VQ）は，価値，興味，個人的原因帰属を反映する行動を示す 14 項目に基づき行動を観察し，4 件法にて行動の動機付けの水準を評価する．
- **コミュニケーションと交流技能評価**（Assessment of Communication and Interaction Skills：ACIS）は，観察により他者とのかかわりを評価するもので，身体性，情報の

▶作業に関する自己評価：Occupational Self Assessment version 2（OSA-Ⅱ）
▶興味チェックリスト：Interest Checklist
▶役割チェックリスト：Role Checklist
▶意志質問紙：Volitional Questionnaire（VQ）
▶コミュニケーションと交流技能評価：Assessment of Communication and Interaction Skills（ACIS）
▶作業遂行歴面接 第 2 版：Occupational Performance History Interview（OPHI-Ⅱ）

交換，関係についての20項目を4件法で評価する．

- **作業遂行歴面接 第2版**（Occupational Performance History Interview：OPHI-Ⅱ）は，クライエントの作業に焦点を当てた生活史を知るための半構成的面接評価である．役割，日課，作業行動場面，活動選択と作業選択，重大な人生の出来事などを尋ねる29項目について4件法で評価し，最後に，ナラティブスロープを作成する．
- これらの評価により，**作業適応**（occupational adaptation），すなわちクライエントの環境と時間経過によって変化する**作業同一性**（ocupational identity）と**作業有能性**（occupational competence）について整理し，MOHOにおいて，うまく機能していない側面について，全体を概観しながら介入する．
- 作業同一性は役割と人間関係，価値，自己概念，個人的欲求，目標などであり[24]，人の作業参加の個人史から作り出されるもので，自分は何者であり，どのような作業的存在になりたいかという複合的な認識である[25]．作業有能性は，成功した作業同一性に対する主観的な意味である[25]．

4. まとめ

- MOHOは，クライエント中心のアプローチにより，一人ひとりの動機付けは何か，どのように作業を選択し，日常生活を確立していくのか，そして環境がどのように作業行動に影響を与えるのかを探求している[20]．
- MOHOの構造は，一見すると複雑にみえるが，多くの作業療法士が行う作業療法実践そのものである．
- このモデルに基づくことにより，作業療法士が実践に迷わないようにナビゲートし，医療保険や介護保険の妥当性，再現性，有効性を明確にすることができる．

臨床実習やOSCEにつながるヒント

- ここで紹介しているのは理論の概略でしかない．そのため，より深く理論を学習するためには他の本を読んだり，詳しい先生に教えてもらうなどして，より実践に有用な意義のある学習にしていこう．
- 作業療法領域で使われる理論は数多く存在し，本書で取り扱っているものだけではない．広く多くの理論の概略を知っておき，対象者や状況によってさらに深く理論を学び，適応していくことで臨床実践を豊かにしていこう．

ADL 評価・介入理論の紹介 **3**

引用文献

1) Uswatte G, et al：Rehabilitation of stroke patients with pkegic hands：Randomized controlled trial of expanded constraint-induced movement therapy. Restor Neurol Neurosci, 36：225-244, 2018.

2) Page SJ, et al：What are the "ingredients" of modified constraint-induced therapy? An evidence-based review, recipe, and recommendations. Restor Neurol Neurosci, 31：299-309, 2013.

3) Hosomi M, et al：A modified method for constraint-induced movement therapy：a supervised self-training protocol. J Stroke Cerebrovasc Dis, 21：767-775, 2012.

4) Bragardh C, et al：A 1-year follow up after shortened Constraint-Induced Movement therapy with and With out Mitt Poststroke. Arch Phys Med Rehabil, 91：460-464, 2010.

5) Krawczyk M, et al：Effects of sling and voluntary constraint during constraint-induced movement therapy for the arm after stroke：a randomized, prospective, single-centre, blinded observer rated study. Clin Rehabil, 26 (11)：990-998, 2012.

6) Morris DM, et al：Constraint-induced movement therapy：characterizing the intervention protocol. Eura Medicophys, 42：257-268, 2006.

7) 松野悟之, 他：脳卒中治療ガイドライン 2021 におけるリハビリテーション領域の動向. 理学療法科学, 37：129-141, 2022.

8) Winstein CJ, et al：Guidelines for adult stroke rehabilitation and recovery：a guideline for healthcare professionals from the American Heart Association/American Stroke Association. Stroke, 47 (6), e98-e169, 2016.

9) Teasell R, Hussein, N：Stroke rehabilitation clinician handbook：Motor rehabilitation. Motor Rehabilitaiton (Upper Extremity), 2020. Im Internet. http://www.ebrsr.com/clinician-handbook (2024 年 12 月 20 日閲覧)

10) Liu XH, et al：Constraint-induced movement therapy in treatment of acute and sub-acute stroke：a meta-analysis of 16 randomized controlled trials. Neural Regen Res, 12：1443-1450, 2017.

11) Taub E et al：Method for Ennhancing Real-world use of more affected arm in chronic stroke：Transfer package of Constraint-induced movement therapy. Stroke, 44 (5)：1383-1388, 2013.

12) 竹林 崇：上肢運動障害の作業療法―麻痺手に対する作業運動学と作業治療学の実際. 文光堂, 2018.

13) Jackie Pool (著), 小川真寛・他 (訳)：プール活動レベル 認知症をもつ人の活動評価から個別支援まで. 医歯薬出版, 2017.

14) Blank R, et al：International clinical practice recommendations on the definition, diagnosis, assessment, intervention, and psychosocial aspects of developmental coordination disorder. Dev Med Child Neurol, 61 (3)：242-285, 2019.

15) 塩津裕康：子どもと作戦会議 ―CO-OP アプローチ入門. クリエイツかもがわ, 2021.

16) ヘレン・J・ポラタイコ・他 (著), 塩津裕康・他 (監訳)：子どもの「できた！」を支援する CO-OP アプローチ―認知ストラテジーを用いた作業遂行の問題解決法. 金子書房, 2023.

17) Árnadóttir G：A-ONE Training Course Lecture Notes, 2017. (A-ONE 認定評価者講習会指定テキスト, 非売品)

18) 大嶋伸雄 (編)：患者力を引き出す作業療法―認知行動療法の応用による身体領域作業療法―. 三輪書店, 2013.

19) J.H. Wright, et al (著), 大野 裕 (訳)：認知行動療法トレーニングブック. 医学書院, 2007.

20) Renee TR, Bowyer P, Fisher G：Kielhofner's Model of Human Occupation - Theory & Application - 6h ed, Wolters Kluwer Health, 2023.

21) Taylor R (編著), 山田 孝 (監訳)：キールホフナーの人間作業モデル―理論と応用―第 5 版. 協同医書出版社, 2019.

22) Lee SW, et al：Theory use in practice：A national survey of therapists who use the Model of Human Occupation. Am J Occup Ther, 62：106-117, 2008.

23) Reed KL：Theory and reference. Willard and Spackman's Occupational Therapy 9th ed. pp521-524, Lippincott Williams & Wilkins, 1988.

24) Christiansen CH：Defining lives：Occupation as identity：An essay on competence, coherence, and the creation of meaning. Am J Occup Ther, 53：547-558, 1999.

25) Kielhofner G (編著), 山田 孝 (監訳)：人間作業モデル―理論と応用―第 4 版. 協同医書出版社, 2012.

参考文献

【A-ONE】

1) 松原麻子：A-ONE. pp138-147, メジカルビュー社, 2020.

2) Árnadóttir G：Stroke rehabilitation, 5ed. pp556-592, Elsevier Philadelphia, 2021.

5章

疾患別の ADL

1 脳卒中

- 脳血管障害患者のADL障害の特徴について説明できる．
- 脳血管障害患者のADL評価の視点について説明できる．
- 脳血管障害患者のADL障害への作業療法介入について説明できる．

Question
- 脳血管障害患者の食事を評価する際の視点にはどのようなものがあるか？
- 片麻痺患者の着衣では麻痺側から通すのはなぜか？
- 脳血管障害患者のADLにおいて，入浴の自立が難しいのはなぜか？

脳血管障害患者のADL障害像

- 脳血管障害には，脳梗塞，脳出血，クモ膜下出血，脳動静脈奇形からの頭蓋内出血が含まれ，脳梗塞は臨床病型の観点から心原性脳塞栓症，アテローム血栓性脳梗塞，ラクナ梗塞に分類される．
- 脳血管障害といっても，損傷された脳部位により症状は異なる．運動麻痺，高次脳機能障害，失調，嚥下障害，構音障害，感覚障害などがあるが，本項では多くの場合が有する片麻痺の患者を想定する．
- 片麻痺患者のADLの特徴としては，片手でのADL遂行を行う必要があることと，健側上下肢や体幹を代償的に用いながら，基本動作を行う必要もあることである．
- 麻痺側上肢の運動機能は実用レベルまで改善しないことが多く，これまで両手で行ってきたADLを片手で行うために，新たな手順の再学習が必要である．必然的に道具を持ち替えることが増えるため，置いたり，操作したりするために広い作業場が必要となる．
- 健常者が手で道具を使う際には，一方が保持，一方が操作を行う組み合わせで物を扱っていることが多い（例えば，左手で上着を持ち，右手を右袖口に滑り込ませる，左手で歯ブラシを持ち，右手で歯磨きチューブを絞る）．片麻痺患者はこれを片手で行う必要があるため，保持の機能を代償する必要がある（例えば，膝の上で右袖をあらかじめ開いておく，歯ブラシを洗面台に置いたままチューブを絞る）．
- 基本動作では，麻痺側を非麻痺側で適切に扱うことが必要となる．寝返りや起き上がりの動作開始の際に，麻痺側上下肢が置き去りにならないように，健側上下肢で準備

脳卒中 1

をする必要がある．また，トイレや入浴といった重心移動の大きい動作を伴う際，非麻痺側の下肢，体幹，そして手すり等を持った非麻痺側上肢を用いて，動作の進行に応じて，継続的にバランスを保つ必要がある．

脳血管障害患者の ADL 評価

- 脳血管障害患者に対する評価方法は Functional Independence Measure（FIM），Barthel Index（BI），Assessment of Motor and Process Skills（AMPS）が多く使用されている[1]．急性期では，簡便な BI を用いることが多く，回復期以降においては，BI よりもさらに詳細な変化を追える FIM を用いることが多い．
- また，対象者の作業のニーズが ADL/IADL であれば，AMPS を用いて，作業遂行を観察して評価することもできる．いずれにしても，ADL を観察により評価することが基盤となり，介入に発展させるためには，人–環境–作業の観点で作業遂行を分析することが重要である．

脳血管障害患者の ADL 介入

- 急性期，回復期において早期からの集中的リハビリテーションが ADL の改善に有効である[2]．また，複数のシステマティックレビューにより，脳血管障害患者は作業療法介入を受けることにより，受けていない患者に比べて ADL 能力の改善があることが示されている[3, 4]．
- 静的座位が安定してくれば，車椅子座位での食事や整容などの活動が片手動作で比較的可能となってくる．さらに動的座位が安定してくれば，上衣の更衣も開始できる．また，手すりを使用して立位が可能となってくれば，トイレ動作の練習も検討する．入浴は滑りやすい環境であり，温度・湿度の変化や，上下方向や水平方向の重心移動が多く，更衣，洗体など複数の活動を伴うため，疲労しやすく，難易度が高い活動であることから，介入のタイミングは慎重に検討すべきである．

1. 食事

- 座位にて，非麻痺側上肢を使用して遂行が可能なため，延髄外側症候群（Wallenberg 症候群）などによる嚥下障害がなければ，他の ADL に比較すると，早期自立の可能性が高い．生命維持にかかわる ADL であるため，未自立であれば早期にかかわるべきであり，かつ，嚥下状態に応じた食物形態の変化や，食具の変更，遂行の質を考えると作業療法士が継続してかかわる必要がある．
- 介入の概要としては，座位姿勢の調整（ギャッジベッド，椅子，車椅子）や，嚥下のタイミングや口への取り込みのペース，適切な一口量を指導し，道具操作の練習や，

217

必要に応じて集中できる食事環境の設定を行う．実際の食事場面での評価と介入が重要であり，多職種と連携して毎食の状況を把握し，介入方針を統一することが必要である．

1）食事姿勢

- 食事姿勢は，嚥下や上肢のリーチ動作に影響する．足底が床に設置し，骨盤は軽度前傾位で，体幹が正中位を保ち，頸部が軽度前屈し，リラックスした姿勢をとれるようポジショニングを行う．
- 片麻痺患者では麻痺側上肢の重さのため左右非対称な姿勢となりやすいため（図1），麻痺側上肢は机上に置くとよい．ただし，机上に置くと上肢に痛みが生じたり，食事動作に誘発された痙性の高まりにより麻痺側上肢が皿と緩衝したりする場合もあるので，対象者に応じて指導を行う．
- また，30分程度は持続して安楽に座位を保つ必要があるため，耐久性についても検討する必要があり，テーブルの高さや椅子（車椅子）やクッション等の選定やセッティングを理学療法士等と連携して行う．
- バイタルサインに問題がなければ，急性期から実用的な座位獲得の視点を含めて，ギャッジベッドで実際の食事場面で介入することも多い（図2）．ただし，ベッド上では姿勢が崩れやすく，誤嚥のリスクを考えると，ティルト型車椅子あるいはリクライニング式モジュール車椅子にて行うことが望ましい．

2）食具の操作

- 食事内容（嚥下食，刻み食，麺類など）や，利き手が麻痺側であるか否か，上肢機能の予後予測や機能的変化によって，どの食具〔スプーン，介助箸（図3①），箸〕を，どちらの上肢で扱うのか検討し，利き手交換の練習を行う．利き手が麻痺側である場合は，利き手での箸操作の獲得は難易度が非常に高く，利き手交換を行うことが多い．非利き手が麻痺側の場合は，病前と同様に利き手で箸を使用することになるが，他側の上肢で茶わんやお椀を持ち上げることが難しいため，体幹を前屈する代償動作が見

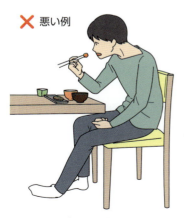

図1 テーブルでの食事姿勢
左右非対称となっている．

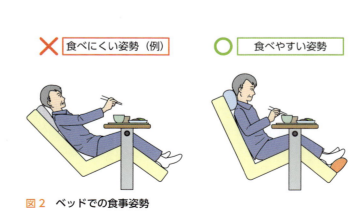

図2 ベッドでの食事姿勢

られたり，口への運びの際にこぼしやすくなったりする．また，みそ汁などでは，具を食べる際と汁を飲む際に，食具と食器を持ち替えることも必要となる．

- 食物をすくう際に，机上から皿が滑ることを防ぐための滑り止めシートや，皿の縁が高く作られた食物がすくいやすい皿（図3②）を用いることもある．
- 上肢のコントロールの問題で食物を落とすことや，口部への取り込みや咀嚼時の口唇の運動麻痺や感覚障害の問題で食べこぼしも多く，エプロンを使用することも多い．

3）経管栄養

- 嚥下障害により，経管栄養を用いている方もいる．姿勢によっては逆流の危険性もあるため，ポジショニングにかかわることができる．注入時と注入後1時間程度は体を起こしておく必要があるため，患者の体力なども考慮して，リハビリテーションの時間を配慮すべきである．また退院後のための家族指導にも看護師と連携して，かかわるべきである．

2. 整容

- 整容は，仕上がりが重要な意味をもつ活動群である．急性期からも介入を開始しやすいADLであり，ベッド上でも非麻痺側を用いて蒸しタオルで顔を拭く，鏡を準備して整髪や電気シェーバーでの髭剃りなどを導入できる．
- 座位時間の延長により，車椅子で洗面台へ移動し，手洗い，洗顔，口腔ケアの練習を実施できるようになる．その際には，車椅子が適切にアプローチでき，高さが適切な洗面台である必要がある．
- FIMの整容の評価範囲には，口腔ケア，整髪，手洗い，洗顔，髭剃りまたは化粧が含まれているが，アメリカ作業療法士協会[5]によると整容には，爪，皮膚，耳，目，鼻の手入れ，体毛の処理，デオドラントの使用なども含まれており，対象者の生活を考え，広範囲に視野を広げるべきである．

1）手洗い

- 片麻痺患者では，麻痺側上肢を洗い，清潔に保つことは重要である．手指の痛みや拘縮，身体無視などにより十分に行えていないことがあるので，指導が必要である．片麻痺患者は片手での動作となるため石鹸の泡を泡立てることが難しい．液体や泡で出るハンドソープなどが有用である．また，裏面に吸盤が付いたブラシを洗面台に付け，非麻痺側手指をすり付けて洗う方法がある（図4）．爪の間や丁寧に洗浄したい際に有用である．車椅子を使用している場合，手を洗う前にあらかじめ膝の上にタオルを敷いて置き，ぬれた手を拭くとよい．

2）口腔ケア，洗顔

- 車椅子を使用している方の場合，洗面台で口をすすいだり，洗顔したりする際には，体幹の前傾が必要となる．これが不十分であると，健側上肢前腕を伝って肘から水が滴り，洗面台周りや衣服がぬれてしまうことになる．
- 立位で行う場合はさらに体幹の前傾が必要となるが，その間，非麻痺側上肢は顔を洗う，コップを持つなどの行為を行っており，洗顔ではさらに閉眼しているため，高度な立

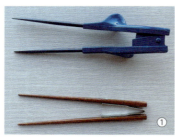
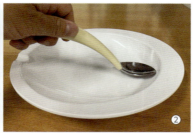
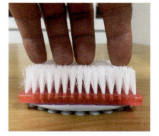

図3　片麻痺患者の食事の際によく用いられる福祉用具

図4　吸盤付きブラシ

位バランスが必要となってくる．
- 口腔ケアは座位にて健側上肢のみでも実施可能なため，早期自立の可能性が高いが，複数の道具を用い，工程のある活動であることから，失行症などの高次脳機能障害の影響を受けやすい．
- 歯磨きでは，洗面台上に歯ブラシを置き，そこに歯磨き剤を絞りつける方法を行うことが多い．コップに歯ブラシを立てかけたり，歯ブラシを固定する道具を用いたりすると行いやすい（図5）．いずれにしても洗面台に広く平らな部分があると道具が滑り落ちることが少ない．上肢機能の改善がみられれば，工程分析を行い，両手動作で行う場合と片手動作で行う場合と，どちらが効率的であるか検討する．
- 感覚障害のために，非麻痺側に食塊が残っていることや食事の際に頬の内側をかんでしまっていることもあるため，口腔ケアにかかわる際に注意深く観察すべきである．
- 義歯を使用している方も多いので，その洗浄についても練習を行う．
- 最近では電動歯ブラシや歯間ブラシを用いている方も増えており，個人にあわせて練習する必要がある．
- 洗顔では，多くの場合，片手で水をすくい，顔を洗うことになる．朝の洗顔と，化粧を落とす際の洗顔，入浴時の洗顔では，使う道具や洗浄のための動作の巧緻性や回数が異なることを考慮すべきである．

3）髭剃り，化粧
- 髭剃りでは，T字剃刀はリスクが高いため，電動髭剃りを使用することが多い．視認しにくい顎から首にかけての剃り残しが多い．失行症の方では電動髭剃りのスイッチ操作や，顔に適切に当てることが難しいこともある．
- 化粧では，様々な化粧の容器や道具によって必要となる操作やつまみが異なってくる．また仕上がりに関しては個人や文化的な影響や，視覚的な高次脳機能障害の影響も受ける．

4）爪切り
- 爪切りは非麻痺側で爪切りを扱い，麻痺側手指と足趾の爪を切ることになる．その際，麻痺側手指に丸めた小タオルを握らせると，指先が固定され，爪に爪切りの刃を当てやすくなる．爪切りは慣れないうちは難しく，深爪をしたり，皮膚を傷つけてしまう可能性もあるため，爪やすりを使ったり，最近では電動爪切りを使用する方も増えている．

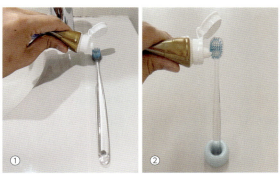
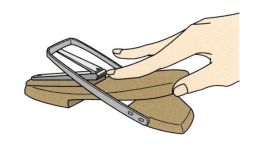

図5 片麻痺患者の歯磨き剤の歯ブラシへの絞り出し　　図6 ワンハンド爪切り

- ワンハンド爪切りという，てこを利用して非麻痺側上肢の力で非麻痺側手指の爪を切る自助具もある（図6）．ただし，これも慣れるまでは力加減が難しく，母指の爪では刃を当てにくい構造となっている．固定させた電動爪切りに，非麻痺側の爪を当てるという方法もある．頻度が高い活動ではなく，上述したようなリスクのある活動であるため，支援者に依頼するという方法もある．

3. 更衣

- 片麻痺患者の着衣では，上衣，下衣の麻痺側から通すことが基本である．非麻痺側を先に通すと，随意性の低下のある麻痺側が通しにくくなるためである．脱衣では，非麻痺側を先に脱ぐことで，その後の麻痺側を脱ぐ動作が行いやすくなる．更衣は，高次脳機能障害，特に空間認知の障害のある方には難易度が高い．
- また，自立を想定すると座位や立位の安定が必要となってくる．車椅子上で練習を開始することもできるが，背もたれなどが緩衝して動作が行いにくい点に留意すべきである．
- 伸縮性があり，ゆとりのある衣服から練習することが多いが，対象者が日常的に着ている服の更衣についても練習する必要がある．例えば，施設内では，更衣しやすいようにウエストがゴムなどの下衣を着用されていることが多いが，スラックスなどでは，立位になった際に，下衣が途中で止まらず，床に落ちてしまいやすい．
- 介助すれば，短時間で終える活動であるため，介助者も本人も介助で済ませようとする傾向がある．病棟での生活場面でも同一の練習方法で指導していくためにチーム間での連携が重要である．

1）上衣の着脱

- 前開き上衣は，ボタンがあり，巧緻動作が必要になること，またボタンを外した状態では衣服の形状を空間的に認識しにくく，操作時にねじれやすいため，かぶりの上衣のほうが易しい場合が多い．
- 工程ごとでの動作分析を行い，全工程を通して学習する場合と，難しい工程を重点的に練習する場合がある．評価時におおむね行為の連続性が保たれていれば前者のア

プローチで学習が期待できるが，高次脳機能障害が重度である方には後者のアプローチが必要となる．更衣手順を写真などで提示したり，手がかりとしてアームホールや袖に目印をつけたりして練習することもある．

2）かぶりの上衣の着脱

- 図7に右片麻痺患者のかぶりの上衣の着衣方法を示す（上肢のBrunnstrom法ステージがⅢの方を想定）．①膝の上に衣服を広げ，衣服の位置関係を把握し，②裾から麻痺側上肢を入れ，袖を通し，③，④麻痺側上肢の形にあわせて肩まで上衣を引き上げ，⑤頭を通し，⑥健側上肢を通して整える手順で行う．
- ②において，屈曲した麻痺側上肢の向きと上衣の胴部分はおおむね方向が一致しているが，③で袖を通す際には，通していく方向を変える必要がある．この空間的な認知と操作の部分が難しく，頭部を通すところに麻痺側上肢を出したり，通すべきアームホールを探して衣服をねじったりしていくうちに，混乱してしまうことがよくみられる．
- ④，⑤では，麻痺側の肩の部分に衣服が適切に着られているかにも注意を向けながら，頭部を通すよう指導する．⑥では，衣服の引き下げとタイミングよく体幹を進展することを指導する．
- 図8にかぶりの上衣の着衣における介入ポイントを示す．一つひとつの工程を丁寧に行うことが次の工程のスムーズな着衣につながる．

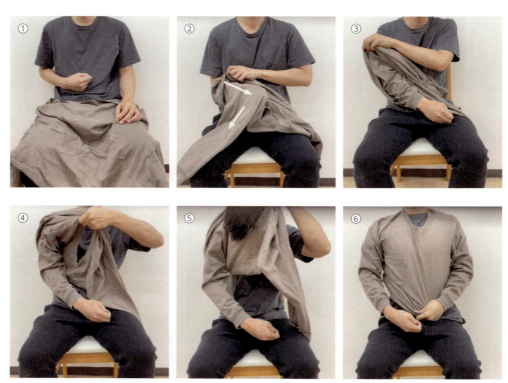

図7　右片麻痺患者のかぶりの上衣の着衣方法
麻痺側上肢の筋緊張が亢進している方を想定．

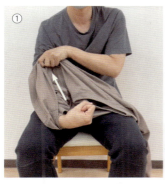 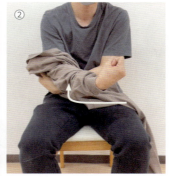 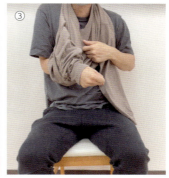

①上腕内側部分の衣服ばかりを直線的に引き上げようとするため，上肢の通しが難しい．

②麻痺側上肢，特に肘の屈曲にあわせて，かつ大腿と麻痺側上肢の間の空間に衣服を通すように指導する．

③衣服を麻痺側上肢に十分に引き上げずに，頭部を通すと図の状態となり，上肢の可動域制限や随意性の低下もあるため，麻痺側上肢を通すことが困難となる．

図8　右片麻痺患者のかぶりの上衣の着衣における介入ポイント

- 脱衣では，頭部を先に脱ぎ，麻痺側上肢，健側上肢の順で脱いでいく．着衣が難しい方でも，脱衣は可能な場合が多いため，介助者に過介助とならないよう指導する．

3）下衣の着脱

- 下衣は，立位で片足立ちになり下肢を通すことはバランス能力の観点から難易度が高い．図9に左片麻痺患者の下衣の着衣方法を示す．①座位にて，麻痺側を非麻痺側の上に足を組み，②麻痺側の足部に下衣を通し，③足部まで通し，④麻痺側下肢を床に下ろし，⑤両足を通してから，⑥立位となり，健側上肢を用いて殿部を通す手順が一般的である．
- 足を組むことにより支持基底面が減少し，リーチ動作に伴い，さらに座位バランスが要求される．④においては足部を乱雑に下ろす方が多いため指導が必要である．⑥では，高度な立位バランスが必要となってくる．
- 下衣の脱衣については，立位にて殿部の下衣を脱ぎ，座位になり，健側下肢，麻痺側下肢の順に脱ぐとよい．麻痺側下肢を脱ぐ際には，健側下肢を用いて麻痺側下肢の下衣を脱ぐこともできる．
- 機能障害が重度な方の場合は，ベッド上で寝返りとヒップアップを行ってもらいながら更衣を援助することが多いが，支持物を用いて立位が取れるようであれば，立位になっている間に，介助者が下衣を操作する方法のほうが，両者にとって負担が少ない．
- 靴下や，短下肢装具，靴なども同様に足を組んで履くことが多い．靴下では，ゴムがきついものであると難しくなる．健側上肢の手指を用いて，靴下の入り口を広げて通すやり方を指導する．靴では，足先の向きに応じて靴の開口部をあわせることを指導するとよい（図10）．

4．トイレ

- 必ず1日に数回行う活動であり，高齢になると頻度が増える傾向にある．また介助が

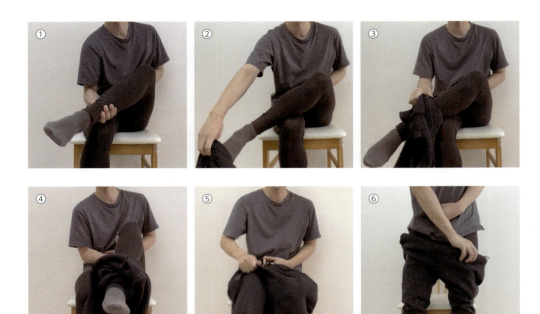

図9　左片麻痺患者の下衣の着衣方法

必要になると，本人・介助者の両者にとって心理的に負担を感じやすい．

- 尿便意の認識・自制，移動，移乗，下衣の操作，排泄，後始末などの行為や能力が必要となる．対象者の状態により，おむつ，ポータブルトイレ，車椅子でトイレに行く，歩行でトイレに行くなど，形態は異なり，それにより必要となる動作や行為が異なるが，ここでは車椅子でトイレに行く場合を述べる．
- 車椅子と便座間の移乗は，健側の壁のL字型手すりや縦手すりを用いて行う．排泄の前であり，手すりの視覚刺激により動作が誘発されることもあり，ベッドサイドの移乗よりもブレーキやフットレストの操作の忘れが多くなり，動作が性急になりやすいため，指導を十分に行う必要がある．
- 下衣の上下は，手すりを持ち立ち上がり，健側上肢を手すりから離し，バランスを取りながら行う必要がある．手すりに健側の肩をもたせかけてバランスをとる場合もある．動作が自立していてもおむつやパットを使っている方もいるため，うまく着けられているか確認を行う必要がある．立位バランスが十分安定していない場合は，手すりを持ち立位を保持することに専念してもらい，下衣の操作は介助者が行うことも多い．手すりを使用した立位保持も困難な場合は，介助者が立位保持を援助しつつ，下衣の操作を行うことになるため，2名の介助者が必要となることもある．その際，おむつがサイドをテープで止めるタイプであると非常に負担が大きくなるため，履くタイプへの変更を検討しておく（図11）．
- 自宅復帰を想定すると，車椅子で便座までアプローチができるのか，また，どの角度で車椅子を便座に近づくことができるのかによって，練習を行う必要がある．施設内

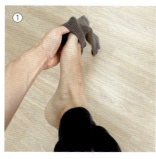
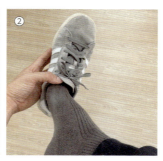

①下衣と同様に足を組んで行う．靴下の口ゴム部に健側の手指を入れ開くことで，空間を作り，麻痺側下肢にあてがい入れる．口ゴム部が通れば，後の引き上げは容易である．

②下衣と同様に足を組んで行う．足趾，足関節の随意性も低下しているため，足の向きに靴の開口部をあわせながら履く．

図10 右片麻痺患者の靴下，靴の履き方

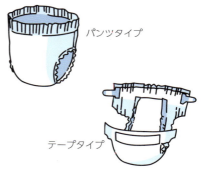

図11 おむつのタイプ

で行っていたときよりも大きな角度を移乗することや，手すりなどを用いて便座まで歩行する必要が生じることもある．場合によってはトイレではなくポータブルトイレとなることもある．また，施設であれば，壁面の水栓ボタンを便座に座ったまま操作できることが多いが，自宅での水洗レバーがタンク横についていれば，動作練習や環境調整が必要になる．

- 尿便意の問題があれば，介護者による定期的な声かけや，吸水量を含めたおむつなどの検討も必要となる．また，夜間の対象者の動作能力の変化を考慮し，日中は見守りでトイレに行くが，夜間は尿器を用いるなどといった，排泄の形態を検討する必要がある．介護者の負担も考えあわせる必要がある．

5．入浴

- 入浴は，更衣，浴室への移動，洗体，洗髪，洗顔，浴槽への移動，浴槽内での立ち座りといった複数の動作が含まれており，片麻痺患者の苦手とする水平方向・垂直方向の重心移動を伴う難しい活動である．さらに，裸であることや，温度・湿度の変化，滑りやすい環境など，安全性の観点から，介助や監視が必要となることも多い．多くの場合は手すりや福祉用具を活用することになり，シャワー椅子，浴槽台，ループ付きタオルなどがよく用いられる．
- 病院内での入浴の練習となると，実際の浴室を毎回使用できないこともあるため，作業療法室等にある浴槽を用いて，以下に記すまたぎ動作練習を繰り返したうえで，実際の浴槽で練習することが多い．
- デイサービスなどで入浴サービスを利用される方も多いため，自宅での入浴の必要性や頻度についても本人・家族の意向を十分に確認する必要がある．

1）浴室への移動

- 移動能力に応じて，シャワーキャリーや機械浴を用いることもあるが，多くは，伝い歩きや介助歩行などで脱衣所から洗い場のシャワー椅子に移動する．普段は短下肢装

具を使用していても，入浴時には外す場合が多いため，想定しておく必要がある．

2）浴槽への移動，浴槽内で姿勢維持と立ち座り

- シャワー椅子から浴槽に入る際には，非麻痺側下肢からの座りまたぎを行うことが基本である．麻痺側下肢から下肢を入れることは，座位保持ができずに浴槽内へ転落してしまうことや，感覚障害に起因する麻痺側の熱傷というリスクにつながる可能性が高いためである．左片麻痺患者のシャワー椅子を用いた浴槽への座りまたぎ動作を図12に示す．
- ①，②，③の過程で，次の動作を行いやすくするために，その都度，いざって体の向きを整えるよう指導をすると動作が安定し，安全性が向上する．
- この一連の動作では②が困難な方が多く，麻痺側下肢が持ち上がらない場合，体幹を後方に反らす代償を用いながら，健側上肢で麻痺側下肢を持ち上げる方略がある．その際には，背もたれが緩衝することになるので，背もたれなしのシャワー椅子の検討をする．③から④の立ち上がる際，麻痺側下肢が内反していたり，浮力で浮いたりしていることもあるため，両下肢が接地していることを十分確認させる必要がある．⑥のように浴槽内に浴槽台を設置することで，浴槽内での座位が保ちやすくなり，立ち座りも容易にすることができるが，一方で，浴槽の深さによっては肩まで湯につかれないことも留意すべきである．
- 自宅の浴槽と洗い場の位置関係によっては健側からのまたぎがかなわないこと（洗体

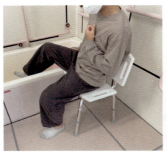
①右上肢を浴槽縁で支持しながら右下肢を浴槽内へ入れる．

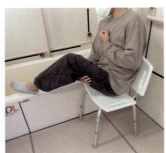
②右上肢を用いて左下肢を浴槽内に入れる．

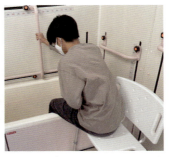
③両足底が設置していることを確認して，右手で手すりを持つ．

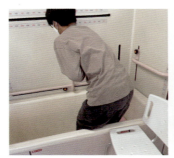
④立ち上がる．

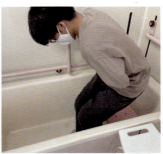
⑤座面に合わせて方向を変える．

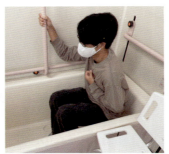
⑥ゆっくりと座る．

図12　左片麻痺患者のシャワー椅子を用いた浴槽への座りまたぎ

時と浴槽をまたぐ際に，座る向きを変更することが生じる）もあるため，現実的にどのような動作で入浴を行うことになるのか，早々に検討が重要である．また，浴槽が洋式タイプで背面に傾斜があったり，長軸方向が大きく足趾が浴槽内壁に届かなかったりすると，浴槽内で長座位での姿勢保持が難しいことも念頭に置いておく．

3）洗体，洗髪

- 洗体と洗髪は，シャワー椅子に座って行うことが多い．非麻痺側上肢，殿部，背部，下腿へのリーチが難しく，洗いにくい．ループ付きタオルや長柄ブラシを用いることや，座位にて大腿にタオルを置き，非麻痺側上肢をこすりつけて洗うという方法もある．
- ループ付きタオルは，ループ部分を麻痺側手部にかけて，背中等を洗うためのものであり，使用については実際の動作練習が必要である．たすきの形状をしたタオルを用いて，回しながら背部を洗う方法もある．
- 片手でお湯の出し止めのできるシャワーヘッドが便利である．

4）更衣

- 自宅などの狭い脱衣所での更衣を想定すると，適切な座面や手すりなどの支持物がセッティングできないことも考慮しておく必要がある．また，着衣時には入浴後の疲労や，肌が湿っているため衣服が通しにくいこともあることを念頭に置く必要がある．

> **臨床実習やOSCEにつながるヒント**
>
> - ADLは環境による影響を受ける．病院や施設内で行っていたADLがそのまま退院後実行できるかどうか，退院後のADLの困難を少なくするためには，どのような環境調整，練習が必要か考えてみよう．
> - ADLの多くは複数の工程を含む．対象者の遂行を観察し，どの工程に問題が生じているのか，あるいは問題なく遂行できているのか分析してみよう．
> - ADLはこれまであたり前のように行ってきた活動である．それが困難になっていることで，対象者や周囲の方にどのような負担感が生じているか考えてみよう．

文献

1) 金山祐里，小林隆司：ADLに対するOT介入の効果についての文献研究．日本作業療法研究学会雑誌，13（1）：35-45，2010．
2) 日本脳卒中学会脳卒中治療ガイドライン委員会（編）：脳卒中治療ガイドライン2021．協和企画，2021．
3) Legg L, et al：Occupational therapy for patients with problems in personal activities of daily living after stroke：systematic review of randomized trials. Br Med J, 335：922-925, 2007.
4) Esther MJ, et al：Occupational therapy for Stroke patients. A Systematic Review. Stroke, 34：676-687, 2003.
5) American Occupational Therapy Association：Occupational Therapy Practice Framework：Domain and Process—Fourth Edition. Am J Occup Ther, 74 (Suppl. 2)：1-87, 2020.

5章 疾患別の ADL

演習課題

事例

60 歳代，男性，60 歳代の妻と二人暮らし．回復期リハビリテーション病棟入院中．

▶ 診断名

脳出血（左片麻痺）

▶ 現病歴

自宅で転倒し，左半身に力が入りにくいと訴えがあった．救急搬送され，右被殻出血と診断．血腫除去術とクリッピング術を施行された．発症から 7 日経過し，回復期病棟に転院．本人のデマンドは「身の回りのことができるようになりたい，特にトイレが一人でできるようになりたい」であり，妻のデマンドは「一人で留守番ができるようになってほしい」である．急性期からの申し送りでは，車椅子を使用し，食事，整容は見守り，更衣は軽介助，トイレは中等度介助，入浴は未経験とのことである．著明な高次脳機能障害はみられず，Brunnstrom 法ステージは上肢Ⅲ，手指Ⅲ，下肢Ⅴである．今後の方針としては，5 カ月の入院を予定しており，T 字杖での屋内歩行自立での自宅退院を目指す．

▶ 家屋状況・家族の状況

持ち家は一軒家の二階建て．寝室は 2 階にあり，トイレは 1 階にある．娘は近隣で暮らしているが，日中は仕事をしている．妻は週に 3 日でパートタイムの仕事をしている．

問題①

回復期リハビリテーション病棟に転院してきてすぐの状況である．ADL の評価計画を立ててみよう．

問題②

「自宅でのトイレ自立」を目標として設定するか否かを検討する際に，どのような評価が必要か考えてみよう．

2 頸髄損傷

- 損傷レベルと残存能力について理解する．
- 損傷レベルによって可能となる関節運動と，可能なADL動作について理解する．
- 各ADL動作の自立のための動作の工夫と福祉用具の使用方法について理解する．

Question
- 万能カフベルトはどのようなADL動作で用いられるか？
- 衣服を把持することが困難な場合はどのような工夫が考えられるか？
- 第4頸髄損傷者がパソコンやスマートフォンを利用する場合はどのような工夫が考えられるか？

頸髄損傷とは

- 脊髄損傷の日常生活活動（ADL）は，髄節の残存レベルによって著しい違いがある．完全損傷による麻痺では，損傷レベルによってADLの到達レベルを予測することは容易である．不全損傷による麻痺では，損傷レベルより損傷程度に左右されるため，ADLの到達レベルを予測することは困難であることが多い．
- 近年の外傷性脊髄損傷の年齢分布をみると，50歳以上の頸髄損傷不全麻痺が全体の4割を占めており，受傷原因では，若年者の交通事故が減少し，高齢者の転倒・転落が増加している．
- 特に，頸髄損傷では四肢麻痺を呈することが特徴である．上肢機能の残存レベルとあわせて環境整備，福祉用具活用による活動能力向上を図ることでADL自立に結び付けることが重要となるため，作業療法士が大切な役割を担う．

表1　ASIA の機能障害スケール

A	complete	S4 〜 S5 の知覚および運動ともに完全麻痺
B	incomplete	S4 〜 S5 を含む神経学的レベルより下位に知覚機能のみ残存
C	incomplete	神経学的レベルより下位に運動機能は残存し，主要筋群の半分以上が筋力 3 未満
D	incomplete	神経学的レベルより下位に運動機能は残存し，主要筋群の少なくとも半分以上が筋力 3 以上
E	normal	知覚および運動機能ともに正常

(Ditunno, 1994)[1]

表2　Frankel 分類

A	complete	〔完全麻痺〕，損傷高位以下の運動知覚完全麻痺
B	sensory only	〔知覚のみ〕，運動完全麻痺で，知覚のみある程度保存
C	motor useless	〔運動不全〕，損傷高位以下の筋力は少しあるが，実用性がない
D	motor useful	〔運動あり〕，損傷高位以下の筋力の実用性がある．補助具の要否にかかわらず歩行可能
E	recovery	〔回復〕，筋力弱化なく，知覚障害なく，括約筋障害なし，反射の異常はあってもよい

(日本せきずい基金事務局, 2003)[2]

基本的評価

1．損傷レベルと残存能力の把握

- 脊髄損傷の程度の評価として，米国脊髄損傷協会（American Spinal Injury Association：ASIA）の機能障害尺度（表1）と Frankel の分類の改変版が用いられる（表2）．
- 頸髄損傷では，上肢残存運動機能を示した Zancolli の分類（表3）を用いることで動作の獲得到達レベルを予測し，福祉用具の活用や住宅改修などによりクライエントの ADL の向上を図る．

1）随伴症状と合併症

- ADL を獲得するためには，運動障害や感覚障害だけではなく，自律神経障害として血管運動障害や体温調節障害，膀胱直腸障害などが挙げられる．血管運動障害による起立性低血圧や体温調節障害によるうつ熱は ADL に大きな影響を及ぼす．
- 合併症としての尿路感染症や褥瘡は，急性期からの管理によって十分に予防できる．

起居・移乗・移動

1）寝返り

- 残存筋を用いて両上肢を振り出し，その回旋力を体幹→骨盤→下肢に伝えるように行う．第6頸髄損傷（第6頸髄節以下の機能残存）では，前腕を引っかけて強く引くことで寝返ることができる（図1）．

▶米国脊髄損傷協会：American Spinal Injury Association（ASIA）

表3 頸髄損傷における残存運動機能分類（Zancolliの分類を基準とする）

分類	最下機能髄節	残存運動機能筋	下位分類			
1．肘関節の屈筋	C5	上腕二頭筋 上腕筋	A	腕橈骨筋（−）		
			B	腕橈骨筋（＋）		
2．手関節の伸筋	C6	長橈側手根伸筋 短橈側手根伸筋	A	弱い手関節背屈		
			B	強い手関節背屈	Ⅰ	円回内筋（−） 橈側手根屈筋（−）
					Ⅱ	円回内筋（＋） 橈側手根屈筋（−）
					Ⅲ	円回内筋（＋） 橈側手根屈筋（＋） 上腕三頭筋（＋）
3．手指の外在筋	C7	総指伸筋 小指伸筋 尺側手根伸筋	A	尺側の小指の伸展は完全であるが，橈側の手指と母指の伸展は麻痺		
			B	すべての手指の伸展が完全であるが，母指の伸展は弱い		
4．手指の外在屈筋，母指の外在屈筋	C8	示指伸筋 長母指伸筋 尺側手根屈筋 深指屈筋	A	尺側の手指の屈曲は完全であるが，橈側の手指と母指の屈曲は麻痺 母指の伸展は完全		
			B	すべての手指の屈曲が完全であるが，母指の屈曲は弱い 手内筋は麻痺	Ⅰ	浅指屈筋（−）
					Ⅱ	浅指屈筋（＋）

(Zancolli, 1979)[3] より翻訳

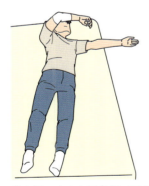 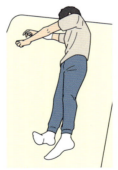 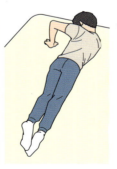 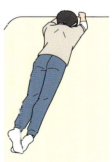

①寝返る方向と反対側に両上肢を振る．　②寝返る側に顔を向け勢いよく振り出すことで体幹を回旋させる．　③上になる上肢（この場合は左）で上半身を支えるようにして，体幹の下になっている上肢（右）を引き出す．　④腹臥位となる．

図1　C6レベルの寝返り

2）起き上がり

- 第6頸髄損傷では，寝返りから半腹臥位両肘荷重→体幹前屈位→座位となる．ベッド柵を利用して起き上がる方法もある．第7頸髄損傷以下では，両肘で支持した姿勢か

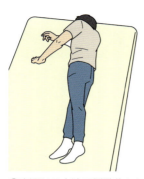 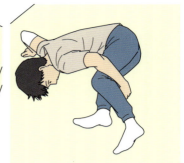

①寝返りの方法で側臥位となる．　②側臥位のまま体幹を屈曲させる（くの字）．　③上になる上肢を同側の下肢の膝関節あたりに引っかける．

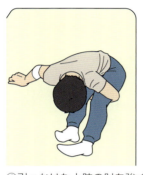 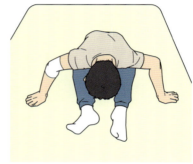 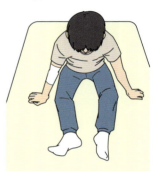

④引っかけた上肢の肘を強く屈曲し，同時に反対側の肘の屈伸をくり返すことで，上半身を引き寄せる．　⑤引っかけた上肢を下肢から抜き，体幹前屈位となる．　⑥両肩の下制運動を利用し，両上肢の体幹への引きつけ運動を反復しながら，両上肢伸展支持の長座位となる．

図2　C6レベルの起き上がり

ら交互に体の後方に手をついて起き上がることができる（図2）．

3）床上での移動と移乗

- 頸髄損傷者の床上での移動は，プッシュアップで殿部をどの程度持ち上げられるかによって移乗方法が異なる．第6頸髄損傷では，車椅子をベッドに対して直角に位置し，ベッドと車椅子座面を密着させて前後方向での移乗を行う（図3）．また，Zancolliの分類C6BⅢでは，脱着式アームサポートの車椅子とトランスファーボードの利用によって，車椅子を斜めに位置した移乗も可能な場合がある．
- 第7頸髄損傷以下では肘関節伸展によるプッシュアップが可能なため，車椅子をベッドに対して斜めに位置し移乗することが可能となる（図4）．

4）車椅子での移動

- 第5頸髄損傷者は，平坦な屋内では手動車椅子を操作することもできるが，屋外は電動車椅子を用いる．第4頸髄損傷以上では，顎によるコントロールレバー操作やフルリクライニング機能も必要となる．
- 第6頸髄損傷以下では手動車椅子での操作が可能となるが，把持力によって第6・7頸髄損傷者ではハンドリムの工夫と車椅子駆動用手袋の使用が必要となる．

頸髄損傷 2

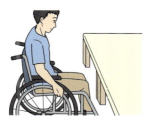 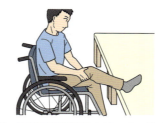 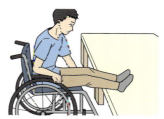

①車椅子の座面とベッド面を同じくらいの高さにする．車椅子は，下肢が持ち上げられるくらいに間隔をとり，ベッドに対して直角に位置する．

②一方の下肢を持ち上げ，ベッドにのせる．

③もう一方の下肢も同様に持ち上げベッドにのせる．

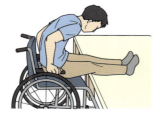 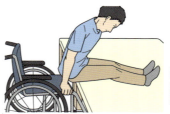 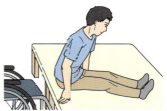

④ベッド間際まで車椅子を移動させる（レッグフットサポートが外せる場合は，①で外しておく）．

⑤プッシュアップで殿部をベッドまで移動させる．

⑥ベッド上で移動する．

図3　移乗動作（前方移動）

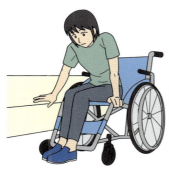 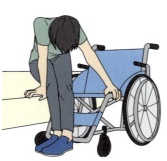 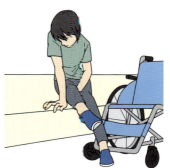

①車椅子をベッドに対し，斜め30°〜45°程度につけ，殿部をシート前方にずらす．

②ベッドに近い上肢はベッドに，反対側は車椅子のシートパイプ前方につき，プッシュアップして少しずつ殿部を持ち上げてずらし，乗り移る．

③ベッド側の下肢の膝関節あたりに上肢を差し込み，持ち上げる．

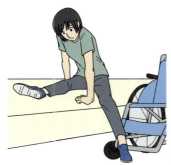 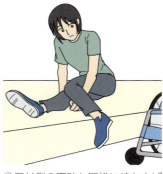 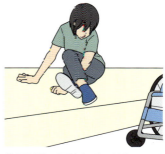

④ベッド側の下肢をベッド上にのせる．

⑤反対側の下肢も同様に持ち上げる．

⑥反対側の下肢をベッド上にのせる．体幹が倒れないように，上肢支持にてバランスを保つ．

図4　移乗動作（側方移動）

食事

- 第5頸髄損傷では，ポータブルスプリングバランサー（PSB）（図5）の使用が適応となる．スプーンやフォークの把持が困難な場合は前腕外転位で手掌面にポケット付き万能カフベルト（図6）を装着し，手関節の背屈が困難な場合は手関節固定装具にキャッチャーを取り付けて使用する．
- 第6頸髄損傷では，前腕回内位で手掌面にポケット付き万能カフベルトを装着すれば自立可能である．
- 第7頸髄損傷では，テノデーシスアクションを利用しスプーンやフォークを固定すれば，装具なしで自立可能である．
- 「飲む」という動作は，両手で食器を挟むように保持，あるいは取っ手が付いているものであれば，片手の指を差し込み引っかけ，もう一方の手で食器を支えることで可能である．

整容

- 食事を円滑に行うことができれば，整容動作も食事と同じような自助具の利用によって可能となる．
- 歯磨きや爪切り，髭剃りは，電動の歯ブラシややすり，髭剃りを利用することで効率的に行うことができる．特に，爪切りは手指に感覚障害があることから，爪切りよりもやすりの利用のほうが安全である．
- 化粧は社会的交流につながる重要な動作で，女性の頸髄損傷者では求められることが多い．化粧品は一つひとつが小さく開閉が困難となることが多いので，大きなパレットにそれぞれを配置し開閉回数を減らすなどの工夫が必要である．また，パフや筆などの道具は万能カフやテノデーシスアクションを利用し把持の工夫をする．

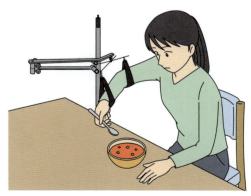

図5　ポータブルスプリングバランサー

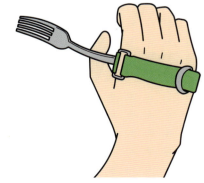

図6　ポケット付き万能カフベルト

更衣

- 第6頸髄損傷以下はベッドの背もたれ利用や車椅子上での座位姿勢を安定して保てる環境であれば，更衣が可能である．上衣の着脱は，かぶりシャツの方が容易である．衣服を把持することが困難な場合は，テノデーシスアクションや頸部・肩と肘関節による代償を利用する．
- 下衣の更衣はベッド上で長座位をとり，交互に下肢を組んでズボンを通す．その後，臥位となり，寝返りを繰り返しながら殿部まで上げる．把持機能が利用できない場合は，手関節をズボンのウエスト部分に引っ掛けて行う．ボタンの着脱にボタンエイドを利用や，ファスナーのつまみにはひもやリングを取り付けるなどの工夫をする．
- 靴下の着脱は，下肢を組んで行う．靴下の把持が困難な場合は，靴下の左右にひもを取り付けて手指を引っ掛けて操作できるように工夫する（図7）．

排泄

1）排尿

- 排尿障害があるため，導尿カテーテル（図8）による間欠的自己導尿を行う．
- 第6頸髄損傷より自己導尿の動作は可能となるが，車椅子上での導尿は困難な場合が多く，環境が限られることが多い．直接の指導は看護師が行うが，頸髄損傷者の多くは上肢機能に問題があるため，作業療法士は導尿用具の把持や自助具の工夫を行う．
- 第7頸髄損傷以上では，集尿器の装着や洗浄が可能となり，実用的な自己導尿による排尿動作を行うことができる．
- 活動時に腹圧が高まり，尿漏れがみられることから，外出時などはおむつやパッドの利用をすることがある．

2）排便

- 頸髄損傷では便意がないため，便秘が問題となる．

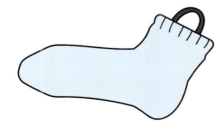

図7　ループ付き靴下

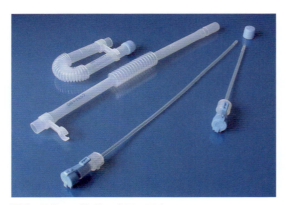

図8 DIB マイセルフカテーテル
画像提供：株式会社ディヴインターナショナル

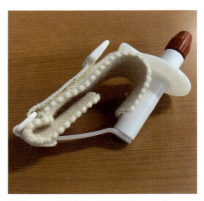

図9 座薬挿入器 手掌固定タイプ

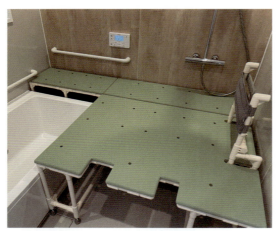

図10 車椅子からそのまま移乗できるすのこ
画像提供：矢崎化工株式会社

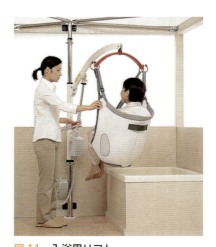

図11 入浴用リフト
画像提供：株式会社モリトー

- 下剤を使用して便の硬さを調節する場合，第6頸髄損傷以下では座薬挿入器の利用によって座薬の使用が可能となる（図9）．座薬を挿入するときは，感覚代償に鏡を用いる．

入浴

- Zancolli の分類 C6BⅢ以上であれば浅めの浴槽の出入りは可能である（図10）．
- 入浴は重労作の動作であるため，頸髄損傷者の場合はリフトを用いた浴槽の出入りは大がかりな住宅改修を必要とせず，効率的な場合がある（図11）．特に，健常者の同居家族がいる場合は，洗い場部分が使いにくくなることもあるため，リフトの利用などが頸髄損傷者と家族のどちらにも使いやすい環境となることも多い．
- 洗体は，座位姿勢を安定して保てる環境であれば，ループ付きタオルや手袋タイプの

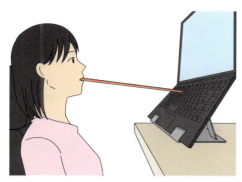
図12　マウススティックによるキーボード操作

タオルを利用する．洗髪は，手部に固定できるよう改良したブラシを利用する．

書字・スマートフォンやタブレット，パソコン操作

- 積極的な社会参加として必要なものである．食事動作と同様に，ポケット付き万能カフベルトを利用すれば，スマートフォンやタブレット，パソコンなどの通信機器の操作や書字動作は可能となる．第4頸髄損傷者は，ペンや筆をくわえた書字やマウススティック（図12）による通信機器操作が可能となる．

自動車への移乗と運転

- 社会参加での屋外の移動手段として，自動車運転は重要な項目である．
- Zancolli の分類 C6B Ⅲ以下では，運転席への移乗，車椅子の積み下ろし，運転の一連の動作が可能である．C6B Ⅲでは，移乗にはトランスファーボードの利用が必要である．第7頸髄損傷以下では，プッシュアップのみでの運転席への移乗が可能となる．
- 車椅子の車内への積み込みは，運転席のバックサポートを後方へ倒し，車椅子を身体の上を通過させて後部座席に収める方法が多い（図13）．車内への積み込み装置を完備した福祉車両を使用することもある．
- 運転においては，ハンドルの回旋，手動装置によるアクセル・ブレーキ操作，サイドブレーキ操作が必要となるため，運転補助装置を必要とする．
- 頸髄損傷者の場合，これらの動作が車輛環境によって左右されるため，自動車選択が大切である．

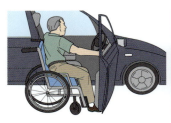
①車椅子を運転席に対して約30°の角度で近づけ，殿部をシート前方にずらす．運転席側の上肢は車のシートパイプ，反対側は前方ドアを支持してプッシュアップし，ドアを押すようにして乗り移る．

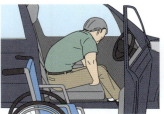
②片足ずつ，膝下に上肢を差し込み車内に入れる．

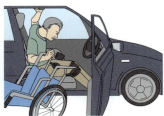
③身体を安定させ，車椅子のシートを持ち上げながら折りたたむ．

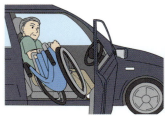
④運転席のリクライニングを倒し，車椅子のフロントパイプに手を引っかけ，持ち上げる．

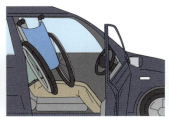
⑤身体の上を通過させる．

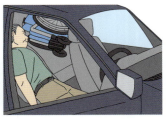
⑥助手席後部シートにのせる．運転席リクライニングシートを起こす．

図13 乗用車への移乗動作と車椅子の積み込み

生活関連活動

- 頸髄損傷者は，屋外の移動制限が多いため，社会生活を維持することが困難である．
- 社会生活を行うためには，①公共交通機関の利用を含む移動手段，②就学や就職先の環境，③趣味活動への参加環境など広範囲にわたってのアプローチが必要である．
- 個々の障害の状況や環境にあわせて，個別の対応を行うことでQOLの向上にもつながる（表4）．

表4 脊髄損傷患者の可能なADL

損傷高位	可能な関節運動	可能になる動作
第4頸髄損傷（C4） （第4頸髄節機能残存）	頸椎：屈曲，伸展 肩甲骨：挙上	・マウススティックの使用 ・環境制御装置の利用 ・電動車椅子の使用
第5頸髄損傷（C5） （第5頸髄節機能残存）	肩関節：屈曲，伸展，外転，内旋，外旋 肘関節：屈曲	・電動車椅子の使用 ・ノブ付ハンドリム車椅子での平地走行
第6頸髄損傷（C6） （第6頸髄節機能残存）	肩関節：内転 前腕：回内 手関節：橈背屈	・コップを両手で持ち水を飲む ・車椅子上でのかぶりシャツの着脱 ・（万能カフを使用して）セルフケア動作 ・（機能的把持スプリントを使用して）食事・書字・つまみ動作（机上から硬貨をつまみ上げる） ・ベッド上での起き上がり ・普通型車椅子の操作 ・（トランスファーボードを使用して）車椅子－ベッド間の移乗動作
第7頸髄損傷（C7） （第7頸髄節機能残存）	肘関節：伸展 手関節：背屈，（軽度）掌屈 橈側1/2手指：屈曲，不完全伸展	・車椅子での靴下の着脱 ・改造自動車の運転 ・包丁の使用 ・側臥位でのズボンの着脱
第8頸髄損傷（C8） （第8頸髄節機能残存）	手指：屈曲	・座位でのADL（セルフケア動作）の自立

臨床実習やOSCEにつながるヒント

・損傷レベルにより，残存機能やADLがどのように変化するのかを考えよう．
・運動障害・感覚障害だけでなく，頸髄損傷の随伴症状や合併症がADLに与える影響について考えよう．
・福祉用具や自助具の導入，道具の工夫，環境整備により，ADLの自立に結びつけることが重要となる．

文献

1) Ditunno JF, et al：The international standard booklet for neurological and functional classification of spinal cord injury. Paraplegia, 32：70-80, 1994.
2) 日本せきずい基金事務局（編）：脊髄損傷の評価尺度，2003．https://www.jscf.org/knows/evaluation_scale/ （2024年12月20日閲覧）
3) Zancolli E：Functional Restoretion of the Upper Limbs in Traumatic Quadripulegia. Hand Surgery, 2nd ed. pp229-262, Churchll Livingstone, 1979.

3 骨関節疾患
——大腿骨頸部骨折および関節リウマチ

学習目標
- 大腿骨頸部骨折後の大腿骨骨頭置換術（後方アプローチ）後の禁忌事項が理解できる．
- 大腿骨頸部骨折への大腿骨骨頭置換術後のADLで避けるべき動作が理解できる．
- 関節リウマチによりどのような運動機能の障害が生じるかを理解できる．
- 関節リウマチによるADLの障害の特徴を理解できる．
- 関節リウマチによるADL低下に対する介入を理解できる．

Question
- 大腿骨頸部骨折患者に禁忌事項の理解が不良になりやすい理由は何か？
- 大腿骨頸部骨折後に用いられる自助具にはどのようなものがあり，どういった場合に使用されるか？
- 関節リウマチによるADL障害の原因は何か？
- 関節リウマチ患者のADLへの介入で考慮すべき重要なポイントは何か？
- 関節リウマチによるADLの障害に対する具体的な代償手段は何か？

大腿骨頸部骨折とその特徴

- 作業療法で対象となる骨折の種類は複数ある．本項では，下肢の骨折の中で，回復期リハビリテーション病棟の入院対象であり，臨床でよく経験する大腿骨頸部骨折について，ADLにかかわる要点を中心に概説する．
- 大腿骨頸部骨折は80歳以上の高齢者に多い骨折で，受傷原因は転倒が多い．特に骨粗鬆症のある女性に多い．大腿骨の骨折の中で高齢者に多いのは，頸部骨折と転子部骨折である（）．
- 大腿骨頸部骨折は大腿骨骨頭への血流障害が起こりやすく，大腿骨骨頭壊死や骨癒合の不全に至ることが多く，人工骨頭置換術が行われることが多い．一方，骨癒合が期待できる場合は骨接合術（内固定）が行われる．
- 人工骨頭置換術における脱臼率は数％と高くないものの，作業療法での生活指導で脱臼肢位への理解を促すことが重要である．術式が後方アプローチの場合，股関節屈曲・内転・内旋の複合動作を伴う運動で脱臼しやすいため，禁忌事項について日常生活の

骨関節疾患 3

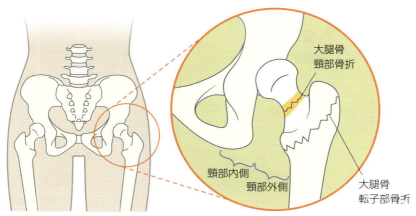

図1　頸部骨折と転子部骨折の違い

　　動作指導が重要になる．
- 高齢者に多い骨折であるため，禁忌事項の理解が困難なことも多く，認知機能の把握，評価が必要である．

1. 大腿骨頸部骨折全般のADL評価・介入のポイント

- 術後は患側下肢への荷重負荷がどの程度できるか，脱臼肢位等の禁忌事項はないかなどの確認を主治医等に行ってから評価，介入を行う．
- 股関節部の疼痛が関節可動域，立位，歩行に影響を与え，ADLの制限につながることもある．そのため，安静時，運動時，荷重時の疼痛評価が重要である．術中の股関節の最大可動域は予後予測に関係するため，可能であれば確認を行う．
- 大腿骨頸部骨折は転倒が原因になることが多いため，必要に応じて転倒の原因の分析を行い，転倒防止のための歩行補助具の選定，安全な自宅環境の整備を行う．
- 大腿骨頸部骨折後は，股関節周囲筋を中心に筋力低下が生じている場合がある．階段などの段差昇降が二足一段になる際には，昇段時は健側から，降段時には患側から行う．

2. 股関節人工骨頭置換術のADL指導のポイント

- 人工骨頭置換術後の日常生活の注意として，正座，横座り，和式トイレを使うような座り込み，体育座り（三角座り），患側を上にして足を組む姿勢，患側下肢の持ち上げ動作（図2），座位での足部へのリーチ（図3）等，股関節が過度に曲がる動作は避けることを指導する．
- 寝返り場面では側臥位の際に患側が上部になったときに股関節が内転しないように注意する（特に術後2〜3週）．股関節内転防止のために大腿部から膝関節にクッションを挟み，寝返りすることが有効な場合がある（図4）．
- 床からの立ち上がりや床の物を拾うときなども患側の股関節屈曲角度が大きくならないように注意する．健側下肢に体重をのせるような動作で行うように指導する（図5）．

241

5章 疾患別のADL

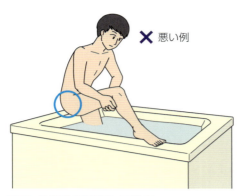

図2 入浴時の注意すべき動作

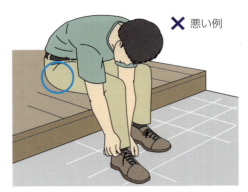

図3 足部へのリーチで注意すべき動作

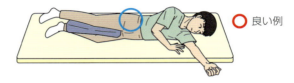

図4 大腿骨頸部骨折患者の寝返り指導例

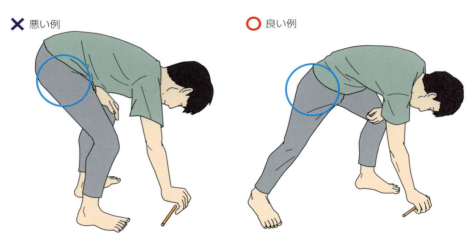

図5 床の物を拾うときの姿勢

- 靴や靴下の着脱は股関節の屈曲が必要な動作であり，通常屈曲位に加えて，内旋か，外旋のどちらかを行う動作になる．その際に屈曲・内旋パターンをとることを避け，屈曲・外旋パターンで着脱を行う（図6）．動作指導には「（座っているときなど股関節が曲がった状態で）膝が内側に入るような動作を避ける」などの表現を使うと高齢の患者も理解しやすい．下衣の着脱の際にも同様に注意する．
- 股関節屈曲の可動域が十分でない場合には，ソックスエイドなどの自助具を用いる．
- ADLの指導には具体的にイラストやパンフレットなどを示したり，動作を作業療法士

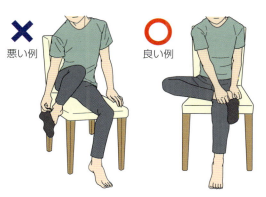

図6 靴下をはく際の肢位（左：屈曲・内旋パターン、右：屈曲・外旋パターン）

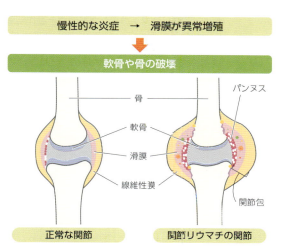

図7 健常者と関節リウマチの関節
パンヌスとは、滑膜細胞が増殖してできた絨毛状の組織である。

が示し、それを模倣してもらうなどの工夫をして、できるだけわかりやすい方法で指導を行う。
- その他の生活場面、例えば、移乗時、入浴、トイレなども脱臼肢位に気をつけ、必要に応じて動作の指導を行う。

関節リウマチとは

- 関節リウマチは関節内の滑膜の異常増殖による炎症で、関節の破壊や全身症状を引き起こす（図7）。治療は抗リウマチ剤や非ステロイド性消炎剤の薬物療法が主であり、それに加え、適切な安静も重要となる。治療目標は炎症の抑制とADLの維持・改善である。
- 作業療法は関節リウマチ患者の治療として有効である。病気の進行とともに関節破壊・変形、筋萎縮などが生じADL障害が起こる。そのため、患者と作業療法士が協力して目標を設定し、長期的なADLの維持・向上を目指すことが重要である。
- 関節リウマチの診療における作業療法士の役割は、関節リウマチ患者の日常生活と社会参加を支援することである（作業療法は「関節リウマチ診療ガイドライン2020」でも高く推奨されている）。

1. 関節リウマチとADL

- ADLの低下の原因となる主な動作の制限は、上肢のリーチ範囲の制限、手・手指の把握力の低下、歩行能力の低下、頸部の可動域制限等がある。これらの動作の制限の主な理由は関節の炎症や破壊による関節の可動域低下・疼痛・変形、慢性的な運動制限

表1 関節リウマチの主な機能障害と動作制限と ADL 障害の関係

機能障害	動作制限	ADL 障害
手指の変形・筋力低下	つかむ，つまむ，握る等の手の巧緻性，把握動作の制限	箸の使用，瓶やペットボトルの開閉，ボタンの着脱
肘・肩関節の拘縮	頭，背中，足部へのリーチ制限	髪をとかす・洗う，ブラジャーの着脱，背中を洗う，靴・靴下の着脱
下肢の関節拘縮・筋力低下	立ち上がり，階段の昇降　坂道・不整地の歩行　重いものを持っての移動	家事（買い物，掃除，調理など）外出，育児

による筋力低下である．そのため，関節可動域や筋力の維持も ADL 低下防止の重要なアプローチになる．

- 表1に関節リウマチの主な機能障害による動作制限と ADL の関係をまとめる．
- 関節リウマチ患者の ADL の支援を考える際に重要となる原則は，関節保護，エネルギー保存の2点である．関節保護の原則は，手指などの小さい関節よりも手・肘関節などの大きい関節の利用であり，その目的は手関節，手指の尺側偏位（図8）などの変形防止等である．エネルギー保存の原則は，動作を行う際にはできるだけ安楽に，エネルギー消費の少ない動作を選択して行えるように工夫することである．例えば，立位動作より座位動作で行う，調理する際には電子レンジ等を用いて調理時間そのものを短くする等の工夫を行うことである．このような視点に立った ADL の方法の工夫，自助具や福祉用具・装具の利用が必要になる．
- 心理的な介入も重要であり，患者のニーズにあわせた支援を提供する．

2. ADL 評価

- 評価の身体的要素として関節の所見・関節可動域評価，筋力評価，疼痛が含まれる．身体機能の低下に伴う，ADL や IADL の評価も重要である．関節リウマチは 40 〜 60 歳代の女性に好発するため，家事動作への支援も重要である．
- 関節の所見を示す分類として，Steinbrocker の stage 分類（表2），ADL の制限を示す分類としてアメリカリウマチ学会による class 分類（表3）がある．
- 関節リウマチでの ADL の問題となる機能の評価として，手・手指の機能として握力，ピンチ力の定量的評価やリーチ範囲の確認がある．特に頭部，背部，下肢へのリーチは障害されやすいので確認が必要であり，必要に応じた関節可動域や関節の動揺性，痛み等の評価が必要である（図9）．
- 関節リウマチによる ADL 障害の標準化された評価には，関節リウマチで障害されやすい ADL や動作の 20 項目から構成される Health Assessment Questionnaire（HAQ）が有用である．HAQ の評価項目は更衣，起き上がり，食事，歩行，衛生，リーチ動作，握り動作，その他の活動として買い物，掃除，車の乗降が含まれている[3]．

骨関節疾患 3

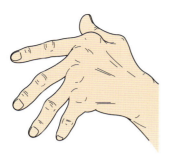

図8　尺側偏位

表2　Steinbrocker の stage 分類

Stage I	骨破壊（−）
Stage II	骨粗鬆症（＋），関節変形（−），筋萎縮（＋）
Stage III	骨粗鬆症（＋），関節変形（＋），筋萎縮（＋） 骨破壊（＋）
Stage IV	強直（＋）

(Steinbrocker, 1949)[1]

表3　class 分類

class I	日常生活に問題がない．
class II	趣味・スポーツなどは制限される．
class III	趣味・スポーツ・職業などが制限される．
class IV	趣味・スポーツ・職業・ADL などが制限される．

(Arnett, 1988)[2]

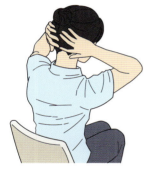

頭部，上背部へのリーチ（肩回旋，肘屈曲運動）

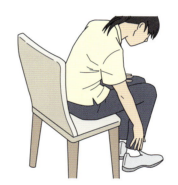

足部へのリーチ（肘伸展，下肢屈曲運動）

図9　頭部・下肢へのリーチ

3．ADL への介入

- 疾患の活動性が高い炎症活動期の作業療法では，腫脹や痛みの軽減，活動性低下の予防が目標となる．この時期は，薬物のコントロールが優先となり，安静が必要となる．炎症や疼痛が起きている関節を積極的に動かすことは関節の組織破壊や変形の進行につながる．この時期には特に，日常生活を含めた関節保護の指導が重要である．
- 炎症や疼痛が治まっている時期の作業療法では，エネルギー保存の原則に留意しつつ適度な運動負荷を与えながら廃用症候群の予防に努める．
- ADL 上の関節保護の原則として，大きい関節を使用し，小さい関節への負担を避けるなど，変形の助長防止を考えた指導が重要である．例えば，立ち上がりのときには，手指を握り基節骨背面部で座面を押すのではなく，手掌面で座面をプッシュアップし

て立ち上がるなどである（図10）．
- ADL上の具体的な対応には，瓶の開閉，鍋の持ち方（図11），茶わんの持ち方（図12），急須でお茶を注ぐ（図13），タオルの絞り方（図14）などの際に関節保護の具体的指導方法が挙げられる．片手動作は，手指関節の変形を助長するためできるだけ避け，両手動作を推奨する．両手動作でも，手指より前腕など大きな関節を使用するように介入する．

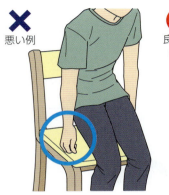

図10　関節リウマチの立ち上がり
前方に机などのもたれかかる物がない場合．

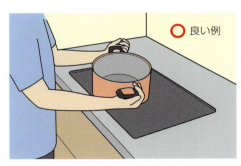

図11　鍋の持ち方

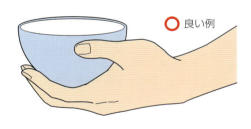

図12　茶わんの持ち方

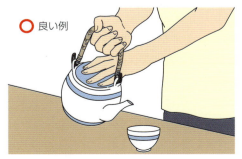

図13　急須の使い方

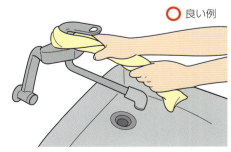

図14　タオルの絞り方

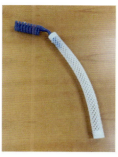
図15　長柄ブラシ

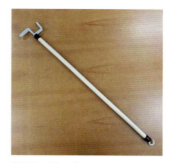
図16　リーチャー

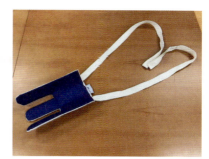
図17　ソックスエイド

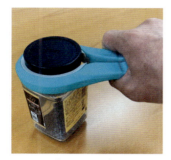
図18　ボトルオープナー

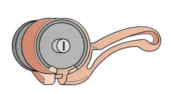
図19　レバー式ドアノブ

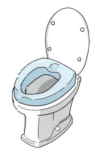
図20　補高便座

- 自助具は障害により日常生活動作が困難な場合に使用され，個別具体的な対応が必要となる．関節リウマチ患者でよく使われる自助具には長柄ブラシ（図15），リーチャー（図16），ソックスエイド（図17），ボタンエイド，太柄スプーン，ボトルオープナー（図18），などがある．住宅改修としてレバー式水道栓，レバー式ドアノブ（図19），補高便座（図20）などがある．

臨床実習やOSCEにつながるヒント

- ROMなどの検査の前に必ず痛みの評価を行うようにしよう．
- 自助具などを応用して患者さんが自分でできることを一緒に経験してみよう．
- 関節リウマチでは，ADL評価は，朝のこわばりや痛みがあるときなど，運動制限があるときの評価も行うようにしよう．

引用文献

1) Steinbrocker O, et al：Therapeutic criteria in rheumatoid arthritis. J Am Med Assoc, 140 (8)：659-662, 1949.
2) Arnett FC, et al：The American Rheumatism Association 1987 revised criteria for the classification of rheumatoid arthritis. Arthritis Rheum, 31 (3)：315-324, 1988.

演習課題

事例

▶患者情報

69歳，女性，BMI 28.

▶現病歴，合併症，既往歴

転倒により右股関節頸部骨折を受傷，人工骨頭置換術を施行後3週間が経過．関節リウマチを罹患しており，朝のこわばり，両肩，両膝の痛みを訴えている．

夫と二人暮らし，娘夫婦が近所に住んでいる．役割は主婦．一軒家，二階建て．トイレ，寝室は1階.

地域での活動にも積極的に参加していたが，最近は，両膝の痛みによって参加が減少.

▶作業療法評価の要点

手術を施行した下肢はまだ症状，機能障害が著明な時期であるため，非術側へ依存した動作を行えるか評価する．

一方で，非術側への依存により非術側の膝の痛みの増強，症状や機能障害の増悪が考えられるため，同様な時期に非術側下肢への依存から両側の下肢をどのように活用するかを評価する．

問題①：環境面の評価

本症例は夫と二人暮らしで，一軒家，二階建て．トイレ，寝室は1階という環境でどのような生活活動が必要となるか，ポイントを考えてみよう．

問題②：本事例に対する評価

本症例は術後の症状，機能障害が著明な時期である．問題①で必要と考えられた生活活動を行ううえで，どのような問題が起こると想定され，どのような評価が必要となるだろうか．

問題③：必要となる作業療法

問題②の評価を行ったあと，どのような作業療法，患者教育が必要となるだろうか．特に，動作をどちらの下肢を中心に行うか，という点は術後経過に伴って指導を変えるべきだと考えられる．どのように考えるべきだろうか．

また，これまで何とか行えていた動作ができなくなったり，下肢機能が十分でなかったりするため，上肢，特に手指に負担がかかり関節破壊・変形の増長につながらないように細かなADL評価が必要となるが，どのような工夫が必要となるだろうか．

4 呼吸器疾患

- 呼吸困難を誘発する動作とその機序について説明できる．
- 呼吸器疾患における ADL，IADL 障害について説明できる．
- 呼吸困難を軽減する動作や道具の工夫について説明できる．

Question
- 呼吸器疾患における ADL，IADL 障害の特徴は何か？
- 日常生活における呼吸困難を軽減する指導にはどのようなものがあるか？
- 座位で体幹を屈曲しながら靴ひもを結ぶことで呼吸困難が増悪する理由は何か？

呼吸器疾患とは（ADL 阻害因子）

- 体内に酸素を取り込み，不要な二酸化炭素を放出する呼吸に関連する臓器の総称を呼吸器という．この呼吸器系に影響を及ぼす疾患が呼吸器疾患である．
- その種類は感染性呼吸器疾患，気道閉塞性疾患，アレルギー性肺疾患，間質性肺疾患，腫瘍性肺疾患など様々である．
- 以下に作業療法でかかわる機会の多い呼吸器疾患を挙げる．

1. 慢性閉塞性肺疾患 （Chronic Obstructive Pulmonary Disease：COPD）

- 最も対応することが多い呼吸器疾患であり，肺気腫や慢性気管支炎をあわせて慢性閉塞性換気障害として取り扱われている．主にタバコの煙の吸入を原因とする炎症性疾患であり，国内に約 530 万人の患者が存在すると推測されている．
- 気道の炎症による閉塞で，吸気はできるが呼気が不十分となることが特徴であり，主な症状は労作時の呼吸困難や慢性の咳や痰である．治療は各種薬物療法の併用と重症な場合には外科的治療も検討される．非薬物療法としての酸素療法やリハビリテーション（以下，リハ）が重要な位置付けになっている．

▶慢性閉塞性肺疾患：Chronic Obstructive Pulmonary Disease（COPD）

2. 間質性肺疾患

- 間質性肺疾患には特発性間質性肺炎や膠原病に伴う間質性肺炎，過敏性肺炎などが含まれる．間質性肺炎は，肺胞壁に炎症や損傷が起こり，壁が肥厚し硬くなることで肺胞と毛細血管の間のガス交換が困難になる病態である．

- 主な症状は乾性咳嗽，労作時呼吸困難である．拡散障害が生じるため，重症化すると労作に伴い急激に SpO_2 が低下することがある．

- 治療は抗線維化薬やステロイド剤，免疫抑制剤が適応となり，呼吸不全が進行すると酸素療法が導入される．

3. 肺癌

- 肺から発生したものを原発性肺癌，他の臓器から肺に転移したものを転移性肺癌という．原発性肺癌の原因の 70％は喫煙である．

- 肺癌の症状は，その種類や部位，進行度により異なる．咳や痰，発熱，倦怠感など様々であるが，進行すると呼吸困難や胸痛が出現する．血痰が出る場合には肺癌の可能性が高いので注意が必要である．

- 肺癌の治療は他の癌と同様に，手術療法，放射線療法，化学療法がその中心であり，緩和ケアも含まれる．

評価方法

- 呼吸器疾患の障害像は，実際の動作場面で評価することで初めて明らかになることが多い．労作時に心肺への負荷がかかることで，呼吸困難が増悪するからである．

- 日常生活における呼吸困難の全般的評価に mMRC 息切れスケールがある（**表1**）．

- 呼吸リハの評価項目は，**表2**のように示されている[1]．ADL は「行うことが望ましい評価」とされているが，患者団体の調査で患者が最も知りたいことの第1位は「日常生活で息切れを軽くする動作の工夫」であり[2]，重要な評価項目でもある．

- ただし，必須の評価として挙げられている項目を理解したうえで ADL 評価があることを忘れてはならない．

- ADL 評価尺度は，一般的に使用される BI や FIM が使用できるが，呼吸困難を反映した尺度ではないため，その障害像を十分に捉えることができない場合がある．

- 例えば，BI はできる ADL を評価するため，呼吸困難を伴い休憩しながらでも遂行できれば天井効果により満点となることがある．また，呼吸器疾患特異性の ADL 尺度としては，千住らの ADL 評価表（The Nagasaki University Respiratory ADL questionnaire：NRADL）がある[3]．

▶ mMRC 息切れスケール：Modified Medical Research Council（mMRC）
▶ ADL 評価表：The Nagasaki University Respiratory ADL questionnaire（NRADL）

呼吸器疾患　4

表 1　Modified Medical Research Council（mMRC 息切れスケール）

Grade 0	激しい運動をしたときだけ息切れがある．
Grade 1	平坦な道を早足で歩く，あるいは緩やかな上り坂を歩くときに息切れがある．
Grade 2	息切れがあるので，同年代の人より平坦な道を歩くのが遅い，あるいは平坦な道を自分のペースで歩いているとき，息切れのために立ち止まることがある．
Grade 3	平坦な道を約 100m，あるいは数分歩くと息切れのために立ち止まる．
Grade 4	息切れがひどく家から出られない，あるいは衣服の着替えをするときにも息切れがある．

（日本呼吸ケア・リハビリテーション学会・他，2012）[1]

表 2　運動療法のための評価項目

必須の評価

・フィジカルアセスメント，スパイロメトリー，胸部単純エックス線写真，心電図，呼吸困難感（安静時，労作時），経皮的酸素飽和度（SpO_2），フィールド歩行試験（6 分間歩行試験，シャトル・ウォーキング試験），握力

行うことが望ましい評価

・ADL，上肢・下肢筋力の測定，健康関連 QOL 評価（一般的，疾患特異的），日常生活における SpO_2 モニタリング，栄養評価（BMI など）

可能であれば行う評価

・心肺運動負荷試験，呼吸筋力，動脈血液ガス分析，心理社会的評価，身体活動量，心臓超音波検査

（日本呼吸ケア・リハビリテーション学会・他，2012）[1]

- しかし，作業療法士が支援する活動は数多くあり，工程ごとに分類してバイタルサインや呼吸様式，自覚症状を評価することが重要である．
- 評価の際に注意を払うべき動作を**表 3** に示す．上肢を挙上して行う動作は呼吸の補助筋を過緊張させるため換気が低下し [4]，上肢の反復運動では呼吸リズムが乱れる．また，体幹屈曲のような動作は横隔膜呼吸を阻害する．重症例では集中して作業することや飲み込みの際に呼吸が休止することでも呼吸困難を誘発してしまう．
- 活動評価時には，これらの動作がどれくらい含まれているかを見極める必要がある．**表 4** は安定期呼吸器疾患における運動の中止基準であり，活動の評価時のリスク管理として活用できる [1]．
- 例として入浴活動の評価尺度を示す（**図 1**）．入浴には脱衣から着衣までの間に多くの動作が含まれている．一連の動作におけるバイタルサインをパルスオキシメーターを用いて評価し，あわせて Borg Scale で自覚症状を聴取する．
- 加えて，洗い場の椅子の高さ，浴槽内台の有無などの環境面も考慮する必要があり，総合的に評価を行い指導していく．

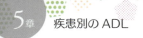

表3 呼吸困難を誘発する動作

上肢を挙上して行う動作
・呼吸補助筋である斜角筋や胸鎖乳突筋,肋間筋などを緊張させることにより,肋骨の動きが制限され,換気が低下する.(例:両手での洗髪,洗濯物干し)

上肢の反復動作
・空間で上肢を反復することで呼吸補助筋を過剰に緊張させ換気が制限される.また,頻回な反復運動により,呼吸のリズムが乱れる.(例:洗体,掃除機がけ)

腹部を圧迫するような動作
・腹部を圧迫することにより,呼吸の約70%を担う横隔膜の活動を阻害し,換気が低下する.(例:靴下・靴の着脱,爪切り)

息を止める動作
・呼吸を止めることにより,換気が制限され,呼吸リズムに乱れが生じる.〔例:会話・飲み込み(重症例)〕

表4 安定期呼吸器疾患における運動の中止基準

呼吸困難感	修正 Borg Scale 7~9
その他の自覚症状	胸痛,動悸,疲労,めまい,ふらつき,チアノーゼなど
心拍数	年齢別最大心拍数の85%に達したとき(肺性心を伴うCOPDでは65~70%)不変ないし減少したとき
呼吸数	毎分30回以上
血圧	高度に収縮期血圧が下降したり,拡張期血圧が上昇したとき
SpO$_2$	90%以下になったとき

(日本呼吸ケア・リハビリテーション学会・他,2012)[1)]

	SpO$_2$	Pulse	呼吸数	BS	動作速度	呼吸パターン	呼吸リズムの乱れ	備考
開始前(安静時)					速い・適切・遅い	腹式・胸式・その他	あり・なし	
脱衣後					速い・適切・遅い	腹式・胸式・その他	あり・なし	
洗体後					速い・適切・遅い	腹式・胸式・その他	あり・なし	
洗顔後					速い・適切・遅い	腹式・胸式・その他	あり・なし	
洗髪後					速い・適切・遅い	腹式・胸式・その他	あり・なし	
浴槽跨ぎ後(入)					速い・適切・遅い	腹式・胸式・その他	あり・なし	
浴槽座位					速い・適切・遅い	腹式・胸式・その他	あり・なし	
浴槽跨ぎ後(出)					速い・適切・遅い	腹式・胸式・その他	あり・なし	
体を拭いた後					速い・適切・遅い	腹式・胸式・その他	あり・なし	
着衣後					速い・適切・遅い	腹式・胸式・その他	あり・なし	
完了後 1分					速い・適切・遅い	腹式・胸式・その他	あり・なし	
3分					速い・適切・遅い	腹式・胸式・その他	あり・なし	
5分					速い・適切・遅い	腹式・胸式・その他	あり・なし	

患者氏名＿＿＿ 担当作業療法士＿＿＿ 日付＿＿＿
酸素流量(安静時)＿＿L/min,酸素流量(運動時)＿＿L/min,評価時の酸素流量＿＿L/min
所要時間＿＿ 血圧(安静時)＿＿mmHg 血圧(終了時)＿＿mmHg

メモ

図1 入浴活動評価

呼吸器疾患 4

活動別の評価と介入

- 介入時のポイントを表5に示す．呼吸器疾患はその種類によって病態は様々であり，換気障害はCOPDを代表とする閉塞性換気障害，間質性肺炎などの拘束性換気障害に分類される．そのため，換気障害を考慮した介入を検討することが重要である（表6）．
- 前者では口すぼめ呼吸が有効である．日常生活場面では，呼気にあわせた洗体動作を行うなどのような呼吸と動作の同調が重要である[5, 6]．
- 一方で後者は％肺活量が低下している病態であるため，呼吸法の導入が直接的に有効ではないため，単位時間内の仕事量を少なくする（ゆっくりと動作を行う，活動の間に休憩を挟む）ことで心肺への負荷を軽減する[7]．

表5　呼吸困難を軽減する動作・環境設定指導

方法	理由	具体的活動例
動作速度をこれまでよりも少し遅めに調整する	単位時間当たりの仕事量を減らす	洗体や歯磨き
活動の途中で適切な休憩をとる	一定の時間を要する活動において，連続する心肺への負担を軽減する	・入浴，家事の際にきりが良いところで2〜3回呼吸する ・タイマーで時間を設定して，椅子に座り休憩する
動作方法を修正する	腹部の圧迫や上肢の頻回な動き，空間での操作などの呼吸困難を誘発しやすい動作を回避し，効率的な動作方法を習得する	靴下の着脱を組み足で行い，腹部の圧迫を避ける
呼吸にあわせながら動作を実施する（息こらえをしない）	呼吸のリズムの維持による換気の効率化	・洗体では動作に呼気をあわせる ・排便時には呼気にあわせて腹圧をかける
動作の簡略化を図る	消費エネルギーの節約	ズボンと下着を一度に脱ぐ
環境を整備する	消費エネルギーの節約，活動の効率化	一時的なポータブルトイレの導入

表6　換気障害に応じたADL指導のポイント

閉塞性障害

- 気道狭窄による病態であり，口すぼめ呼吸の実施が有効
- 呼吸法の導入（腹式呼吸・口すぼめ呼吸）
- 呼吸と動作の同調
- 上肢の頻回な運動を避ける

拘束性障害

- 気流制限が問題ではなく，％肺活量の低下や拡散障害が問題
- 単位時間内の仕事量を少なくする
- 福祉用具の活用
- 拡散障害が重度の場合には，心拍数が急上昇しないように配慮

1. 起居・移動・階段昇降

- 呼吸器疾患における基本動作は，呼気にあわせて動作を行うことが原則となる．これは息こらえを避けるという意味合いと，作業療法で対応することが多いCOPDのような閉塞性換気障害における口すぼめ呼吸を応用したものである．

1）起き上がり

- 背臥位から呼気にあわせて側臥位を経由して起き上がると効率的である．また，症状が重症化した場合には電動ベッドのギャッジアップ機能を活用するなどして，労作の負担を検討する．

2）移動

- 換気を維持するために呼吸にあわせて歩行することが重要である．COPDであれば，吸気にあわせて1，2歩，呼気にあわせて3，4，5，6歩というように呼気を延長させて歩くように指導する（図2）．

3）階段昇降

- 階段昇降は昇段で4.0METs，降段で3.5METsと労作の強い活動である[8]．平地歩行時には歩きながら息を吸うこともできるが，階段昇降は負荷の大きな活動であるため，昇段時には立ち止まって息を吸い，息を吐きながら昇段するように指導する（図3）．

2. 食事・整容

- 呼吸困難が重症化すると，会話の際にも息切れを感じるようになる．発語による呼出が連続すると呼吸リズムが乱れるからである．話す量が多い場合には，呼吸を整えながら話すことで対応できる．
- このように，重症化すると上肢の大きな動作を伴わない場合でも，呼吸困難が誘発されるので注意が必要である．

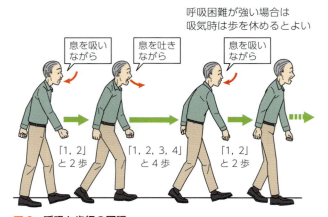

図2 呼吸と歩行の同調
閉塞性換気障害では口すぼめ呼吸と同調させて，呼気が長くなるように意識して歩くとよい．

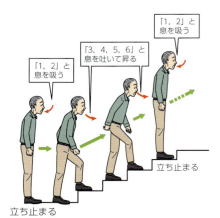

図3 呼吸と階段昇降の同調
昇段の場合には心肺への負荷が大きくなるため，立ち止まって息を吸い，昇りながら吐く方法が効果的である．

1）食事
- 重症例の場合には，咀嚼や嚥下の際に呼吸が休止することで息切れが生じる．このような場合には，鼻呼吸も併用して呼吸を整えながら咀嚼することが重要になる．また，一口量も少なく調整するとよい．
- COPDでは肺の過膨張により胃が圧迫されることで一度に多く食事が摂取できない．そのため，日本人のCOPD患者はやせ型が多い．カロリーの高い食品を，少量ずつ食事回数を増やし摂取することで対応する．

2）整容
(1) 整髪
- 整髪は両上肢を挙上して行うと，呼吸補助筋を過活動させることで換気を制限してしまう．頸部を側屈させて同側の片手動作で実施するなどの動作の工夫を行い，換気を維持することが重要である．

(2) 洗顔
- 洗顔は立位で体幹を屈曲させた肢位で行うため，呼吸が浅くなり呼吸の休止時間も長くなる．意識的に呼吸を止めないようにしつつ，水で泡を洗い流す際も時間が長くならないように注意を払う必要がある．
- 重症の場合には，蒸しタオルによる清拭を選択することになる．

(3) 歯磨き
- 歯磨きは一定時間連続して行われるため，粗大な動作を伴わないものの息切れの訴えがある活動の一つである．また，口を開けて歯磨き動作を行うと，軟口蓋が挙上して鼻呼吸ができない．
- 右歯を磨いたら休憩して深呼吸するなどのように，換気を意識した歯磨きを心がける指導を行う．
- また，上肢を滞空で保持したままの動作となるため，換気の維持に支障をきたす場合がある．図4のように，肘を洗面台などについて行うと，上肢の滞空のために活動していた頸部周囲の呼吸補助筋が呼吸に活用できるため，換気の維持を図ることができる[9]．これは食事動作にも応用できる．

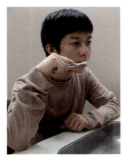

図4 洗面台に肘をついた状態での歯磨き（重症者の場合）
肘付き位で動作を行うことで，僧帽筋などの呼吸補助筋が作用しやすくなり，換気の維持を図ることができる．また，歯磨きを右歯，左歯，前歯のように区域に分けて休憩しながら行うと効果的である．

3. 更衣動作

- 更衣動作は mMRC 息切れスケールの最重症である Grade4 の呼吸困難が出現する例としても挙げられている．上着の更衣は上肢を挙上した動作を伴うため，換気を制限し，重度に肺機能が低下している場合には呼吸困難が増悪する．

1）かぶりシャツ

- 着衣方法は様々であるが，両袖を先に通し両上肢を挙上しながら頭部を通すと息切れを誘発しやすい．また，シャツが小さい場合には努力性を伴う．
- 動作指導は，まずは片手でシャツの襟首をつかんで呼気にあわせながら頭部を通し，後から左右片方ずつ袖を通す方法を指導する．少し大きめのものを選択するとよい．酸素療法が実施されている場合には更衣が完了した後で鼻カニューレを外して付け替えると効率的である．

2）前開きシャツ

- 片袖ずつ通すことになるが，上肢を肩より高く挙上しないかを観察する．前ボタンを留める際に頸部を屈曲して呼吸を休止していることが多いので，呼気を意識しながら呼吸を止めないように指導する．

3）下衣の更衣

- 実施する肢位によって心肺への負荷が異なる．下肢機能が良好な場合には立位で実施していることが多いが，片脚立位になることで呼吸が休止するため，重症の場合には呼吸困難増悪の因子となる．この場合には座位での足通しへの修正を指導する．

4）靴下の着脱

- 靴下動作は体幹の屈曲や，膝を抱え込む動作で実施されることが多い．これにより，横隔膜の運動が阻害され，呼吸困難が誘発される．
- この場合，股関節を外転，外旋させて腹部の圧迫を回避した方法を指導する（図5）．その際の注意点は，着脱動作のときに呼吸を止めずに呼気にあわせて動作を実施することである．この動作は両手動作となるため胸郭の運動が制限され，動作の工夫だけでは十分ではないため，動作と呼吸の同調が重要となる．

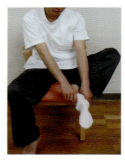

図5 靴下動作
腹部を圧迫しないように開排位での実施を指導する．呼吸を止めないように助言するとよい．

4. トイレ動作

- トイレまでの移動，ズボンや下着の上げ下ろし，排泄を考慮する必要がある．肺機能の低下により，これらのすべてで呼吸困難を伴う場合もあるが，排泄時の呼吸困難に影響するのは，排便時のいきみである．
- 事前の情報収集として便秘傾向の有無を聴取しておく．また，便秘の原因が服薬の副作用の可能性もあるため注意する．
- 下衣の上げ下ろしは中腰での体幹軽度屈曲位で行うと，呼吸を休止しやすいので，換気が維持できているかを注視する．
- 排便時には，呼気にあわせてゆっくりと腹圧をかけるように指導する．

5. 入浴動作

- 入浴は呼吸困難があると頻度が減る代表的な活動でもある．その理由は移動も含めると，移動，脱衣，洗髪，洗体，浴槽の出入り，体を拭く，着衣，移動と多くの工程が存在するからである．
- また，洗髪や洗体は上肢挙上位での反復動作を伴うため，呼吸のリズムが崩れやすく換気が低下する．環境面からも洗い場の湯気や湯船の温度などにより，心肺への負荷は増加する．
- 呼吸困難のために，入浴に1時間以上を要する対象者もいるが，効率的な動作の指導により，時間の短縮と終了後の疲労の軽減が得られることも多く，まずは前述したような実際の活動の評価が重要となる．
- 評価は実際の入浴場面で行うことが望ましいが，指導中心の場合には模擬動作で対応することも可能である．また，対象者の性別にあわせて介助者を同性にするなどの配慮が必要である．
- 入浴動作指導の例を図6，7に示す．洗体動作は呼気にあわせて実施し，背部の洗体はループ付きタオルなどの長さが1m程度のものを使用すると，上部体幹や頸部の呼吸補助筋を過緊張させずに実施できる．ただし，肘関節の屈伸運動を中心として，肩関節を大きく外転して行わないことが重要である．
- 洗髪動作は両手動作で行われることが多いが，これでは換気の制限が大きいため，頸部を側屈させながら，片手で実施するように修正する．また，洗い流す動作で他方の手でシャワーの柄を保持すると，同様に両手動作となるため，シャワーホルダーを活用するとよい．

1）評価結果の解釈と介入戦略

- 表7は酸素療法が未導入の方の入浴活動の評価結果である．SpO_2が洗体後に急激に低下していることがわかる．また，その際には脈拍数も増加して，呼吸困難もやや強い状態となり，心肺への負荷が増加していることが推測される．
- その原因は，洗体の前の脱衣から動作速度が速くなることで呼吸リズムが乱れ，換気が不十分になり，洗体では上肢の使用頻度が多く，さらに換気が制限されていたと解

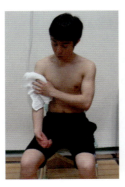
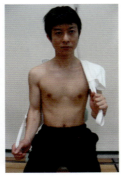

図6　洗体動作指導
洗体動作は呼気にあわせて実施する．背部の洗体は洗体タオルが短いと呼吸補助筋を過緊張させてしまうため，ループ付きタオルなどの長いものを使用する．この際には換気の維持のために肘関節の屈伸運動を中心に行うように指導するとよい．

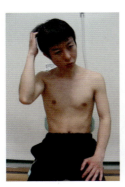
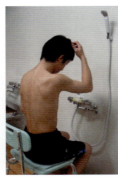

図7　洗髪動作指導
両手動作では換気を制限してしまうため，片手動作での実施やシャワーはホルダーにかけて行うなどの環境の調整を指導する．

表7　入浴時の評価結果
SpO_2 と呼吸困難の変化に注目し，動作速度や呼吸様式の変化とあわせて総合的に解釈する．低下した活動のみならず，その前の活動の負荷，全体的な時間なども考慮して，最も効果的で効率的な指導方法を絞り込んでいく．

	SpO_2	脈拍	呼吸数	呼吸困難	動作速度	呼吸様式
開始前	95	83	22	0	速い・適切・遅い	胸式・⓪腹式・その他
脱衣後	93	85	21	2	⓪速い・適切・遅い	胸式・⓪腹式・その他
洗体後	<u>87</u>	<u>108</u>	26	<u>4</u>	⓪速い・適切・遅い	⓪胸式・腹式・その他
洗髪後	90	110	23	4	⓪速い・適切・遅い	⓪胸式・腹式・その他
浴槽またぎ後（入）	87	115	26	3	速い・⓪適切・遅い	⓪胸式・腹式・その他
浴槽座位	90	113	26	2	速い・⓪適切・遅い	⓪胸式・腹式・その他
浴槽またぎ後（出）	88	120	25	3	速い・⓪適切・遅い	⓪胸式・腹式・その他
体を拭いた後	89	117	27	4	⓪速い・適切・遅い	⓪胸式・腹式・その他
着衣後	87	115	25	4	速い・⓪適切・遅い	⓪胸式・腹式・その他
完了後1分	90	108	23	3	速い・適切・遅い	⓪胸式・腹式・その他
3分	91	108	23	2	速い・適切・遅い	⓪胸式・腹式・その他
5分	92	98	20	2	速い・適切・遅い	胸式・⓪腹式・その他

釈できる．加えて，以降の活動を休憩なしで連続して行うことで着衣までSpO_2が低下したままであり，5分休憩後も開始前の状態まで回復していないとも考えられる．
- このような場合のADL指導は，まずは連続した活動の中で適切な休憩を挟むこと，洗体・洗髪動作を呼気にあわせてゆっくりと行うこと，上肢帯の筋を過緊張させた動作を回避することが重要となる．

6. IADL

- IADLには様々な活動があるが，ここでは呼吸困難を誘発しやすい活動である掃除，洗濯，買い物について解説する．

1）掃除

- 掃除には家具の移動や掃除機がけ，拭き掃除などの多くの種類，工程が存在する．その中でも家具の移動は努力性を伴い，両手で大きな物品を保持することで呼吸運動を妨げる（図8左）．
- 家具の大きさや形状にもよるが，上肢を下垂して保持できるものであれば換気を維持しながら移動すると効率がよい．図8のように丸い形状の台であれば転がして移動することも可能であろう．
- 掃除機がけは，呼吸困難を誘発しやすい活動の一つである．体幹を軽度屈曲しながら両手を肩関節内転位に保って行うため，胸郭の拡張が困難である．また，頻回な反復動作にて呼吸のリズムも乱れてしまう．
- 指導としては，体幹を正中位にして片手動作で実施するように動作を工夫するとよい．この際には，掃除機を持つ手の腕の振りを最小限として，足を運びながらかけるようにすると効率がよい（図9）．

2）洗濯

- 洗濯物干しは水分を含んだ衣類の重さも影響し，負荷の大きな活動であるといえる．また，洗濯物の数によっては繰り返し動作も多くなる．物干し竿は頭上よりも高い位置に設置されていることが多いため，上肢の滞空による作業も多く含まれる．
- 効果的な介入を検討するためには，環境の評価が重要となる．反復動作が多いため，洗濯物カゴの置き場所，物干し竿の高さの調整などがポイントである．さらに，カゴを運ぶ際には両手で持つのか，片手で持つのか，台車に乗せて移動させるのかなどを

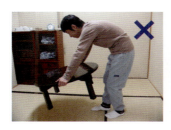 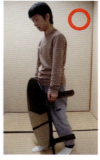

図8 家具の移動
左は体幹を屈曲させつつ両手で台を保持しており，呼吸運動が妨げられている．右のように上肢を下垂して保持することができる大きさであれば，呼吸を維持しつつ歩いて移動することができる．

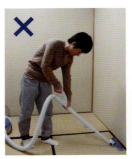
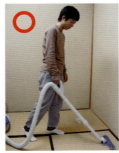

図9 掃除機がけ
両手で掃除機の柄を保持すると胸郭の拡張が妨げられる．右のように体幹を起こして片手動作で足を前後に運びながら重心移動を行うようにして，上肢の運動が大きくならないようにして行うとよい．

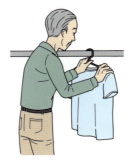

図10 物干し動作
両手動作が多く，呼吸が浅くなるので注意が必要である．動作方法の修正のみならず，物干し竿を低く設定するなど，効率的な動作が実施できる環境を整備することも重要である．

評価する．
- これらの環境を，例えば物干し竿の高さを肩より低くすることなど，効率的な動作ができるように調整することで，労作を軽減することができる（図10）．また，ハンガーにシャツを干す場合には，服をハンガーにかけてから片手で竿にかけるなどの工夫も重要になる．洗濯物カゴを台の上に置くと，洗濯物を取る際の体幹の屈曲を減少できる．

3）買い物
- 店舗への移動手段，距離，購入する物品の量などの多様な要素の影響を受ける．購入した商品の運搬などの負荷が大きい活動であり，エネルギー消費の少ない方法に修正することが重要となる．
- 手提げ袋を例にとると，一般的に片手で持つよりも肘にかけるほうが呼吸運動の負荷が軽減できるとされており，リュックサックなどで背負うとさらに軽減できる．
- 酸素療法が導入されている場合には，酸素カートを引いて歩く必要が出てくるので，酸素ボンベを歩行車に搭載することも有用である．買い物の際の商品も歩行車のカゴに入れるとさらに効率的である．

臨床実習やOSCEにつながるヒント

- 呼吸困難は自覚症状であり，実際に経験しなければ理解できないことも多い．細いストローを口にくわえて，片方の手で鼻をつまみ，口だけで息をして閉塞性換気障害を疑似体験し，呼吸様式の変化を感じてみよう．動いてみることでさらに呼吸困難を自覚しやすくなる．
- ADLやIADL指導を行う際には，環境の影響を受ける．実際の活動評価を行う前には，住環境の情報を収集しておき，できるだけ自宅環境に近づけた設定で評価や指導を行ってみよう．
- 評価を適切に実施するためには，換気障害による症状の違いを理解して，呼吸様式や呼吸数の変化を見逃さないようにしよう．また，呼吸困難を誘発する原因についてもあわせて考えてみよう．

文献

1) 日本呼吸ケア・リハビリテーション学会・他（編）：呼吸リハビリテーションマニュアル−運動療法− 第2版．p26, 55, 照林社, 2012.
2) 日本呼吸器学会肺生理専門委員会・在宅呼吸ケア白書COPD疾患別解析ワーキンググループ（編）：在宅呼吸ケア白書−COPD患者アンケート調査疾患別解析−．p19. https://www.jrs.or.jp/activities/guidelines/file/1096.pdf（2024年12月20日閲覧）
3) 千住秀明：呼吸リハビリテーション入門 第4版．p77, 神陵文庫, 2004.
4) Velloso M, et al：Metabolic and Ventilatory Parameters of Four Activities of Daily Living Accomplished With Arms in COPD Patients. Chest, 123：1047-1053, 2003.
5) Velloso M, Jardim JR：Study of energy expenditure during activities of daily living using and not using body position recommended by energy conservation techniques in patients with COPD. Chest, 130：126-132, 2006.
6) Lorenzi CM, et al：Occupational Therapy and Pulmonary Rehabilitation of Disabled COPD Patients. Respiration, 71：246-251, 2004.
7) 髙島千敬・他：間質性肺炎におけるIADLトレーニングの検討 掃除課題における前後比較から．作業療法, 33（5）：459-466, 2014.
8) 厚生労働省：生活活動のメッツ表：https://e-kennet.mhlw.go.jp/wp/wp-content/themes/targis_mhlw/pdf/mets.pdf（2024年12月20日閲覧）
9) Banzett RB, et al：Bracing Arms Increases the Capacity for Sustained Hyperpnea. Am Rev Respir Dis, 138：106-109, 1988.

5 神経筋疾患

学習目標
- 神経筋疾患に対する ADL 支援の特徴を理解する．
- 環境調整と自助具・福祉用具の有効性と適応する際の課題を理解する．

Question
- パーキンソン病の重症度分類別にみた ADL 支援のポイントを述べよ．
- 筋萎縮性側索硬化症のコミュニケーション支援について述べよ．
- 脊髄小脳変性症でみられる失調症状に対する ADL の工夫を述べよ．

はじめに

- 神経筋疾患とは，脳や脊髄，末梢神経などの神経または筋自体の病変によって運動障害をきたす疾患の総称である．代表的なものとしてパーキンソン病（Parkinson's disease：PD），筋萎縮性側索硬化症（Amyotrophic lateral sclerosis：ALS），脊髄小脳変性症（Spinocerebellar degeneration：SCD），重症筋無力症（Myasthenia gravis），筋ジストロフィー（Muscular Dystrophy），ギラン・バレー症候群（Guillain-Barré syndrome）などがある．これらの多くは発病の機構が明らかでなく，治療方法も確立されていないため長期的な療法が必要であり，「指定難病」に指定されている．近年では遺伝子治療や iPS 細胞を用いた再生医療などの新たなアプローチも開発されつつあり，今後の進展が注目されている．
- この章では，はじめに神経筋疾患に共通する ADL のポイントを確認したのちに，代表的な疾患を取り上げ，その概要と ADL 評価・介入について解説する．ADL 評価では評価尺度を中心に紹介する．

▶パーキンソン病：Parkinson's disease（PD）
▶筋萎縮性側索硬化症：Amyotrophic lateral sclerosis（ALS）
▶脊髄小脳変性症：Spinocerebellar degeneration（SCD）
▶重症筋無力症：Myasthenia gravis
▶筋ジストロフィー：Muscular Dystrophy
▶ギラン・バレー症候群：Guillain-Barre Syndrome

神経筋疾患 5

神経筋疾患の ADL

- 可能な限り自律した生活を送り，QOLを維持することが神経筋疾患のADLの目標となる．進行性の場合，次第に他者に依存しなければならないADLが増えるため，自立を目標とすることが難しくなる．そのためADLの課題を患者の機能低下の問題としてではなく，支援者との相互行為として捉えていく視点が重要になる．
- ADLの中でも基本的で重要なコミュニケーションを例に考えてみよう．文字盤を使って「1つの単語を理解するのに30分もかかって大変だった」と支援者が語っている場面である．支援者は「30分もかかって大変だった」のだが，この状況を成り立たせていた背景には，諦めず30分もなんとか伝えようとし続けた患者の意思と行為があることを忘れてはいけない．介助する側／される側という関係ではなく，私たちは無意識のうちにも相互に影響しあっているのである．

1. ADL 評価

- 作業療法では，人，作業，環境の相互作用から作業遂行を捉えるが，神経筋疾患の場合，症状の進行という時間性を加えた4つの要因の絡み合いを評価していくことになる．できないことが増えていく中，「できること」「できたこと」「やりたいこと」に視線を向けることが作業療法の重要な役割である．
- 患者自身や家族のADLに対する認識や希望を把握し，実生活での遂行場面を観察評価する．神経筋疾患のADLは生命維持にかかわる局面が多いために，残存能力の評価も重要である．多職種間で情報共有するためには，観察評価に加え，各種評価尺度が有用である．

2. ADL への介入・支援

- 疾患特性と薬物治療の計画をふまえ，変化が期待できる側面と難しい／減退していく側面を見極めておく．進行性のために機能改善が難しく，能力障害の改善や技能の維持・回復を図るよりも，環境調整や代償的アプローチに比重を置くほうが即効的で効果的である場合が多い．部分的にでもADLの遂行を維持していくことが，結果的に運動機能や技能の維持・獲得につながる場合もある．自助具や福祉用具の導入と環境調整は重要であり，患者本人と家族のニーズをもとに導入時期を検討していく．
- 症状の進行によって予想されるADLの変化とそれへの対処方法を患者・家族とともにあらかじめ学習しておくことは，自己効力感の低下を防ぐことにつながる．進行に伴う「変化」に対応し続けることができるよう，作業を省略・簡略化する方法や，安全のための新しい方法の更新と再学習を行う．
- 「指定難病」は，「重症度分類等」に照らして医療費助成の対象となる場合があり，障害者総合支援法や要介護認定で受けられるサービスもある．疾患に対する正しい知識と最新の薬物治療やガイドラインにくわえ，患者・家族会などへのアクセスなど，患者・

5章　疾患別の ADL

家族の医療・社会的サービスに関する情報リテラシーを高めるための支援を他職種と連携しながら行う.

パーキンソン病（PD）

- PD は，中脳黒質にあるドパミン神経細胞の変性・脱落により発症する疾患で，動作緩慢，静止振戦，筋強剛，歩行障害，姿勢保持障害などの運動症状が引き起こされる. 対症療法（症状改善薬）としてレボドパによるドパミン補充療法が行われる. 発症から3〜5年はハネムーン期と呼ばれ薬の安定した効果が期待できるが，その後は少しずつ薬の効果の切れ目を感じるようになる. ウェアリング・オフ現象（レボドパの薬効時間短縮）や，服薬時間に関係なく突然動けなくなるなど症状が変動するオン・オフ現象がある. いずれも，薬が効いている状態を「オン」，効きが悪い状態が「オフ」という. レボドパの長期服用によって幻覚や妄想，ジスキネジアなどの副作用が出現することもあり，患者の QOL に影響を及ぼす.

1. ADL 評価

- PD の重症度を示す指標に Hoehn-Yahr 重症度分類がある（表1）. 改訂版パーキンソン病統一スケール（Movement Disorder Society Unified Parkinson's Disease Rating Scale：MDS-UPDRS）は4つのパートからなる評価（パートⅠ：日常生活の非運動症状，パートⅡ：日常生活の運動症状，パートⅢ：運動症状の診察，パートⅣ：運動合併症）で，目的によって全体または一部の項目が用いられる[1].

- ADL 評価にはバーセル・インデックス（Barthel Index：BI），機能的自立度評価表（Functional Independence Measure：FIM），シュワブ・イングランド日常生活活動スケール（Schwab and England activities of daily living scale），自記式パーキンソン病患者障害スケール（Self-Reported Disability Scale in Patients with Parkinsonism）などが用いられている. QOL の評価には，パーキンソン病質問票（Parkinson's disease questionnaire：PDQ-39），MOS Short-Form 36-Item Health Survey（SF-36），EQ-5D（EuroQol 5 Dimension）などがある[2].

▶改訂版パーキンソン病統一スケール：Movement Disorder Society Unified Parkinson's Disease Rating Scale（MDS-UPDRS）
▶バーセル・インデックス：Barthel Index（BI）
▶機能的自立度評価表：Functional Independence Measure（FIM）
▶シュワブ・イングランド日常生活活動スケール：Schwab and England activities of daily living scale
▶自記式パーキンソン病患者障害スケール：Self-Reported Disability Scale in Patients with Parkinsonism
▶パーキンソン病質問票：Parkinson's disease questionnaire（PDQ-39）
▶MOS Short-Form 36-Item Health Survey（SF-36）
▶EQ-5D（EuroQol 5 Dimension）

神経筋疾患　5

表1　Hoehn-Yahr 重症度分類

Stage Ⅰ	症状は一側性で，機能的障害はないかあっても軽微で，日常生活にほぼ支障はない．
Stage Ⅱ	両側性の障害があるが，姿勢保持の障害はない．日常生活，職業は多少の障害はあるが行い得る．
Stage Ⅲ	姿勢反射が障害され，転倒傾向がみられる．活動はある程度制限されるが職種によっては就労可能．機能的障害は，軽度から中等度で，介助なしで自力での生活が可能．
Stage Ⅳ	介助なしに起立，歩行は何とか可能．重篤な機能障害を呈し，就労は困難．日常生活に部分介助が必要．
Stage Ⅴ	介助なしに歩行は不可能で，日常生活に全面介助が必要．ベッドまたは車椅子上の生活となる．

2．ADL への介入

- 作業療法の目標は，PD の各期の特徴的な課題をふまえ，可能な限り安全で自律した日常生活を行うことである．Hoehn-Yahr 重症度分類による Stage Ⅲは，姿勢反射障害が出現するが介助なしで ADL が可能な時期で，就労継続が目標となる．Stage Ⅳ，Ⅴで具体的な ADL 支援が必要になってくる．しかし，PD と診断された時期から必要な情報を提供し，先を見越しながら今の生活を組み立てていくことを支援する．

1）服薬管理

- PD の治療には正確な服薬が重要である．服薬時間をずらすと動けなくなるために，服薬時間を忘れないようアラームやメモなどを活用して工夫を行う．薬をシートから出しにくい場合は錠剤やカプセルをパックにして一包化し，指先で開封しやすいような切り口を作っておく．外出先で一人でも服薬できるよう，例えばペットボトルの蓋が開けにくい場合はペットボトルオープナーを持ち歩くなどの対応策を検討しておく．

2）移動

- PD では，2 つの課題を同時に行おうとするとエラーが増えたり反応時間が長くなったりする二重課題干渉（dual task interference）が出現することがある．そのため，歩行や立ち上がりなどの姿勢変換中は運動に集中できるよう，他者が話しかけないなどの刺激の調整が必要である．

- Hoehn-Yahr 重症度分類の Stage Ⅲにさしかかると歩行障害が出現し，転倒リスクが増加する．そのため，居住空間を安全に整えることが重要な課題となる．閉所や暗所，方向転換時にすくみ足の症状が出現しやすい．カーペットやラグなどの敷物を取り除き，夜間の移動に備え，寝室には足元灯，廊下やトイレなどは自動点灯ライトなどを設置するとよい．トイレやベッドなど移動先で着座する場所では進行方向から 90°の回転で着座できるような動線を作り，家具の配置や手すりの位置を工夫する．すくみ足のために最初の一歩が出にくい場合は，視覚的手がかりや音刺激を利用することで歩行開始が可能となる場合がある．

- 極端な前かがみ姿勢になる腰曲がりや，首が下垂してしまう首下がりのような姿勢異常は，ADL に支障をきたすだけではなく痛みの原因にもなりうる．医師や理学療法士

265

と相談して対応する．
- PD は繰り返しの動作が次第に小さくなる傾向があるために，車椅子を自走することが難しい場合が多い．電動車椅子を検討する際は，身体機能と運転適性を確認する．

3）自動車運転
- PD 発症後は自動車事故の発生率が約 5 倍に上昇するという報告がある[3]．自動車運転シュミレータを用いて運転能力を評価し，必要なリハビリテーションを行う．以下の 6 項目のうち 1 つでも認めた場合は，自動車運転の中止を考慮する目安になるとされている[4]．①患者，家族が不安に感じている，② Hoehn-Yahr 重症度分類の StageIV を 1 日のうちに認める，③ Mini-Mental State Examination ≦ 21 点，④ Montreal Cognitive Assessment（MoCA）≦ 10 点，⑤ L-ドパ換算用量相当量（levodopa equivalent daily dose（LED）≧ 900mg，⑥ Questionnaire for Impulsive-Compulsive Disorders in Parkinson's Disease-Rating Scale（QUIP）≧ 1 項目．

4）食事
- 嚥下障害のために摂食や嚥下が困難になる．誤嚥性肺炎を防ぐために，まずは座位姿勢を整えることから始める．足底を接地できるような椅子とテーブルを使用し，左右に傾かないようシーティングを行う．テレビを消すなど嚥下に集中できる環境を整える．
- 摂食では一口の量を少なくし，口の中の食べ物がなくなってから次の一口を入れるようにする．振戦やジスキネジアのために食べ物を口に運ぶことが難しい場合はスプーンの柄を太くする，滑り止めシートやすくいやすい皿を使うなど，自助具の導入を検討する（図1）．

5）入浴と整容，更衣
- 背中を洗う，歯磨きをするなどの繰り返しの交互運動は，動きが次第に小さくなる傾向がある．「いち，に，いち，に」と動作の一方向に力を入れるように意識すると改善する場合がある．歯磨きは電動歯ブラシを使用するとよい．更衣は転倒のリスクを避けるために座位で行う．重ね着をすると先に着たシャツの袖がくたれてしまうことがあるので，下着のシャツは半袖にしてざっくりとした上着で暖を調節するなどの工夫をする．

6）コミュニケーション
- 症状の進行とともに構音障害が出現する．声が小さくなり，かすれ，滑舌が悪くなり，

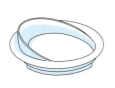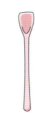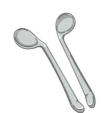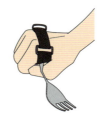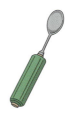

A：すくいやすい皿　B：口あたりが柔らかいスプーン　C：曲がったスプーン　D：万能カフ　E：柄の太いスプーン

図1　食事時の自助具の例

アクセントやリズムが障害される．仮面様顔貌のために表情や身振り手振りなどの非言語的コミュニケーションも障害される．患者の声が聞き取れない場合は「Yes/No」で問い返し，まずは大まかな内容をつかんでから細部を絞り込んでいく．

7）スケジュール管理

- PD による症状や日内変動への不安のために作業を控えることがないよう，活動性を維持することを目指す．そのため，服薬時間を確認しながら無理のない範囲でスケジュールを立てていく．スケジュール管理にはカレンダーや手帳の利用が考えられるが，書字が難しくなった場合にはスマートフォンのタスク管理ソフトや音声入力も検討する．自身で作成することが難しくなった部分は支援者と一緒に作成していく．

- 遂行機能障害や注意力障害，思考速度の低下，視空間認知能力の低下，アパシーなどの影響で行動が減退し，感情が平坦化することがある．仮面様顔貌のために表情の変化が乏しくなるが，これらを「やる気の問題」にすり替えてはいけない．

筋萎縮性側索硬化症（ALS）

- ALS は，運動ニューロンの変性により四肢，発語，嚥下や呼吸に関する筋力が急激に損なわれる原因不明の神経疾患である．運動ニューロンのみが障害され，感覚の異常や膀胱直腸障害などの自律神経障害，眼球運動障害，括約筋障害，褥瘡は生じないといわれてきたが，医療の進歩とともに長期生存者が増え，末期にはこれらの症状が出現するという報告もある[5]．

- ALS のほとんどは発症の原因が不明の弧発性で，責任遺伝子が同定されている家族性は約 10% とされている．予後は悪く，人工呼吸器を用いなければ生存期間は 2 〜 5 年とされているが，個人差が大きい．人工呼吸器管理の技術進歩により，長期間生存する方が増えている．

- ALS 患者の生活には，24 時間 365 日体制で多くの支援者がかかわることになる．細かな要望を汲み取っていくためには，支援者自身が患者から学び，成長していくことが求められている．

1. ADL 評価

- ADL 評価尺度には ALS 機能評価スケール改訂版（The revised ALS Functional Rating Scale：ALSFRS-R）がある．言語，唾液分泌，嚥下，書字，摂食動作，更衣・身の回りの動作，寝床での動作，歩行，階段，呼吸困難，起座呼吸，呼吸不全の 12 の運動機能に関する質問項目を各 0 〜 4 点で評価する．合計点が低いほど重症である[6]．QOL 評価には，個人の生活の質評価法（Schedule for the Evaluation of Individual Quality of Life a Direct Weighting procedure of Life Domains：SEIQoL-DW）[7] が挙げられ

▶ALS 機能評価スケール改訂版：The revised ALS Functional Rating Scale（ALSFRS-R）

るほか，日本神経学会の治療ガイドラインはSIPALS 19またはALSAQ 40（あるいはALSAQ 5）を推奨している．
- 呼吸機能や摂食嚥下障害，コミュニケーション障害はQOLに直結するので長期的な視点から本人の希望や要望を丁寧に汲み取り，評価していくことが重要である．

2．ADLへの介入

1）人工呼吸器
- 横隔膜などの吸気筋と呼気筋及び上気道筋などの筋力が低下すると呼吸困難が生じ，人工呼吸療法が検討される．これには鼻マスクを用いた非侵襲的換気（non-invasive ventilation：NIV）と気管切開下陽圧換気（tracheostomy positive pressure ventilation：TPPV）がある．実際に用いられるNIVのほとんどは非侵襲的陽圧換気（Non-invasive Positive Pressure Ventilation：NPPV）で，症状が進むとTPPVの導入が検討される．
- ALSの死亡原因の大部分は呼吸器合併症特に換気低下，気管支クリアランスの低下による肺感染症である[8]．定期的に吸引や排痰を行うことが必要であり，あらかじめ家族が医療機関等で手技を習得して行うことが多い．

2）コミュニケーション支援
- ALSにとって最も重要な課題の一つは，コミュニケーション手段の確保である．代替コミュニケーションには読唇や空書，文字盤の利用などがある．これらは発信者側と受け手側の双方の技能修得が必要になってくる．
- 症状の進行に伴って発話が不明瞭となり，書字，電話も困難となる時期が訪れることに備え，タブレットやコンピューターを使用してコミュニケーションを図る．上肢近位筋の筋力低下を補うために，ポータブルスプリングバランサーが使用される（図2）．

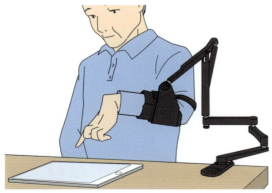

図2　ポータブルスプリングバランサー

▶個人の生活の質評価法：Schedule for the Evaluation of Individual Quality of Life a Direct Weighting procedure of Life Domains（SEIQoL-DW）
▶非侵襲的換気：non-invasive ventilation（NIV）
▶気管切開下陽圧換気：tracheostomy positive pressure ventilation（TPPV）
▶非侵襲的陽圧呼吸：Non-invasive Positive Pressure Ventilation（NPPV）

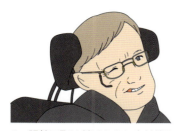 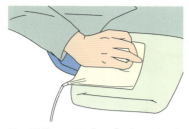 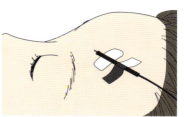

A：眼鏡に取り付けられた赤外線センサースイッチ．頬のわずかな動きを検知する．　B：手掌でエアバッグ・センサーを押す．　C：前頭筋を動かしピンタッチスイッチを操作する．

図3　端末操作用スイッチ

- さらに筋力低下が進むと，端末操作用のスイッチは，指や足，眉間，まぶた，視線の動きを評価し，一人ひとりにあわせて選択・改良していく（図3）．
- 体位変換によって1日に何度もスイッチの位置や設定を変更することがある．そのため微妙なタッチの設定を再現していくことが支援者側に求められる．最後まで障害されにくいのが眼輪筋や眼球運動，膀胱直腸筋である．スイッチを操作するための筋の動きがなくなった場合は，脳波，筋電，眼電信号や脳血流，生体電位信号を利用する機器が開発されているので導入を検討する．人工呼吸器を装着するために気管を切開すると「自分の声」で話すことができなくなる．「自分の声」を合成音声として残し，失声後も自分の声を使い続けることができる技術も開発されている．
- パソコンや環境制御装置を操作するためには練習が必要になるので，複数のコミュニケーション手段を併用しながら早期からの機器導入を検討する．

3）移動

- 症状の進行とともに杖や車椅子などが使用される．電動車椅子はALSにとって重要な移動手段である．人工呼吸器やバッテリー，ノートパソコンなどを搭載して生活空間の一部にもなっていくために，長時間の移動に備え，姿勢保持やティルト機能のついた電動車椅子が必要である．ベッドから電動車椅子の移乗には，スライディングシートやスライディングボード，ホイストなどが用いられる（図4）．
- 物理的な移動が困難となりベッド上の生活が中心になっても，テレプレゼンスロボットを導入して旅行や就労が可能になり，QOLの向上に寄与した実践が報告されている．テレプレゼンスロボットはロボット技術と遠隔操作技術を組み合わせた遠隔コミュニケーションロボットで，例えばOriHime®は離れた場所からインターネットを通しての操作とコミュニケーションを可能にしている[9]．

4）食事

- 食事は，生命維持だけではなく楽しみを味わい，家族や友人とのコミュニケーションの重要な時間となる．ベッド上で食事を摂る場合は，上体を30〜40°起こすと食べ物が気道に入りにくくなる．このとき，支援者も椅子に座り目線をあわせていると一緒に食べているように感じる．嚥下障害が強く経口摂取が難しくなると，経鼻胃管や胃ろうによる栄養摂取が必要となっていく．

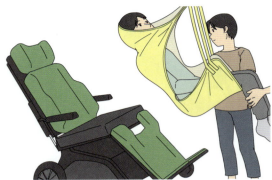

A：スライディングシートを用いた移乗．　　　　B：電動車椅子はティルト機能を用いて寝かせておく．

図4　移乗の例

5）個別避難計画

- 移動に介助が必要となり人工呼吸器を使用して自宅で生活を送る ALS 患者に対して，災害時の個別避難計画を策定する自治体も増えてきている．平常時の備えや避難場所での電源確保方法を含め，本人，家族，支援者，地域住民と確認しておくことが必要である．

脊髄小脳変性症（SCD）

- SCD は，小脳を中心とし脳幹，脊髄，大脳の神経系統に病変をきたす変性疾患で，遺伝性と孤発性に分類されている．原因遺伝子が解明されているものが約 7 割で，孤発性は多系統萎縮症と皮質性小脳萎縮症に分けられる[10]．
- 症状は失調症状を主体とし，パーキンソニズム，錐体路障害，末梢神経障害，認知症など様々で[11]，病型ごとに異なる．歩行障害，筋力低下，姿勢の不安定などのほか，構音障害，摂食嚥下障害や書字障害，起立性低血圧，膀胱直腸障害などの自律神経症状も組み合わされる．
- SCD の疾患修飾療法は確立しておらず，現在利用されているものは小脳性運動失調症状や痙縮，自律神経症状などに対する対症療法である[12]．症状は個人差がある．

1．ADL の評価

- SCD の運動失調を評価する目的で作成されたものに国際協調運動失調評価尺度（International Cooperative Ataxia Rating Scale：ICARS）や Scale for the Assessment and Rating of Ataxia（SARA）がある．SARA は歩行，立位，座位，言語障害，指追

▶国際協調運動失調評価尺度：International Cooperative Ataxia Rating Scale（ICARS）
▶Scale for the Assessment and Rating of Ataxia（SARA）

い試験，鼻−試験，手の回内・回外運動，踵−すね試験の 8 項目からなり無症状は 0 点，最重症は 40 点で評価される [13]．BI との間に高い相関性が認められ [14]，SARA が 15 〜 20 点以上になると ADL に支障が出る傾向が強いとされている．ADL 評価には FIM や BI も用いられる．

2．ADL への介入

1）コミュニケーション

- 呼吸，声帯，口腔運動の協調の問題により，失調性構音障害が起こる．「ろれつが回らない」状態で「酔っ払いのような話し方」になる．断綴性（scanning），爆発性（explosive），スラー様（slurred）などと表現されることもある [15]．安定した姿勢で腹式呼吸をしながらゆっくり話し，リズムや声の高低を整える練習などを行う．伝わりにくい場合は分節で区切ってゆっくり話す．
- 構音障害が軽度の時期でも会話量が減っていく場合があり，書字，文字盤の指さしなどに加え，パソコンや IT 機器，携帯用会話補助装置を検討する．パソコンを使用する際には，失調症状への対策としてポインティングデバイスのタッチやクリックに対する反応速度を調整し，キーボードやタブレット画面のタッチミス防止のためのキーボードガイドなどを検討する [16]．

2）食事，摂食・嚥下

- 多系統萎縮症では病初期から嚥下障害を合併することがある．食事の支援は，安定した座位姿勢をとるところから始める．足底を接地し，背もたれや肘掛け，テーブルの高さは，上肢が使いやすい高さであることを確認する．企図振戦などのために上肢の操作性が低下している場合は，両肘をテーブルに乗せ，肩関節の動きを制限し，コップやスプーンを両手を使って運ぶことで運動失調の影響が軽減されることがある．失調症状への対策として滑り止めのシートや太めの柄のスプーン，すくいやすい皿などの自助具の導入も検討する（図 1）．
- 臥位の場合は，30°程度頭部をギャッジアップすると誤嚥しにくくなるが，一気に上体を起こすと起立性低血圧を起こすことがあるので注意する．食事を開始する前に血圧が安定していても食事中に血圧が低下して失神することがあるので，患者の変化に注意する．
- 摂食嚥下では chin down（頭部頸部屈曲位）や交互嚥下（固形物と流動物を交互に食べる）を心がける．

3）移動

- 失調症状と筋力低下のために姿勢変換や歩行が困難となり，転倒やけがのリスクが増加する．そのために補助具の活用や環境調整が現実的な対策として検討される．支持基底面を広げるためには杖を使用するが，上肢の失調があると杖をつく位置が不安定になるので，ロフストランドクラッチや両手でハンドルを持つ歩行器，歩行車が有効である．歩行速度に応じて自動的にブレーキが働く歩行車の機種もある（図 5）．
- 屋内移動では，動線に沿って家具を配置し，手すりを設置する．歩行が困難となった

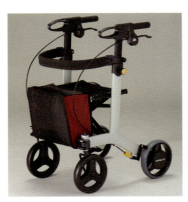

図5 抑速ブレーキ付歩行車
画像提供：アロン化成株式会社

場合には四つ這い移動が有効な場合がある．車椅子は，両手に加えて足駆動を併用する場合は車椅子のフットサポートを取り外しておくことも検討する．

4）更衣と整容

- 転倒防止のため，座位で行う習慣を身に付けるよう勧める．歯ブラシや髭剃りは電動式のものを利用する．両手で水をすくう洗顔が難しい場合は，ぬれたタオルで顔を拭く．更衣はボタンやファスナーなど巧緻性の必要な動作が難しくなる可能性があり，ボタンの少ない服やファスナーの先端にリングを付けるなどの工夫をする．

5）トイレと入浴

- できるだけトイレでの排泄を継続できるよう廊下や出入り口に手すりを設置し，屋内の動線を工夫する．トイレや風呂の扉を開ける際に転倒のリスクが高まるため，可能であれば引き戸または折りたたみ戸への変更を検討する．ポータブルトイレは背もたれと引きかけのあるものを用いる．
- 浴室は滑りやすいため，移動は常に両手で手すりをもち，3点支持を心がける．シャワーチェアやバスボード，滑り止めマットを検討する．介護者の負担が大きい場合は，介護保険の利用を検討する．自宅で訪問入浴介護を利用したりデイサービスで利用することができるので，ケアマネジャーと連携して対応する．

臨床実習やOSCEにつながるヒント

- 複数のコミュニケーションエイドを使って，患者，支援者，観察者のロールプレイをしてみよう．お互いの立場からそのときに気が付いたことを話し合ってみよう．
- スライディングシートやスライディングボード，ホイストなどの福祉用具や福祉機器を使って，臥位や座位の移乗の練習をしてみよう．その際，家族などの支援者へ伝える「移乗を介助するときのポイント」を書き出してみよう．

文献

1) 折笠秀樹：パーキンソン病の重症度を測る日本語版 unified Parkinson's disease rating scale（UPDRS）の信頼性評価．神経治療，17：577-591，2000．
2) 一般社団法人日本作業療法士協会 学術部：パーキンソン病 作業療法ガイドライン 2022．一般社団法人日本作業療法士協会，pp23-26，2022．
3) 安藤利奈・他：パーキンソン病における自動車運転の指導ガイドライン作成の試み ～パーキンソン病における自動車運転事故のリスクファクターについて～．神経変性疾患領域における基盤的調査研究 平成28年度 総括・分担研究報告書．2017．
4) 前田哲也：Parkinson病患者と自動車運転．神経治療学，33（5）：S87-S87，2016．
5) Watanabe H, et al：Factors affecting longitudinal functional decline and survival in amyotrophic lateral sclerosis patients. Amyotrophic Lateral Sclerosis and Frontotemporal Degeneration, 16（3-4）：230-236, 2015．
6) 大橋靖雄・他：筋萎縮性側索硬化症（ALS）患者の日常活動における機能評価尺度日本版改訂 ALS Functional Rating Scale の検討．Brain and nerve，53（4）：346-355，2001．
7) 大生定義，中島 孝（監訳）：SEIQoL-DW 日本語版（初版），2007．(https://seiqol.jp/seiqol/ 2023年10月2日閲覧)
8) 坪井知正：ALS の呼吸管理～呼吸不全のメカニズム．Jpn J Respir Care，37：132-145，2020．
9) 草川栄里・他：神経難病入院患者におけるテレプレゼンスロボットの有用性と quality of life 変化についての検討．神経治療学，40（1）：59-64，2023．
10) 矢部一郎：遺伝性脊髄小脳変性症と多系統萎縮症．神経治療学，37（3）：252-255，2020．
11) 日本神経学会，厚生労働省：脊髄小脳変性症・多系統萎縮症診療ガイドライン．2018．
12) 松島理明，矢部一郎：増大特集 神経・精神領域の薬剤ハンドブック〈各論〉脊髄小脳変性症治療薬．Brain and nerve，75（5）：498-502，2023．
13) 佐藤和則・他：原著 新しい小脳性運動失調の重症度評価スケール Scale for the Assessment and Rating of Ataxia（SARA）日本語版の信頼性に関する検討．Brain and nerve，61（5）：591-595，2009．
14) Schmitz-Hübsch T, et al：Scale for the assessment and rating of ataxia：development of a new clinical scale. Neurology, 66（11）：1717-1720, 2006．
15) 生井友紀子：小脳と構音障害．臨床神経学，52（11），997-1000，2012．
16) NPO法人ICT救助隊：難病コミュニケーション支援テキスト．私家版，2021．

6 認知症

学習目標
- 認知症について説明できる．
- 認知症の ADL の特徴，その評価方法を説明できる．
- 認知症の ADL の介入方法を説明できる．

Question
- 認知症の ADL 障害はどのような特徴があるか？
- 認知症の ADL を評価する尺度は何があるか？
- 認知症の ADL の介入のポイントは何か？

認知症における認知機能障害について

- 認知症の代表的な診断基準については，米国精神医学会による精神疾患の診断・統計マニュアル第 5 版（Diagnostic and Statistical Manual of Mental Disorders：DSM-5）がある．
- DSM-5 における認知症の診断基準を要約すると，認知症は，複合的注意，実行機能，学習と記憶，言語，知覚-運動，社会認知の 6 つの主要な認知領域について以前の水準から 1 つ以上の認知領域で有意な低下を示し，かつ，それらの認知障害が生活の自立を阻害する，という状態を示している[1]．
- なお，その認知機能障害はせん妄や他の精神疾患で説明できるものではない．

認知機能障害と ADL について

- 高次脳機能障害と認知症の共通点は，認知機能障害が ADL の自立を阻害しているという点である．つまり，各 ADL を遂行する際，どの部分（工程）で認知機能障害の影響を受けているか，という点を評価する．

1. 認知機能障害と ADL との関連性

- 高次脳機能障害の種類は多数あるが，本項では，認知症と共通することが多く作業療法の対象となりやすい記憶障害，注意障害，失行（高次動作性障害）の例を挙げる．

コラム

高次脳機能障害と認知症の共通点と相違点

　高次脳機能障害と認知症は何らかの認知機能障害が存在する点，認知機能障害によってADLに何らかの支障がある状態である点は共通している．

　両者の違いとして，高次脳機能障害は脳損傷の時期が明らかで，高次脳機能障害そのものは進行性の障害ではない．一方で，認知症では発症時期が特定しにくく，認知機能も含めて症状が進行していく変性疾患が多い，という点で区別される．

　特に，脳血管障害の中でも脳梗塞を繰り返し，認知機能障害が継続的に進行すれば，脳血管性認知症と診断されることがあり，脳血管性認知症は症状が安定したり悪くなったりを繰り返し進行していくという点が高次脳機能障害とは異なる．

　両者はよく混同されるため，相違点について改めて表1にまとめておく．

表1　高次脳機能障害と認知症（特にアルツハイマー型認知症）との違い

	高次脳機能障害	認知症（アルツハイマー型認知症）
相違点	・脳損傷の時期が明らか ・進行性の障害ではない	・発症時期が特定しにくい ・症状が進行する変性疾患が多い
共通点	・記憶障害，注意障害などなんらかの認知機能障害が存在する ・認知機能障害によってADLに支障がある	

1）記憶障害

- 記憶障害は，内容によって陳述的記憶と非陳述的記憶に分けられ，さらに陳述的記憶はエピソード記憶，意味記憶に分けられる[2]．アルツハイマー型認知症では，特にエピソード記憶の障害が顕著に現れる．
- 記憶障害の評価は，言語性の検査では三宅式記銘力検査，視覚性の検査ではベントン視覚記銘検査等がある．簡便にスクリーニングするためには，「改訂長谷川式簡易知能評価スケール（HDS-R）」も有用である．
- 記憶障害が存在すると，日時の見当識も低下し，例えば季節にあわせて着る服を間違えたり，買い物においては，何度も同じものを買ってしまったりするなどのADLの障害が認められる．

2）注意障害

- 注意障害は，分配性注意から低下することが知られている．認知症，頭部外傷を含む多くの認知機能障害を呈する脳損傷者は，分配性注意，作業記憶（本書では注意の領域で扱う）が低下する．
- 注意障害の評価は，Trail Making Test（TMT）やかな拾いテストがスクリーニングでよく用いられるが，作業記憶を含めたより詳細な検査では標準注意検査法（Clinical Assessment for Attention：CAT）を用いることも注意の障害を包括的にみるうえ

では有用である．

- 注意障害，特に作業記憶が障害されると，自身が直前まで何をしていたかなどを忘却するなど，作業工程の多いADLで障害がみられやすい．料理などでは火の消し忘れ，調味料の入れ忘れなど，洗濯では洗濯機への洗剤の入れ忘れ，洗い物では食器について洗剤が十分に洗い流せていないなどの障害が認められる．

3）失行（高次動作性障害）

- 日本高次脳機能障害学会によれば，失行を高次動作性障害という語を用い，それを「錐体路性，錐体外路性，末梢性の運動障害，要素的感覚障害，失語，失認，意識障害，知能障害，情意障害などのいずれにも還元できない運動障害」としている．
- 失行（高次動作性障害）では，標準高次動作性検査（Standard Performance Test for Apraxia：SPTA）を用いた検査が，総合的な重症度を評価するうえで有用である．
- 失行（高次動作性障害）は，軽度例ではADLにはその影響が出ないこともあるが，重症例ではADL上で道具の使用の障害が認められることもある．具体的には，髭剃りを顔の曲線に沿ってうまく当てることができない，歯磨き剤をコップに入れようとするなどがある．

行動心理症状（精神症状）とADLについて

- 認知症では，認知機能以外にも行動心理症状（精神症状）がADLを阻害することがある．つまり，認知機能障害とADLだけでなく，行動心理症状（精神症状）とADLとの関連性も評価しておく必要がある．心理症状は意欲低下，うつ，妄想，幻覚などがあり，行動症状は徘徊などの異常行動，興奮，食行動異常などがある．

1. 心理症状とADL

- そもそも歯を磨こうとしないなど，ADLの行動が開始されないということであれば，意欲低下・抑うつが併発している可能性がある．脳卒中後の意欲低下やうつ症状の併発はよく知られている[3]．不安感が強く，怖くて一人で外出ができず，買い物の支援が必要なこともある．
- 認知症の場合では，物盗られ妄想で何度も頻回に財布の場所を確認したり，家の中を探し回ったり，家族が財布を盗ったなどと疑ったりすることがあれば，金銭管理の能力がないと判断されることもある．
- 幻視（錯視）があり，電源のコードがヘビに見えたり，カーテンのゆらぎが人の姿に見えたりするなど，安心して過ごすことができないなど，生活全体に支障をきたすこともある．

▶標準高次動作性検査：Standard Performance Test for Apraxia（SPTA）

認知症 6

2. 行動症状と ADL

- 脱抑制がみられると，ADL の介助中に本人の意にそぐわないことがあれば大声で怒ったりし，興奮したりしてしまうこともある．このような状況では ADL の遂行が阻害される．
- 食行動異常（異食）では，洗剤等を飲み物と間違えて誤飲することもみられ，見守りが必要になり食事の介助量が増えることがある．
- 異常行動（徘徊）では，家族が気づかないまま屋外へ出てしまうこともあるため，生活全般に見守りが必要で，介護の負担となる．

作業療法場面で使用される ADL 評価について

- ADL の評価においては，基本的には観察を通して行うことが臨床上最も適している．しかし，介入の効果を示し，簡潔に状態像を把握するうえでは，評価尺度を用いて実施する方法もある．ここでは，観察，尺度によるそれぞれの評価方法を紹介する．

1. ADL の評価様式について

- ADL の評価様式は，高次脳機能障害と認知症，双方ともに認知機能障害が増悪するにつれて ADL 障害も増悪する．特に認知症では，ADL の評価は，認知機能障害により ADL 内での監視や激励，指示，指導が必要となるため，その認知機能障害を反映した疾患特異的な評価尺度の使用が望まれる．

2. ADL の評価尺度

- している ADL を評価するために，臨床上よく活用されている尺度としては，Functional Independent Measure（FIM）があるが，FIM の運動項目では身体的障害の介助量の程度を測定するのみである．そのため，高次脳機能障害や認知症では，認知機能障害を反映した疾患特異的な評価尺度の使用が望ましい．

1）認知症の ADL 評価尺度

- 認知症や高齢者に特異的な ADL 評価尺度では，N 式老年者用日常生活動作能力評価尺度（N-ADL）[4] や，Disability Assessment for Dementia（DAD）[5]，兵庫脳研式 ADL スケール（Hyogo Activity of Daily Living Scale：HADLS）[6]，認知症に対する生活行為工程分析表（Process Analysis of Daily Activity for Dementia：PADA-D）[7]，Physical Self Maintenance Scale（PSMS）[8]，Lawton の IADL スケール[8]，地域包括ケアシス

▶ N 式老年者用日常生活動作能力評価尺度：N-ADL
▶ 認知症のための障害評価尺度：Disability Assessment for Dementia（DAD）
▶ 兵庫脳研式 ADL スケール：Hyogo Activity of Daily Living Scale（HADLS）
▶ 認知症に対する生活行為工程分析表：Process Analysis of Daily Activity for Dementia（PADA-D）

テムにおける認知症アセスメント（The Dementia Assessment Sheet for Community based Integrated Care Systeme-21：DASC-21）[9] などがある.

- DAD は,「衛生」「着衣」「排泄」「摂食」「食事の用意」「電話の使用」「外出」「金銭管理」「服薬」「余暇と家事」の 10 項目から構成され, ADL 全般をとらえることができる. DAD は, 遂行機能との関連性を強く意識されている評価であり, 項目ごとに「行動の開始」「計画し段取りをつける」「有効に遂行する」ということを含めて評価できる.

- PADA-D は, 既存の ADL 評価尺度では, 具体的な生活障害をとらえることに限界があることから開発された.「起居・移動」「入浴」「更衣」「整容」「食事」「排泄」「調理」「家事」「買い物」「電話」「洗濯」「外出」「服薬管理」「金銭管理」の 14 項目から構成されており, 1 つの生活行為につき 5 工程に分けられ, さらにその 1 つの工程につき 3 つの下位項目で構成されている. 基本は観察評価であるが, 在宅の介護者からの聴取でも可能である. 認知症の専門家らによりその臨床的評価の過程と認知症の特徴を照らし合わせ, その工程を具体化し, 工程ごとに「できる」「できない」を評価するものである（表 2）.

- DASC-21 は, 地域在住の高齢者, 認知症疑いの方を対象に, 認知機能障害と生活障害を把握し, 認知症重症度を評価するための評価尺度である. ADL のみに特化しているわけではないが, 家庭内外の IADL, 身体的 ADL を評価できる点と, 認知機能障害もあわせて評価できるので, 認知機能と ADL 障害の関連性を考察しやすい構成になって

表 2　PADA-D 内の更衣項目
各工程を具体化し, 工程ごとに「できる（はい）」「できない（いいえ）」を評価することで,
生活行為のどの工程ができないかを可視化することができる.

評価	更衣の工程	下位項目	チェック	
衣類の選択から靴の着脱まで	1. 着る服を選ぶ	①衣類が収納されている場所に行く ②衣類別に収納位置を把握している ③目的や状況に応じた服を選ぶ	はい はい はい	いいえ いいえ いいえ
	2. 服を脱ぐ	①服の留め具を外す ②上衣・下衣を脱ぐ ③脱いだ服をまとめる・しまう	はい はい はい	いいえ いいえ いいえ
	3. 服を着る	①服の前後ろ・左右・裏表を確認する ②上衣・下衣を着る ③服の留め具を留める	はい はい はい	いいえ いいえ いいえ
	4. 靴下を着脱する	①左右・裏表を確認する ②靴下をはく ③靴下を脱ぐ	はい はい はい	いいえ いいえ いいえ
	5. 靴の着脱	①左右を確認する ②ひもや留め具がない靴を着脱する ③ひも靴を着脱する	はい はい はい	いいえ いいえ いいえ

PADA-D の項目の一部（更衣）

▶地域包括ケアシステムにおける認知症アセスメント：The Dementia Assessment Sheet for Community based Integrated Care Systeme-21（DASC-21）

いる．認知症初期集中支援チームでの基本評価の一部としても採用されている（表3）．

3．ADL の観察評価のポイント

- 評価尺度を使用せずとも，観察評価は可能である．方法としては，ADL の遂行を工程ごとに分け，それぞれの自立度，介助量を評価する．残存する能力を詳細に評価するうえでも有用である．
- 障害されている工程ごとにその障害の原因を認知機能障害とあわせて分析する．例えば，洗濯の工程で，スイッチを押す順番を間違うのであれば，遂行機能や注意の障害など手順の障害が背景に考えられる．

作業療法評価・解釈・介入方針の決定

1．介入する ADL 項目の選定

- カナダ作業遂行測定（Canadian Occupation Performance Measure：COPM）や Aid for Decision making in Occupation Choice（ADOC）などを使用し，本人にとって必要かつ，家族にとっても期待される ADL を選定し，重要度・満足度・遂行度を評価する．選択された ADL 項目は，生活上しなければならない重要な項目を選択し，なおかつ，現実的かつ達成可能な項目を設定する（図1）．
- この面接の際に，特定の ADL のみについて詳細に聞き取るだけでなく，各種 ADL 評価尺度を用いて ADL の状況を把握する．

2．介入すべき ADL 項目の詳細な評価

- 介入すべき ADL 項目が決定すれば，その ADL で何ができて，何ができないのかについて，直接観察による評価を行い，工程ごとに自立度・介助量を評価する．
- できなかった工程は，①行動開始（覚醒，意欲，うつ），②計画・準備（時間管理，物品・場所認知），③遂行（物品の認知，適切な物品使用）など，認知機能や心理症状のいずれの原因でできなかったのか，推測する．
- 高次脳機能障害や認知症では，片麻痺や高齢による身体機能障害なども考慮しなければならず，必ずしも，障害されている工程の原因が認知機能だけとは限らない．

3．評価の解釈

- 障害されている工程を明らかにし，その原因を推測できたならば，" 根拠 " を確認，解釈する．例えば，歯磨きで，「歯磨き剤をつける」という工程を省略してしまった場合では，上述の③遂行（物品の適切な使用）に原因があると考える．それは，観念失行

▶カナダ作業遂行測定：Canadian Occupation Performance Measure（COPM）

表3　DASC-21

地域在住の高齢者や認知症疑いの方を対象に，認知機能障害とADLを把握し，重症度を評価するための評価尺度である.

	項目	1点	2点	3点	4点
1	財布や鍵など，物を置いた場所がわからなくなることがありますか	感じない	少し感じる	感じる	とても感じる
2	5分前に聞いた話を思い出せないことがありますか	感じない	少し感じる	感じる	とても感じる
3	自分の生年月日がわからなくなることがありますか	まったくない	ときどきある	頻繁にある	いつもそうだ
4	今日が何月何日かわからないときがありますか	まったくない	ときどきある	頻繁にある	いつもそうだ
5	自分のいる場所がどこだかわからなくなることはありますか	まったくない	ときどきある	頻繁にある	いつもそうだ
6	道に迷って家に帰ってこれなくなることはありますか	まったくない	ときどきある	頻繁にある	いつもそうだ
7	電気やガスや水道が止まってしまったときに，自分で適切に対処できますか	問題なくできる	だいたいできる	あまりできない	まったくできない
8	一日の計画を自分で立てることができますか	問題なくできる	だいたいできる	あまりできない	まったくできない
9	季節や状況に合った服を自分で選ぶことができますか	問題なくできる	だいたいできる	あまりできない	まったくできない
10	一人で買い物はできますか	問題なくできる	だいたいできる	あまりできない	まったくできない
11	バスや電車，自家用車などを使って一人で外出できますか	問題なくできる	だいたいできる	あまりできない	まったくできない
12	貯金の出し入れや，家賃や公共料金の支払いは一人でできますか	問題なくできる	だいたいできる	あまりできない	まったくできない
13	電話をかけることができますか	問題なくできる	だいたいできる	あまりできない	まったくできない
14	自分で食事の準備はできますか	問題なくできる	だいたいできる	あまりできない	まったくできない
15	自分で薬を決まった時間に決まった分量を飲むことはできますか	問題なくできる	だいたいできる	あまりできない	まったくできない
16	入浴は一人でできますか	問題なくできる	見守りや声かけを要する	一部介助を要する	全介助を要する
17	着替えは一人でできますか	問題なくできる	見守りや声かけを要する	一部介助を要する	全介助を要する
18	トイレは一人でできますか	問題なくできる	見守りや声かけを要する	一部介助を要する	全介助を要する
19	身だしなみを整えることは一人でできますか	問題なくできる	見守りや声かけを要する	一部介助を要する	全介助を要する
20	食事は一人でできますか	問題なくできる	見守りや声かけを要する	一部介助を要する	全介助を要する
21	家の中での移動は一人でできますか	問題なくできる	見守りや声かけを要する	一部介助を要する	全介助を要する

(粟田，2015)[9]

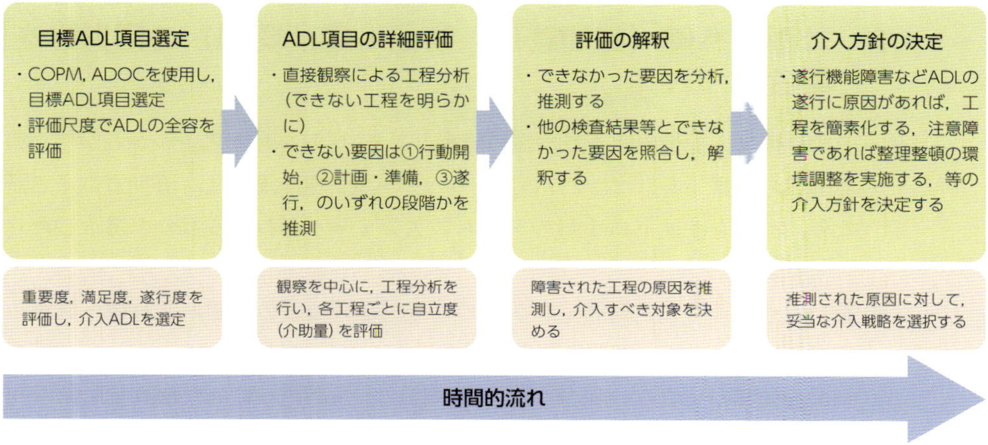

認知症 6

目標ADL項目選定	ADL項目の詳細評価	評価の解釈	介入方針の決定
・COPM, ADOCを使用し，目標ADL項目選定 ・評価尺度でADLの全容を評価	・直接観察による工程分析（できない工程を明らかに） ・できない要因は①行動開始，②計画・準備，③遂行，のいずれの段階かを推測	・できなかった要因を分析，推測する ・他の検査結果等とできなかった要因を照合し，解釈する	・遂行機能障害などADLの遂行に原因があれば，工程を簡素化する，注意障害であれば整理整頓の環境調整を実施する，等の介入方針を決定する
重要度，満足度，遂行度を評価し，介入ADLを選定	観察を中心に，工程分析を行い，各工程ごとに自立度（介助量）を評価	障害された工程の原因を推測し，介入すべき対象を決める	推測された原因に対して，妥当な介入戦略を選択する

時間的流れ

図1　作業療法評価・解釈・介入方針の決定

によるものなのか，注意障害によるものなのかを検査結果や病巣等を振り返り確認する．

- そうしなければ，セラピストの主観的な推測のみにとどまってしまい，根拠に基づいた評価結果，解釈，原因の同定ができない．このように，原因を推測し，その結果の解釈が妥当かどうかその他の評価を確認する．そして，障害された工程（失行や注意障害）は，練習すべき対象となる．

4. 介入方針の決定

- 障害の原因がわかり，例えばそれが遂行機能障害であれば，工程を簡素化する，紙に工程を書き取り，それを見ながら遂行していただく，注意障害が要因であればADL遂行場面の部屋を整理整頓する等の介入方針を決定する．意欲低下など行動の開始が原因であれば，本人にとって興味関心が高いADL項目から実施する，着衣に問題があれば手続き記憶を活用するなど推測された原因に対して，妥当な介入戦略を選択する．

作業療法介入

- 前述の「2. 介入すべきADL項目の詳細な評価」で記載した3つの原因ごとに介入のポイントを示す．

1. ADLの行動の開始に困難さを認める場合の介入

- 意欲，自発性の低下，うつの症状が原因である場合も多い．意欲が低下している場合は，本人の興味関心などを聞き取り，ADLへ少しでも参加機会を増やす工夫が必要である．うつの場合であれば，回想法などの非薬物療法を通して心理症状の改善を目指す．

281

2. 計画・準備（時間管理，物品・場所認知）の困難さを認める場合の介入

- その原因は，記憶障害，見当識の障害もある．「何をしたらよいかわからない」という見当識の障害であれば，タイムスケジュールを一緒に確認し，介助者による誘導を行ったり，ベッドサイドに1日のタイムスケジュールがわかるものを掲示したりしておくこともよい．
- 買い物へ行くのに，財布や鞄がみつけられないなどの問題があれば，財布や鞄の置く場所を決めておく，部屋の整理整頓を行うなどして対応する．
- 物品の認知ができない場合などであれば，本人が使っていた慣れ親しんだ物に変更するなどして対応する．

3. 遂行（物品の認知・適切な物品使用）の困難さを認める場合の介入

- 手順の障害があれば，用いる物品数を減らし，工程数を減らす工夫が必要である．実生活上でのADLを遂行するうえでは，介護者などと役割分担をして工程数を減らす対応でもよい．
- 物品の使用について，包丁などの危険なものを扱う場合には家族が行うように指導してもよい．

介入の具体的方法の紹介

- 直接的な介入と間接的な介入に分けることができる．臨床上では両者同時に行われることがほとんどである．直接的な介入については，手順や気づき，適切な判断を促すための手がかり，手続き記憶の活用が重要となる．間接的な介入では，張り紙や家具の配置などの視覚的掲示，騒音や照明の調整等が挙げられる．ADLへの介入は，現在のところ○○療法という画一的なものはなく，次に示す様々な介入戦略を対象者の状況に応じて組み合わせて行う．

1. 戦略的ADL介入

- 課題指向型運動練習によるスキル構築（Skill-Building through Task-Oriented Motor Practice：STOMP）[10]は，課題特異的練習と集中練習によって新しい行動の習得を目指すものである．個別のADL課題に対して，課題を段階付けし，使用する道具の修正，頻繁な称賛を与えるなど心理面へ配慮してスキル学習を行う．

▶課題指向型運動練習によるスキル構築：Skill-Building through Task-Oriented Motor Practice (STOMP)

- 介入開始時はできる限り，工程の数を少なくしてから課題を実施し，徐々に工程数を増やす．
- 難易度は，物品の数，新規的な課題（物品）か，よく知っている課題（物品）か，本人の認知機能の程度，慣れ親しんだ場所かどうか，集中できる環境下にいるかどうかで調整する．
- ADLの練習を行う際に大切なことが課題の難易度調整である．エラーが多いということは課題の難易度が高いということになり，焦燥感の出現要因にもなり得るため，工程数を減らすなどの対応が必要である．

2. 工程分析の結果の活用とエラーレス学習

- ADL介入において，工程分析の結果から1人でできている工程は，原則対象者1人で実施させ，できない箇所は可能な限り最小限の介助で実施させることが重要である．
- 基本はADLが遂行され始めれば，介助者は見守り，そして，エラーが起きたその瞬間や本人の混乱がみられ始めた瞬間を狙って，対象者が必要とする最小限の介助（介入）や，その工程を言語もしくは実演で示し，元の動作に戻るように修正する（図2）．

3. 記憶補助のための支援機器

- Internet of Things（IoT）技術の援用や記憶を補助する支援機器が近年ますます増えている．服薬支援では，服薬カレンダーなどは普及しているが，定時にお知らせタイマーで教示したり，IoTにて服薬の時刻を介護者などにリアルタイムで知らせたりする機能もある[11]．

4. 手続き記憶の活用

- アルツハイマー型認知症では，手続き記憶の活用が有用である．例えば，着衣失行を呈した対象者の着替えの開始部分のみを介助するとスムーズに着衣が完了できる場合もある[12]．

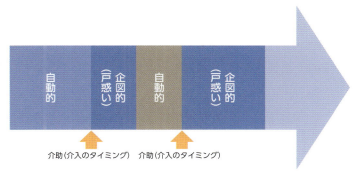

図2 ADL介助（介入）のタイミング
エラーが起きた瞬間や本人の混乱がみられ始めたその瞬間を狙って，最小限の介助（介入）を行う．そうすれば，本人が混乱を極める前に即座に元の工程に戻ることが可能な場合も多い．

- その他，慣れ親しんだ物品を使うことは手続き記憶を誘発することにもつながり，ADLの改善を認めることも多い．

5. 物理的な環境調整

- ADL遂行上，騒音や照明の調整は必要である．例えば，視力が低下している高齢の認知症者であれば，明るい部屋がよく，注意障害がある場合では騒音や周囲の人数は少ないほうがよい．
- 残存する能力を発揮するためには，本人ができるだけ慣れ親しんだ環境，手続き記憶が誘発できる環境が望ましい．簡単な例であれば，失語や重度認知症の患者の場合，「歩きましょう」という言語のみの指示よりも，移動方向の視野内に入るように椅子を設置すると視覚的に理解しやすい環境になる（図3）．

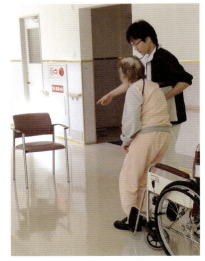

図3　椅子がある環境によって動作が誘発される
視覚的に理解しやすい環境を設定することで動作が誘発できることもある．

> 💡 **臨床実習やOSCEにつながるヒント**
>
> ・認知機能障害や行動心理症状がADLにどのような影響を与えているのかを考えてみよう．
> ・ADLの評価は，評価尺度を用いて全体像を把握し，介入する着眼点を絞ったのちに工程分析で詳細に評価してみよう．
> ・ADLの各工程の障害を，できる，できないで終わらせるのではなく，なぜできないのか，原因を推測する癖をつけよう．
> ・認知症の方にはできる限りエラーレスな介入が必要で，工程数や物品の種類を工夫した難易度調整が重要であることを理解しよう．

文献

1) 高橋三郎：DSM-5 ガイドブック 診断基準を使いこなすための指針．pp323-339，医学書院，2016．
2) Squire LR, Zola-Morgan S：The neuropsychology of memory：New links between humans and experimental animals. Ann NY Acad Sci, 444：137-149, 1985.
3) 木村真人：脳卒中後のうつとアパシー．神経心理学，27：205-212，2011．
4) 小林敏子・他：行動観察による痴呆患者の精神状態評価尺度（NMスケール）および日常生活動作能力評価尺度（N-ADL）の作成．臨床精神医学，17（11）：1653-1668，1988．
5) Gelinas I, et al：Development of a functional measure for persons with Alzheimer's disease：The disability assessment for dementia. Am J Occup Ther, 53 (5)：471-481, 1999.
6) 博野信次・他：アルツハイマー病患者の家庭での日常生活活動評価．神経心理学，11（3）：186-195，1995．
7) 田平隆行・他：地域在住認知症患者に対する生活行為工程分析票（PADA-D）の開発　老年精神医学雑誌，30（8）：923-931，2019．
8) Lawton MP, Brody EM：Assessment of older people；self-maintaining and instrumental activities of daily living. Gerontologist, 9：179-186, 1969.
9) 粟田主一・他：地域在住高齢者を対象とする地域包括ケアシステムにおける認知症アセスメントシート（DASC-21）の内的信頼性・妥当性に関する研究．老年精神医学雑誌，26（6），675-686，2015．
10) Ciro C, et al：Improving daily life skills in people with dementia：Testing the STOMP intervention model. J Alzheimer's Dis Parkinsonism, 4 (5)：165, 2014.
11) 河野愛弓・他：早期認知症高齢者を対象とした服薬支援製品に求められる機能についての検討．日本早期認知症学会誌，10（2）：18-26，2017．
12) 小川敬之：アルツハイマー型認知症の生活行為障害の意味づけと介入．MB Med Reha，164：17-22，2013．

6章

各領域の臨床における
ADL 評価・介入の特徴と事例

身体障害（脳血管障害）

- 脳血管障害を呈するクライエントのADLに関する作業療法アプローチの流れを説明できる．
- 脳血管障害を呈するクライエントのADLを支援するチームアプローチへのかかわり方について説明できる．
- 脳血管障害を呈するクライエントのADLの「経時的変化」と「評価・介入」とのつながりを説明できる．

Question
- 右片麻痺を呈して車椅子を利用しているクライエントの初期評価において，ベッド・車椅子移乗が立位を経由して軽介助で行える場合，排泄では一般にどのような環境設定での評価が望ましいか？
- 病棟においてT字杖と短下肢装具を使用して自立した排泄動作が自宅でも行えるようにするためには，どのようなアプローチが考えられるか？

身体障害領域におけるADLの特徴

- 身体障害とADLを結びつけて考えるとき，障害のある身体の存在が浮かび上がってくる．それまで何気なくあたり前に遂行していたADLが行えなくなったり，行いにくくなったりする生活で，「身体さえ良くなれば」という焦りや葛藤を抱える経験は，多くの障害当事者から語られている．
- ここでいう障害のある身体とは，「ADLを従来通りに遂行する機能が損なわれている身体」とも言い換えられる．臨床においては，障害のある身体の機能を従来と同等，もしくはそれに近い形で回復することが困難な状況にしばしば直面する．このようなとき，障害のある身体の機能を補装具などで補ったり，障害のある身体でも取り組みやすいADLの方法・手順に変更したりといった対応が検討されることになる．一方で，焦りや葛藤を抱える対象者にとっては，ADLに焦点を当てること自体が困難なケースもあり，障害のある身体と向き合う対象者の心理状態や背景に配慮して，コミュニケーションをとりながら柔軟に対応していく必要がある．

身体障害（脳血管障害） **1**

脳血管障害と ADL の特徴

- 脳血管障害によって引き起こされる代表的な症状として片麻痺が挙げられる.
- 片麻痺を呈する対象者にとって遂行しやすい ADL の動作手順や環境は，麻痺のレベルに応じて見解が示されている．一方で，急性期・回復期・生活期の流れで機能回復の様相も異なることから，この見解はあくまでも目安であり，「取り急ぎの自立を図る」「安楽な方法を優先する」など，そのときどきの方針によっても左右される.
- 片麻痺によって麻痺側上肢の不自由さを認める対象者は，従来の ADL において両手で，または麻痺手のみで遂行していた物品操作が行いにくくなることを経験する．利き手の麻痺の場合，器用さが求められる動作では利き手交換が必要になるかもしれない.
- このような対象者から「身体が思うように動かない」との訴えが聞かれたとき，第三者が原因を運動麻痺と結び付けて解釈するのは自然なことである．しかし，運動麻痺は障害像の一側面に過ぎず，それのみで ADL を捉えることはできない.
- 実際には，周囲からみえにくい障害として，また，時に対象者から語られないものとして，感覚や平衡機能の障害，注意や記憶などの高次脳機能障害を伴うことも少なくない.
- 脳血管障害では，これらの種々の障害が重なり，多様な因子が複雑に絡み合って ADL に影響しているところに特徴がある.

事例紹介

【基本情報】60 歳代女性，身長 153cm，体重 56kg

【家族構成】母親，夫との 3 人暮らし，長男と長女は県外在住，母親は要支援 1 でデイサービス利用

【病前の生活】入院前は ADL・IADL 自立，買い物・調理・掃除・洗濯や母親の介護など家庭での役割あり，趣味はパッチワークなどの手芸

【自宅環境】住宅街にある持ち家の一軒家

【病名】脳皮質下出血

【障害名】右片麻痺，高次脳機能障害（失語症，注意障害）

【現病歴】痙攣をきっかけに広範な脳腫瘍を認め，X 年 Y 月 Z 日に腫瘍塞栓術，Y 月 Z＋1 日に開頭脳腫瘍摘出術を施行．術後，静脈還流障害に起因した左前頭葉の皮質下出血あり．出血および浮腫性変化により右片麻痺および失語症状が出現．急性期のリハビリテーションを経て，Y 月 Z＋17 日に回復期リハビリテーション目的で当院へ転院となる.

初期評価

1. 第一印象

- 挨拶に笑顔で応じられ朗らかである．明らかな姿勢崩れはなく車椅子座位が保てている．口頭でのやりとりで，時折，言葉につまって，困った表情をみせることがある．左手の手振りを伴ってコミュニケーションするが，右手は膝の上に置いたまま動きがない．

2. 作業療法面接

- 失語による喚語困難の影響でクライエントの表出の困難さを認め，口頭でのやりとりに加えタブレット版 ADOC（作業選択意思決定支援ソフト）を作業療法士が操作補助し，かかわった．
- 選択された ADL は，優先度順に「排泄」「移乗」「更衣」「食事」であった．
- 病前について，自宅で母親の介護をしていたことに言及があり，自身の入院にあたっては特に排泄など身の回りのことを他者に迷惑をかけずに行いたいという希望があった．
- 自宅の生活環境として，寝室は2階にあり，トイレに手すりがあるが麻痺側の右側に取り付けられていると報告があった（図1）．

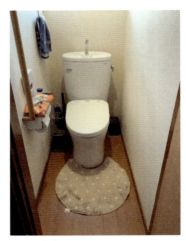

図1　自宅トイレ

3. 身体機能評価

- 右半身の不全麻痺を呈しており，Brunnstrom Recovery Stage（BRS）は右上肢Ⅱ・手指Ⅱ・下肢Ⅲ，Stroke Impairment Assessment Set（SIAS）の上肢触覚1・位置覚2であった．関節可動域は他動運動で右肩関節屈曲140°であり，最終域で疼痛を認めた．
- 精神・高次脳機能評価：Mini-Mental State Examination（MMSE）は25点，Trail Making Test（TMT）part A が56秒，part B が98秒であった．Frontal Assessment Battery（FAB）は15点であった．

▶作業選択意思決定支援ソフト：Aid for Decision-making in Occupation Choice（ADOC）
▶ブルンストローム法ステージ：Brunnstrom Recovery Stage（BRS）
▶脳卒中機能障害評価法：Stroke Impairment Assessment Set（SIAS）
▶ミニメンタルステート検査：Mini-Mental State Examination（MMSE）
▶Trail Making Test（TMT）
▶前頭葉機能検査：Frontal Assessment Battery（FAB）

4. ADL 評価

▪ 病棟生活における実際の環境下で評価を実施した．ベッドサイドでの基本動作について，起居時の麻痺側管理が不十分であり，右上肢が後方に引けて疼痛を誘発していた．立ち上がり時に右足の接地が定まらなかったり，ときに内反したりする場面を認めたが，介助者がセッティングした後は，手すりを支持することで立位保持が可能であった．

▪ Functional Independence Measure（FIM）は合計 77 点（運動項目 45 点，認知項目 32 点）であり，食事は左手スプーンで自立しているが ADL 全般に介助を要していた．作業遂行の日内変動を考慮し，作業療法介入時以外の ADL については他職種から情報収集した．早朝や夜間の排泄などについて，看護師や介護士に聞き取りを行い，病棟生活で実際に「している ADL」について評価した．

統合と解釈（問題点とストレングスの抽出）（図 2）

▪ クライエントは，右半身が思うように動かないことや，言葉が出てきにくいことに，もどかしさを感じており，現在直面している悩みとして，右肩の疼痛を挙げている．起居動作時や車椅子座位姿勢で麻痺側上肢を適切にポジショニング管理できていない場面が散見されており，これらが疼痛を引き起こす要因となっていると考えられる．そのため，疼痛の予防・コントロールを目的に ADL の各動作を見直し，麻痺側管理を促すとともに，適切な管理方法を獲得していく必要がある．

▪ 排泄など身の回りのことを自身で行いたいという希望があるが，移乗や排泄など立位

【健康状態】　・脳皮質下出血　・脳腫瘍

【心身機能・身体構造】
・右半身の運動麻痺，表在・深部感覚鈍麻あり
・右肩の疼痛，可動域制限あり
・見当識は保たれているが，高次脳機能障害（失語，軽度の注意・記憶障害）あり

【活動】
・食事以外の ADL は要介助
・移動は車椅子介助
・排泄コントロール自立
・麻痺側管理不十分
・複雑な内容の理解に時間を要し，表出面では喚語困難あり

【参加】
・病前の家庭内における家事，介護役割が遂行困難
・コミュニケーション意欲が高いが，家族との通信や通話が困難
・作りかけの手芸作品が自宅にあり，放置している状況

【環境因子】
・夫，母親との 3 人暮らし
（母は要介護であり現在は夫が介護を担当）
・感染症蔓延下で入院中の面会制限あり
・自宅の寝室は 2 階

【個人因子】
・社交的でおしゃべり好き
・手芸が趣味
・発症の約 7 カ月後に仕事を退職

図 2　国際生活機能分類（ICF）初期評価

▶機能的自立度評価表：Functional Independence Measure（FIM）

を伴う動作においては，右足への麻痺側荷重で転倒リスクが高い状態である．そのため安全な代償動作の獲得を優先しつつ，日常生活での麻痺側の参加を模索していけるとよい．

- 右上肢・手指は現時点で随意的な動きに乏しく，日常生活のなかでどのように使っていけるかクライエント自身のイメージが湧いていない状態である．日常生活での麻痺側管理の意識づけは，必然的に右上肢・手指に注意を向ける機会となり，機能改善を図る土台のステップとしても重要だと考えられる．
- 注意障害に関しては，麻痺側管理の不十分さなど生活場面での問題点を認めるが，評価バッテリーとしては明らかな障害を認めていない．今後，生活範囲の拡大や自立度の向上に伴って注意障害の日常生活への影響が顕在化する可能性もあり，リスクマネジメントの観点からもADLの作業遂行の評価・介入を進めていくことが必要である．

目標設定

- 長期（3カ月）「身の回りの動作が自立し，調理・洗濯・掃除の家事の役割を部分的に再獲得する」，短期（2週間〜1カ月）「車椅子を使用して屋内移動自立し，排泄が見守りで行える」「起き上がり・移乗動作時の右上下肢の管理が自己にて行える」をADLの目標としてクライエントと共有した．
- 以下，短期目標に挙げた排泄を中心に介入を示す．

介入計画（排泄）

1．方針

- トイレの左側の手すりに寄りかかる形で立位を取り，左手でのズボンの上げ下ろしの獲得を図る．
- 各工程における上肢のポジショニングを設定し，麻痺側管理の定着を図る．

2．プログラム

- 実際の動作練習（安全に行える代償的な動作方法の共有，多職種での統一したかかわり），自室トイレの環境調整，車椅子駆動でのトイレアプローチ練習，縦手すりを使用した移乗動作練習，起立・立位保持・立位バランス練習，**モーニング・イブニング時間帯でのリハビリテーション介入**[※]の検討などを行う．

- 現在のADL設定をクライエント本人やかかわるスタッフらが確認できるように，紙面にしてクライエントの自室に掲示する．おのおのの設定が更新されるたび（おおむね

2週間以内）に，紙面上の情報も更新して掲示する．

経過（排泄）

- 在宅生活での排泄の自立に向けて，「非麻痺側優位での動作方法の習得に向けた練習」「入院生活における病棟トイレでの排泄練習」「自宅環境を想定した模擬的練習」「自宅環境の調整と生活期への申し送り」という流れで介入を行った．以下に，経過を説明する．

1. 非麻痺側優位での動作方法の習得に向けた練習（初期～介入1カ月）

- 左側重心での立位は可能であるが，ふらつきを抑制するために左手で手すりを把持する必要があり，下衣の着脱が困難であった（FIMトイレ動作2点）．下衣の着脱の自立に向けて，立位時に左側の手すりに寄りかかり，左手で下衣操作する方法を練習した（図3）．この方法を習得し，下衣の着脱は監視レベルとなった（FIMトイレ動作5点）．
- 移乗時の車椅子の停車位置や足の接地位置が曖昧であった．そのため，各々の位置を把握しやすいようにトイレ内の床にカラーテープでマーキングを行った（図4）．その結果，トイレのアプローチが安定してできるようになった．この介入でトイレ移乗も

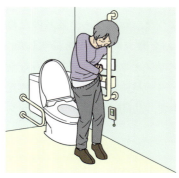

図3　手すりに寄りかかった状態での下衣操作の練習

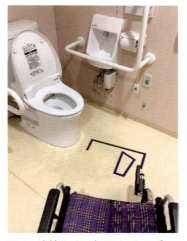

図4　病棟トイレ床のマーキング

※モーニング・イブニング時間帯でのリハビリテーション介入：作業療法士や理学療法士が早出・遅出の時間帯に出勤し，模擬動作の練習としてではなく実際のADL実施時間に，専門職の視点をもって介入する．起床してすぐのモーニング，就寝前のイブニングの時間帯は，排泄や整容，食事といったADLが集中して行われる時間帯であり，一連の生活の流れでADLに介入し改善を図っていけるところがポイントである．主として回復期リハビリテーション病棟で取り入れられている．

監視レベルになった（FIM 移乗トイレ 2 点→5 点）.

2. 入院生活における病棟トイレでの排泄練習（介入 1 ～ 2 カ月）

- 右下肢への荷重が膝折れなく可能となったことで，手すりに寄りかからずに立位保持や下衣操作が行えるようになった．入院生活において，介助者間で統一したかかわりができるよう，遂行上のポイントや注意点について看護師や介護士と情報共有した.
- また，入院生活での動作定着のため，モーニング・イブニング時間帯でのリハビリテーション介入も開始した．この際に，杖歩行の練習を導入し，トイレ移動を車椅子から杖歩行へ移行していくために，理学療法士と連携を図った.
- これらの介入によりトイレへの移動は歩行にて修正自立レベル（FIM 移動 1 → 6 点），トイレ動作も修正自立レベル（FIM トイレ動作 5 → 6 点）まで改善した.

3. 自宅環境を想定した模擬的練習（介入 2 ～ 3 カ月）

- 入院生活における排泄の一連の流れが自立したことから，自宅のトイレに類似した環境である麻痺側・右側のみに手すりがある環境下で練習を行い，自宅トイレの左側への手すり追加の必要性について検討した.
- また，自宅の環境を想定して伝い歩きでのトイレへのアプローチも練習した．これらの練習をふまえて，排泄にかかわる動作の獲得状況や注意点について家族と共有した.

4. 自宅環境の調整と生活期への申し送り（介入 3 カ月後〜自宅退院）

- 自宅と同じ環境設定で，排泄が自立レベルとなった．転倒リスク軽減のため，自宅訪問時にトイレ内にあったトイレマットやスリッパを撤去することを提案した.
- 退院後の在宅生活では訪問リハビリテーションでフォローアップしてもらうよう依頼した．自宅トイレの手すりの追加やトイレットペーパーホルダーの付け替えについては，退院前の改修は保留し，退院後の生活の中で，訪問リハビリテーションのスタッフと確認・再検討してもらうよう申し送った.

- 本事例では，①車椅子での移動を中心とした生活から杖歩行で移動する生活へ，そして，②非麻痺側のみでの上肢操作から麻痺側が参加した両手での上肢操作へと，ADL と密接に関連する大きな流れがあった．さらに環境調整といった代償的介入を組み合わせ，ADL の自立度やその質を大きく左右する改善につながった.
- 本報告では排泄を中心に述べたが，表 1 に食事，更衣，入浴，表 2，3 に運動機能・認知機能・FIM の経過を示しておく．これらの情報は，事例の全体像を捉える際に参照してもらいたい.

身体障害（脳血管障害） 1

表1 ADL の評価・介入経過

ADL		初期	介入1か月後	介入2か月後	最終（3か月後）
排泄	評価	トイレまでの移動は車椅子介助．車椅子のブレーキ等操作忘れあり．立ち上がりで右足が内反し，バランス崩れあり．右足荷重しにくく，移乗時の方向転換は左足でピボットターンする．手すりを把持すれば左重心で立位保持可能であり，下衣操作は介助で対応．	車椅子自己駆動でのトイレアプローチも可能となっているが，稀にブレーキ等操作の声かけを要す．移乗は手すりを使用して，右足荷重しステップを踏んで方向転換可能．下衣操作時の立位保持はフリーハンドでふらつきもほぼなく，一部右手参加可能．	トイレへのアプローチはT字杖・短下肢装具使用歩行にて終日自立．下衣操作は両手での上げ下ろしが可能．	自宅トイレと同じ設定で一連の動作が自立レベル．短下肢装具使用し，伝い歩き フリーハンド歩行でも屋内の短距離移動可能．
	介入	左側手すりに寄りかかり，左手での下衣操作練習．右手の参加は模擬的なズボン引き上げ練習から導入．動作練習のなかで車椅子の安全操作や麻痺側管理の指導，車椅子停車位置にマーキングし，トイレのアプローチ練習．	日中のみ，車椅子移動での設定から自立評価を行い，段階的に移行を図る．理学療法士と連携してモーニング・イブニングリハビリテーションを導入し，移動を杖歩行ベースに移行するとともに，遂行能力の日内変動をふまえてリスクを共有．右手での下衣操作を継続して練習．	自宅トイレと同じ床，患側のみに手すりがある環境下で動作練習．手すりの追加を含め自宅環境設定について検討．伝い歩きでのトイレアプローチ練習．家族への介助指導，動作時の注意点の伝達．	トイレマットやスリッパの撤去を提案．その他，従来の設定は継続意向あり，手すりやトイレットペーパーホルダーの変更については，日常的な使用感を確認して訪問リハビリテーションのスタッフとの検討を依頼．
食事	評価	非麻痺側の左手でスプーンを使用し自己摂取．麻痺側の右手は机上で安定して保持できず，支え手など補助的な使用も困難．	左手での普通箸と右手でのスプーンを併用する形で自己摂取．右手スプーンで口元までのリーチは，時折，食べこぼしがあるが可能．代償的な姿勢を取りやすく，右肩の張りや上肢の疲労の訴えあり．すくう動作は慣れてきているが，おかずをスプーンで切る動作は時間を要する．	介助箸から普通箸に移行し，右手で自己摂取．多少の拙劣さはあるものの，食べこぼししなく可能 過剰努力も徐々に軽減あり．左手でお椀を持つなど両手動作しやすく，実用性の面でも左手での箸操作より改善．	右手で普通箸を使用し自己摂取．過剰努力の軽減あり，一定のペースで休みなく摂取可能．箸操作に由来する疲労は認めず．
	介入	左手で介助箸や普通箸を試し，一時的な利き手交換練習．徒手誘導のもと，右手で太柄スプーン操作練習．左手で器を支え，右手スプーンで間食のゼリー摂取．	実際の食事と模擬動作で右手での操作練習．まずは食べやすそうなおかずから，スプーン→介助箸と段階づけて移行を図る．姿勢や肩まわりのコンディショニングを意識するよう声かけ，食事中も必要に応じて深呼吸や肩すくめを導入．	適宜，食事場面に確認，状況の聞き取りなどフォローアップ．両手使用する際の協調動作の練習．	退院時の動作能力・環境設定について申し送り．
更衣・入浴	評価	自己での更衣動作経験が不十分で安楽な動作方法が未定着．前開きシャツを非麻痺側から袖通しする場面や，麻痺側の袖通しが不十分なまま非麻痺側の動作に移る場面あり．入浴はシャワーキャリーを使用し機械浴で対応．	更衣の方法はおおむね定着あり．上衣は衣服によって仕上げの介助，下衣は立位経由の際，適宜，支えの介助を要する．浴室内移動は手すり等伝い歩きで腰部を支える介助．洗体・洗髪時はシャワーチェア使用．洗体は長柄の洗体ブラシで背部も自立．浴槽移乗は座りまたぎで，右下肢もおおむね自己にて可能．	左上肢の清拭など一部右手参加可能．浴槽移乗は縦手すりを使用して立ちまたぎで行い，右足が浴槽縁に引っかかる場面はあるが，自己修正が可能．更衣から入浴を一連の流れで，実用的な所要時間で取り組むことができる．	脱衣所に椅子，浴室内に手すり，シャワーチェアがある環境下で入浴自立．左手がメインだが右手での洗体も可能．
	介入	安楽な更衣動作方法について共有し反復練習．靴や装具は足組みで行う方法で他職種と統一．一般の浴槽での入浴評価．清拭は長柄の洗体ブラシを試行．	浴槽移乗は立ちまたぎでの動作練習を試行．洗体は一部右手参加を促し，左上腕や腋窩へリーチして擦る練習．	病棟での入浴の自立評価．シャワーチェアの配置や使用できる手すりを指定して自宅環境を踏まえた動作練習．自宅環境設定について検討．裸足での近距離移動を練習．	自宅浴室の環境調整について提案．退院直後は夫の見守りで浴槽移乗を行うことを共有．自立への移行について，訪問リハビリテーションのスタッフと相談して検討を依頼．

295

表2 定期評価の経過

評価		初期	介入1か月後	介入2か月後	最終（3か月後）
BRS	上肢	Ⅱ	Ⅴ	Ⅴ	Ⅴ
	手指	Ⅱ	Ⅴ	Ⅴ	Ⅴ
	下肢	Ⅲ	Ⅳ	Ⅳ	Ⅳ
STEF	右	不可	43	63	65
	左	―	96	96	96
握力	右	不可	6.0	6.5	8.5
(kg)	左	19.5	22.0	22.0	21.0
MAL	AOU	―	3.1	―	4.1
	QOM	―	2.8	―	4.5
MMSE		25	25	28	28

・MAL：Motor Activity Log，AOU：Amount of Use（使用頻度），QOM：Quality of Movement（動作の質）．

表3 FIMの経過

FIM			初期	介入1か月後	介入2か月後	最終（3か月後）
運動	セルフケア	食事	6	6	7	7
		整容	5	7	7	7
		清拭	1	6	7	7
		更衣（上）	3	4	7	7
		更衣（下）	2	4	6	6
		トイレ動作	2	5	6	6
	排泄コントロール	排尿管理	7	7	7	7
		排便管理	7	7	7	7
	移乗	移乗（ベッド・椅子・車椅子）	4	5	6	7
		移乗（トイレ）	3	5	6	7
		移乗（浴槽）	3	4	5	6
	移動	歩行・車椅子	1	1	6	6
		階段	1	2	4	5
		運動小計	45	63	81	85
認知	コミュニケーション	理解	6	6	7	7
		表出	5	6	6	6
	社会的認知	社会的交流	7	7	7	7
		問題解決	7	7	7	7
		記憶	7	7	7	7
		認知小計	32	33	34	34
		合計	77	96	115	119

1：全介助，2：最大介助，3：中等度介助，4：最小介助，5：監視，6：修正自立，7：完全自立．

身体障害（脳血管障害）　1

最終評価（図5）

- 長期目標「身の回りの動作が自立し，調理・洗濯・掃除の家事の役割を再獲得する」について，病棟におけるADLは全般で自立となった．一方で，新しい環境に慣れるまで時間を要すこと，入院中の転倒歴（床に落ちたものを拾おうとして転倒）があることなどから，退院後しばらくは，入浴は夫の見守りで対応することを共有した．
- 介護保険で要支援2の認定が下り，入浴や家事をはじめとしたADLや外出等のフォローアップを訪問リハビリテーションに依頼した．

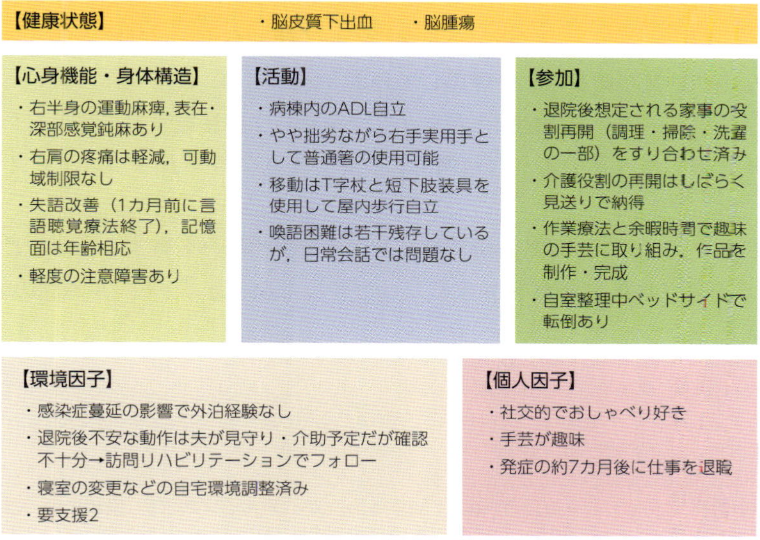

【健康状態】	・脳皮質下出血　・脳腫瘍

【心身機能・身体構造】
- 右半身の運動麻痺，表在・深部感覚鈍麻あり
- 右肩の疼痛は軽減，可動域制限なし
- 失語改善（1カ月前に言語聴覚療法終了），記憶面は年齢相応
- 軽度の注意障害あり

【活動】
- 病棟内のADL自立
- やや拙劣ながら右手実用手として普通箸の使用可能
- 移動はT字杖と短下肢装具を使用して屋内歩行自立
- 喚語困難は若干残存しているが，日常会話では問題なし

【参加】
- 退院後想定される家事の役割再開（調理・掃除・洗濯の一部）をすり合わせ済み
- 介護役割の再開はしばらく見送りで納得
- 作業療法と余暇時間で趣味の手芸に取り組み，作品を制作・完成
- 自室整理中ベッドサイドで転倒あり

【環境因子】
- 感染症蔓延の影響で外泊経験なし
- 退院後不安な動作は夫が見守り・介助予定だが確認不十分→訪問リハビリテーションでフォロー
- 寝室の変更などの自宅環境調整済み
- 要支援2

【個人因子】
- 社交的でおしゃべり好き
- 手芸が趣味
- 発症の約7カ月後に仕事を退職

図5　国際生活機能分類（ICF）最終評価

退院後

- 退院1カ月後の聞き取りでは，入浴が自立となったことに加え，家庭での役割として洗濯や一部の掃除，簡単な調理，リュックサックを使用して近所のスーパーへの買い物が行えていることの報告があった．

考察

- クライエントのADLのニーズを捉え，協働しながら目標設定が行えたことは，その後の介入の指針となる重要なステップであった．

- 本事例は回復期で機能回復が想定されやすいケースであったため，それに応じた評価・介入を通して，段階的に ADL の設定を見直しアプローチした．特に，杖歩行や麻痺側上肢操作の改善といった身体機能面の変化が，ADL の設定とも密接に結び付いていた．この ADL の設定変更のプロセスにおいて，多職種での情報交換はリスク管理の観点からも不可欠であり，多角的な視点で経時的変化を捉えることにつながったと考えられる．

 臨床実習やOSCEにつながるヒント

・片麻痺を有していると想定し，車椅子を自走してユニバーサルトイレを利用してみよう．左右どちらに麻痺があるかによって使いやすさが異なる，もしくは使えないケースがあることを体感してみよう．
・車椅子のブレーキなど安全操作がなかなか定着しない注意障害を有するクライエントに対して，どのような代償的アプローチができるか 5 つ以上考えてみよう．
・担当するクライエントが片麻痺に特徴的な肩や手の痛みを有する場合，どんな場面で誘発されたり増悪を引き起こしたりしているか，1 日 24 時間の ADL を考えてみよう．

参考文献
1) 日本脳卒中学会脳卒中治療ガイドライン委員会（編）：脳卒中治療ガイドライン 2021．協和企画，2021．
2) 近藤国嗣：回復期リハビリテーション病棟における作業療法の動向．OT ジャーナル，55（10）：1114-1123，2021．
3) 藤田　勉（編）：脳卒中最前線－急性期の診断からリハビリテーションまで－第 4 版．医歯薬出版，2009．
4) 千野直一・他：脳卒中の機能評価 SIAS と FIM 基礎編．金原出版，2012．
5) Tomori K, et al：Utilization of the iPad application：Aid for Decision-making in Occupation Choice（ADOC）．Occup Ther Int, 19（2）：88-97, 2012.

② 精神領域（統合失調症）

学習目標
- 精神領域のADLの特徴をイメージできる．
- 評価や介入方法について理解する．
- 事例を通して作業療法のポイントを理解する．

- 精神障害領域のADLの特徴とその原因は何か？
- 対象者のADLをどのように評価するか？
- 対象者のADLに対してどのように介入するか？

精神領域におけるADLの特徴

- 精神領域で対象となる人は，疾患によって発症時期が，思春期，青年期，成人期，老年期など様々であるが，基本的なADLは発症までに一通り確立されている場合が多い．しかし，精神疾患の症状によっては，活動性や意欲が低下することにより，入浴や保清に関して無関心になったり，やる気をなくしたり不十分になることがある．また，注意機能やワーキングメモリの低下，計画的に物事を考えることが難しくなるなどの認知機能障害も起きることがあり，その場合はADLやIADLが適切な方法で行えなくなることもある．
- 一方，疾患によっては，こだわりや強迫行為となって，同じ行為を必要以上に繰り返してしまうことにより，一つのADLまたはIADLを行う回数が多すぎたり，時間がかかりすぎたりすることもあり，社会生活に支障をきたす場合がある．
- 精神科領域では，その人のもつ疾患による特徴でどのようなことが難しくなっているのかを，個人因子，環境因子などをふまえて支援し，社会参加につなげる必要がある．

統合失調症

- 統合失調症の発症年齢は思春期が多く，30歳代までに発症する場合がほとんどである．
- 統合失調症の原因は現在のところ不明であるが，近年では生物学的原因による病的素因ないし中枢神経系機能の脆弱性があり，これが心理社会的ストレス（環境因，心因）

として症状を形成するとする，脆弱性・ストレスモデルが有力である[1]．

- DSM-5 の診断基準では，①妄想，②幻覚，③まとまりのない発語，④ひどくまとまりのない行動または緊張病性の行動，⑤陰性症状の5つが挙げられる．
- 陽性症状は，Schneider の一級症状，各種の妄想，顕著な思考障害（滅裂思考など），緊張病症状，奇異な行動などがある．
- 陰性症状は，感情の鈍麻と平板化，無感情，意欲・自発性欠如，快感消失，会話の貧困，寡動・動きの緩慢，社会的引きこもりなどである．
- また，陽性症状，陰性症状の他にも認知機能障害があるとされ，注意力や計画性遂行機能障害，社会認知の障害があるとされている．

統合失調症のある人の ADL の特徴

- 統合失調症のある人でも，発症年齢を考えると，その時点では ADL はすでに獲得していると考えられる．
- しかし，比較的若い時期に発症することが多いため，療養生活のために通常なら経験できていることが不十分であったり，未経験であったり，多少適切でない方法を身に付けていることがある[2]．
- 臺[2] は生活のしづらさとして**表1**を，昼田[3] は統合失調症者の行動特性として**表2**を挙げている．

ADL 能力低下の要因とその具体例

- 陽性症状が活発な場合は，食事を摂ることもままならず，入浴や整容なども困難になる場合がある．

表1　生活のしづらさ

- 生活技術の不得手
- 日常生活の仕方の問題
  - ・食事の仕方
  - ・金銭の扱い
  - ・服装の整え方
  - ・服薬の管理
  - ・社会資源の利用の仕方

(臺，1984)[2]

表2　統合失調症者の行動特性の一部

- いちどきにたくさんの課題に直面すると，混乱してしまう
- 受け身的で注意や関心の幅が狭い
- 全体の把握が苦手で，段取りが付けられない
- 話や行動に接ぎ穂がなく唐突である
- 曖昧な状況が苦手
- 場にふさわしい態度をとれない
- 融通がきかず杓子定規
- 指示はその都度，一つひとつ具体的に与えなければならない
- 形式にこだわる
- 状況の変化にもろい，特に不意打ちに弱い
- 慣れるのに時間がかかる
- 容易にくつろがない，常に緊張している
- 冗談が通じにくい，堅く生真面目

(昼田，2007)[3]

- 陰性症状による意欲の低下や自己の身だしなみに関する関心の低下が原因とされている．自分の身体を洗い身体各部を手入れする，排泄や生理の処理，更衣，飲食や健康の維持といったセルフケアの問題が指摘されている．
- 引きこもりや入院生活により外出の機会を失うと，食事や排泄以外のADLへの必要性を感じられなくなる場合もある．
- 身体機能面においては，目的とする動作や運動ができないような機能低下や麻痺はみられないが，薬剤性のパーキンソニズムにより，特有の前傾姿勢をとり，身体の柔軟性も低下しやすい傾向がある．また，昼田は姿勢制御のフィードバック機構や目と手の協応不全なども影響している[3]と述べている．
- 認知機能障害により，適切な刺激へ注意を維持する能力や，その場の状況に最も関連する刺激の側面に選択的に注意を向ける能力[4]が低下していることも原因として挙げられる．また，認知機能障害は陰性症状との関連があると指摘されている（図1）．

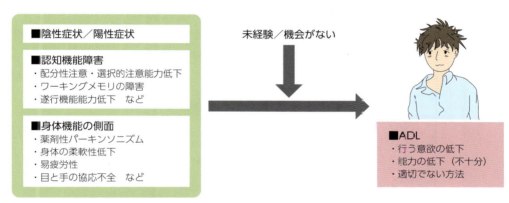

図1 ADL能力が低下する要因

評価のポイント

- ADLの評価の際は，表3に着目する必要がある．

表3 評価の着目点

- 以前に獲得できていたものか
- 未経験のものか，学習不十分であるのか
- 精神症状の影響であるのか
- 認知機能の障害であるのか
- どの程度，自分できるのか
- その人の意思や意欲
- どのような支援があればできるのか

1. 観察

- ADL の評価の多くは外観などからの観察によって行うことができる．全身状態，外観の観察によって髪型，整髪状態，顔をはじめ身体の皮膚の状態や汚れがないか，服装，持ち物などを観察する．
- 評価表としては，「活動（日常生活観察リスト）[5]」，「精神障害社会生活評価尺度（Life Assessment Scale for the Mentally Ill：LASMI）[6]」などが活用できる．

2. 情報収集（客観的情報，主観的情報）

1）客観的情報：病棟スタッフから

- 生活場面の病棟で直接観察することは食事や洗濯場面以外は難しく，病棟スタッフからの情報収集により，声かけの程度や支援の程度を確認する．

2）客観的情報：家族から

- 同居家族がいる場合は，家族からの情報収集は可能な範囲で入手できるとよい．
- 入院患者の場合は，入院時や面会の時点で情報収集できるとよいが，作業療法士が直接家族から聴取できる機会が少ないため，病棟スタッフに依頼する．
- 発症前にどの程度できていたかを知っておくことは今後の支援計画立案上も必要な情報である．

3）主観的情報：本人から

- 本人からは，面接の実施や質問紙への記入により，セルフケアに関して声かけが必要か，自分で行うことができるか，主観的な出来映えや ADL の意思や意欲を確認することが必要である．

介入のポイント

- ADL の介入は，対象者が今後の生活の中で獲得したい，獲得する必要があることを取り入れて実践することが一番の方法となる．
- 介入の際は，評価をもとにポイント（未経験であれば学習の機会を設定し，意欲の低下であれば，単に ADL に焦点を当てるだけでなく，本人の興味や関心に基づいてモチベーションを上げるなど）を押さえる必要がある．
- 介入の場所が病棟や作業療法室であっても，この先どこで生活することになるのかを踏まえて行う必要がある．
- 退院後の生活を見据えてできるだけ早く実際の場で対象者と作業療法士・スタッフで一緒に練習することが効果的である（Place-then-train※）．これは，保護的な環境下における訓練よりも，生活の場における生活技能の練習（on the job training）をしたほうが効果的だといわれているためである[7]．
- コミュニケーションが課題となる場合は，社会生活技能訓練（Social Skills Training：

SST），社会認知ならびに対人関係のトレーニング（Social Cognition and Interaction Training：SCIT）などを用いることができる．

臨床実習やOSCEにつながるヒント
・ADL能力が低下する要因とADL評価の着目点との関係について考えてみよう．
・ADL能力向上を促すための介入のポイントについて考えてみよう．
・本人の意欲を高める視点について考えてみよう．

引用文献
1) 大熊輝雄：現代臨床精神医学　改訂12版．pp330-331，金原出版，2013．
2) 臺　弘：生活療法の復権．精神医学，26（8）：803-841，1984．
3) 昼田源四郎：統合失調症の行動特性，その支援とICF，金剛出版，p26，2007．
4) 丹羽真一，福田正人（監訳）：統合失調症の認知機能ハンドブック－生活機能の改善のために－．pp57-68，南江堂，2004．
5) 山根　寛：新版　精神障害と作業療法－病を生きる，病と生きる　精神認知系作業療法の理論と実践．pp192-193，p378，三輪書店，2017．
6) 岩崎晋也・他：精神障害者社会生活評価尺度の開発．精神医学，36（11）：1139-1151，1994．
7) 香山明美・他（編）：生活を支援する精神障害作業療法　第2版　急性期から実践まで．p206，医歯薬出版，2014．

参考文献
1) 岸本徹彦，平尾一幸（編）：SSTを活かした作業療法の展開 - 認知行動障害へのアプローチ．三輪書店，2008．
2) 中込和幸・他（監訳）：社会認知ならびに対人関係のトレーニング（SCIT）治療マニュアル．星和書店，2019．

※Place-then-train：入院生活から地域生活への移行や，就労支援において用いられる考え方である．地域生活への移行（退院支援）の際は，院内や作業療法室にて一通りのトレーニングを行うよりも，早期に地域へ移行し，必要な支援やトレーニングを行うというものである．

6章 各領域の臨床における ADL 評価・介入の特徴と事例

事例紹介

A 氏（30 歳代男性），両親（共働き）と同居.

診断名：統合失調症.

現病歴

高校生の頃，いじめに遭ったことから不登校となり退学．その後，通信制の高校を卒業し，食品製造の工場に就職．担当は流れ作業の仕事で，ミスも少なく遅れることなく行えていた．当時は，毎日入浴していた．職場の同僚とはあまり会話はないが，仕事上の最低限のコミュニケーションはとれていた．

就職後 2 年頃から被害注察妄想，幻聴が出現し始め，半年休職した後に退職．屋外では常に監視されていると言い，自宅の自室に引きこもるようになった．

自室に引きこもり始めた頃より，入浴は次第に回数が減少．家族の促しにて週に 1 回の入浴がやっとの状態であった．洗体は身体の背面を洗うことなく，洗髪も流し残しがあり，父親の声かけや介助が必要であった．洗顔や歯磨きは朝食後に母親に促されて渋々行っていたが，水洗いのみでタオルで顔を拭く程度であった．近づくと異臭や口臭がしていた．

更衣は，自分では行うことなく，入浴のタイミングで A 氏が脱いだ衣類を母親が洗濯した下着や服と交換していた．

次第に不眠が続き，独語空笑もみられるようになり，両親に付き添われて医療保護入院となり，男子閉鎖病棟への入院となった．

薬物療法により病的体験が軽快した頃に作業療法が処方された（入院後約 2 週間）．

情報収集

▶主治医

薬物療法にて陽性症状の軽減を目指し，作業療法では活動性向上，生活リズムの確立を目指す．

外泊を繰り返しながら 2 〜 3 カ月での退院を目指す．

現在の CPR 換算値は 1,200mg であり，症状をみながら減薬する．

▶リハゴール

自宅退院，精神科デイケアにて日常生活を立て直し，就労を目指す．

▶看護師

入院後 1 週間は，食事と排泄以外は臥床状態であり，被害注察妄想，独語空笑もあり，入浴は拒否していた．

次第に入浴の促しに応じるようになる．洗体は声かけと部分介助（特に背面の洗体），更衣は入浴のタイミングで看護スタッフが用意した服に着替えていた．

▶精神保健福祉士（PSW）

家族の希望は，①入浴，整容の自立，②日中は仕事など，どこかに出かけてほしい．

一時的に生活訓練施設の利用を提案予定．

作業療法初期評価

　作業療法室の見学時は，やや緊張した表情で監視カメラや盗聴器などを気にする様子がみられた．ひとまず短い時間（30分程度）からでも個別（パラレル）の作業療法に参加することになった．

　身だしなみはパジャマ代わりのジャージのまま着替えておらず，頭髪もべたついており，顔や首元も垢のようなものが目立っていた．髭も十分に剃られていない状態であった．

　初回面接では，以下のようなことが語られた．

- ・入院して監視や盗聴など緊張や不安がたくさんあったが，やっと病棟生活に慣れた．
- ・入浴は疲れる，体力がない，身体を洗うのも面倒．
- ・少し病棟で過ごすのが退屈にも感じ始めた．
- ・人と話したりするのはあまり好きではない．
- ・退院後，初めは少ない収入でもいいから仕事がしたい．

　作業療法初期評価では簡単な電車の塗り絵を実施．一定の濃さで塗ることができ，輪郭の縁取りもできていた．色合いも適切であった．難易度が高くなると雑さや見落としもみられた．三角折り紙もゆっくりではあるが，丁寧に仕上がりの良い作品を作ることができた．わからないときには作業療法士を呼び，質問もできていた．作業は2，3分程度で手を休めて繰り返し行い，1時間ほど行えた．

　小集団での軽スポーツでは，休憩を取りながら軽いストレッチは行えるが，姿勢は円背傾向で頸部，体幹，肩関節，股関節の柔軟性は低く，また，中程度の強度の運動は5分程度で疲労が出ていた．他者とのコミュニケーションは挨拶程度の最低限であった．

　興味関心の評価では，NPI興味チェックリスト（Neuropsychiatric Institute Interest Checklist）を用いたが，自記式での回答に疲労を訴えたため，半構造化面接に変更した．趣味は電車やバスに乗り出かけることと，コーヒーが好きで休日はカフェ巡りをしていた．工場での仕事は，同じ繰り返し作業でわりと楽であったと話していた．物作りも好きであり，運動も嫌いではない．

評価のまとめ（図2）

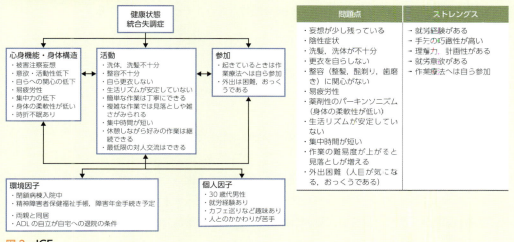

図2　ICF

陽性症状は軽減しているが，陰性症状による意欲低下や注意力，集中困難といった認知機能障害，易疲労性などから整容動作やそれを行う意欲に支障をきたしている状態である．作業も難易度が上がると見落としがあったり出来上がりが雑になったりする．

一方で退院後に働きたいなど将来の見通しを立てられること，作業遂行能力がある程度高いことが利点，ストレングスとして挙げられる．

退院後は自宅に引きこもることのないように精神科デイケアに通所できるよう，生活リズムを整える必要がある．

目標設定

▶リハゴール

自宅退院，精神科デイケアにて日常生活を立て直し，福祉的就労を目指す．

▶長期目標（3カ月）

身だしなみを整えて作業療法に参加する．

▶短期目標（1カ月）

洗体，洗髪時の声かけや，介助量が少なくなる，整容の自立．

体力の向上．

生活リズムの確立．

介入計画

▶身だしなみに関するプログラムの実施（小グループ）

①身だしなみに関する話を行い，実際に髭剃りや歯磨きの機会をもつ．

②作業療法前に作業療法士が病棟へ迎えに行き，身だしなみのチェックを一緒に行う．

③病棟スタッフへの協力を依頼する．

・入浴の際に洗い残しの部分を指摘して少しでも洗体の自立度を上げる．

・できるようになったら徐々に声かけは減らしていく．

・作業療法士はできているところについては随時，正のフィードバックをする．

▶運動プログラム

①ストレッチの習慣化．

②スポーツなどで運動の機会を作り，負荷を上げて体力の向上．

③ウォーキングで外出の機会を作る．

▶電車のペーパークラフト作成

午前中のプログラムに参加し，好きな活動へ参加することで意欲を高める．

経過

A氏は整容に関する必要性を感じていなかったが，もともと働いていたことと，退院後に働きたいというニーズもあり，歯磨きと髭剃りは自分で行えるようになってきた．

・入浴時の洗体は少し洗い残しが残っており，介助や声かけが部分的に必要である．

・外泊を実施したが，日中は自室に引きこもっていた．

・運動プログラムにより，体力は向上した．

・体力が向上したことで入浴を拒否することがなくなった.

・好きな活動に取り組めることで自ら起床するようになり, 少しずつ生活リズムが整った.

結果 (3 カ月後)

長期目標は不十分ではあるが, ある程度達成できた (見守りや一部の声かけが必要).

毎日ではないが, 週の半分以上は作業療法前に作業療法士が病棟に行くと, パジャマから着替えていることが多くなった. また, 髭剃りでは, 剃り残しはあるものの, 自分で鏡を見て確認するようになった.

病的体験は薬物療法により消失し, 退院が決定した. 外泊の様子から, 自宅への退院は父親の同意が得られなかったため, 退院先は生活訓練施設に入所し, ADL 自立, 生活リズムを獲得のための作業療法を継続することとなった.

今後

A 氏は就労への意欲があるため, 日中は生活訓練施設から精神科デイケアへの通所を開始し, 就労移行支援事業所にてトレーニングしながら障害者雇用枠での就労を目指す.

3 発達領域（脳性麻痺）

学習目標
- 子どもは発達し学習する存在であり，ADLにも発達段階があることを理解する．
- 子どものADL習得には，保護者や教員など支援者の協力が不可欠であることを説明できる．
- 脳性麻痺がある子どものADLにおける特徴的課題と介入方法を説明できる．

Question
- 発達領域で使われるADLの客観的評価方法について説明せよ．
- 子どものADL習得に保護者や教員などが協力する必要があるのはなぜか？
- 脳性麻痺痙直型の更衣動作における課題と介入方法について説明せよ．
- 脳性麻痺アテトーゼ型の食事において，頭部保持と上肢使用を促す介助方法を説明せよ．

発達領域におけるADLの特徴

- 発達領域で対象となる子どもは，乳児期，幼児期，学童期，思春期，青年期を通して連続的に成長・発達する過程を経過する．ADL活動もまた乳幼児期から発達に応じて学習し習熟する過程をたどる．定型発達では，おおよそ小学校に就学するまでに，ADLの基本的な身辺動作が獲得される（表1, 2）．
- 就学後は，集団参加，社会参加する中で，将来の自立生活の準備のため**アカデミックスキル**[※]，**ライフスキル**[※]を学習する．子どものADLの発達は，心身機能・構造の発達との関連が強く，また家庭の養育環境や，保護者の育児能力が大きく影響する．そのため，まず **ICF-CY**（国際生活機能分類青少年版）[※]を用いて，心身機能や個人因子だけでなく環境因子も考慮し，総合的に解釈して援助方法を検討する．
- ADLの目標設定では，定型発達の子どもが示す発達の道筋を知っておく必要がある．

※ **アカデミックスキル**：一般的にアカデミックスキルというときには，学校教育で習得する教科的な学習能力を指す．ただし，LD（Learning Disabilities＝学習障害）の定義で用いられる学習能力としては，国語，算数，理科，社会などの教科そのものの学力よりは，その基礎となる基本的学習能力をさす．つまり学習障害の定義を示した文部科学省の調査協力者会議の最終報告では，「聞く，話す，読む，書く，推論する」などの学習の基礎となる能力を基礎的能力と表している[1]．

308

発達領域（脳性麻痺） **3**

表1　スプーン操作課題での行為過程

①スプーンの把持
②スプーンを皿へリーチ
③他方の手で皿を固定
④スプーンを皿の面上で移動
⑤スプーンに十分な食べ物がのっているかを視覚確認
　（十分でなければ④⑤を繰り返す）
⑥スプーンを口まで運ぶ
⑦スプーンを口に入れる
⑧口唇でスプーンから口の中へ取り込む
⑨口からスプーンを抜き出す
⑩スプーンに食べ物が残っていないか視覚確認
　（残っていれば⑧から⑩を繰り返す）
⑪こぼれた食べ物を拾い上げる
　（④から⑪を繰り返す）

しかし，生まれたときから障害がある子どもは同じように ADL 獲得のプロセスをたどるとは限らないことを念頭に置く．周産期に脳障害がある脳性麻痺，遺伝疾患である知的障害を伴うダウン症候群，神経発達症群の自閉スペクトラム症や発達性協調運動症などがある子どもは，出生直後から心身機能，構造上の影響による運動障害，知的障害，コミュニケーション障害が潜在し，ADL 獲得の遅れや困難が生じる．知的障害による認知，記憶の弱さがある子どもでは，生活年齢ではなく，知的発達状況にあわせた目標を設定する．介入方法は手順を簡素化し，生活の文脈にあわせて具体的場面で練習を繰り返すのが効果的である．知的能力は高いが脳性麻痺アテトーゼ型四肢麻痺のある子どもでは，意欲は高いが運動制御に困難があり意図に反して不随意運動が出現し，動作の自立・獲得が困難な場合が多い．そのため，ADL の向上では，本人の意図や運動制御の特徴に応じた食事，排泄，更衣などの介助方法を本人と介助者が学習し安心安全で楽な介助が成功することを目指す．

- 発達経過では，家庭や学校，職場で心身の過剰なストレスにより痛みや変形拘縮，抑うつ状態など二次障害も起こしやすく，場合によって手術や入院治療の適応もある．過度に自立を目指すのではなく，**基礎的環境整備**※や**合理的配慮**※を申請し，ナチュラ

※**ライフスキル**：ライフスキルとは「日常生活に生じる様々な問題や要求に対して，より建設的かつ効果的に対処するために必要な能力」（WHO：世界保健機関）である．よりよく生きるために必要な技術・能力，生活技能ともいう．共通する具体的スキルとしては，以下の 10 種類が挙げられる．
○意思決定　○問題解決　○創造的思考　○批判的思考　○効果的コミュニケーション
○対人関係　○自己認識　○共感性　○情緒対処　○ストレス対処
　WHO の精神健康部門では，各国で社会問題となっている酒・タバコ・薬物の乱用，不安・抑うつ，無防備な性行為，妊娠，虐待，自殺，学校中退などといった子どもの危機的状況を未然に防ぐには，学校教育課程にライフスキルを導入し，早い時期に身に付けさせるべきであるとしている[2]．
※**ICF-CY**：ICF-CY は ICF の派生分類という位置付けであり，18 歳未満〇新生児・乳幼児・児童・青年を対象とする．この 18 歳未満という ICF-CY の対象の設定は，国連総会において採択されている「児童の権利条約（児童の権利に関する条約）」に準拠しているもので，ICF 本体から由来しているものである．そのため，ICF 本体と整合性をもち，分類構造，カテゴリーは同じである．ICF-CY は，成長・発達期の特徴を記録するために必要な，詳細な内容を補うものである[3]．

309

表2　子どもの着衣課題　発達過程難易度順（易→難）

≪易≫

ズボンの足に一側の足を入れる（大きな目標物への定位）
ズボンを引き上げる（軌道運動）
靴を履き始める（遠位への定位）
足にあわせて靴を広げる（遠位での両手操作）
Tシャツの首の穴に頭を通す（頭への定位）
前後正しくTシャツを着る（細部への視覚的注意）
靴下をはき始める（手指の両手操作）
靴下を足に引き上げる（遠位での軌道運動）
靴をはいている間，靴を開いている（両手保持と足操作）
ズボンの穴にもう一方の足を通す（左右バランス）
靴下に足先を通す（足の底背屈定位）
シャツの穴に最初の腕を通す（手背・前腕の触覚探索）
Tシャツの袖口にもう一方の腕を通す（左右バランス）
前後正しくシャツを着る（位置，回転操作）
はいているズボンを整える（背部殿部への注意）
着ているシャツを整える（手指の触覚探索）
ズボンを前後正しくはく（遠位での回転操作）
靴下の踵を調節する（遠位の2方向の調節）

≪難≫

(Henderson, 2010)[4] を参考に著者（　）内追記

　ルサポートや自助具・補装具などを活用し，学校や職場での生活適応を検討する．

保護者への支援

- 発達領域では，支援の対象は子どもだけでなく，その成長，発達を支える保護者に焦点を当てる必要がある．近年，子育て世代への政策も進み，育児休業は母親だけでなく父親の取得も推進されている．できるだけ両親の育児への参加協力を促し，母親だけに育児負担がかからないよう，子どもの障害や育児方法を理解し助け合えるようにする．ADL場面の一つひとつを確認し，保護者が子どもを養育するうえで，どのような援助方法が子どもにとっても保護者にとっても最適な方法となるかを検討する．少し助ければできるADLに注目し，継続できる方法やどのようにしたらうまくできるかなどの強みを伸ばすかかわり方を説明する．また，保護者の育児の達成感，満足感を

※**基礎的環境整備**：障害のある子どもに対する法令に基づきまたは財政措置により，国，都道府県，市町村は教育環境の整備をそれぞれ行う．これらは「合理的配慮」の基礎となる環境整備であり，それを「基礎的環境整備」と呼ぶ．整備を進めるにあたっては，ユニバーサルデザインの考え方も考慮しつつ進めていくことが重要である．なお，「基礎的環境整備」については「合理的配慮」と同様に体制面，財政面を勘案し，均衡を失したまたは過度の負担を課さないよう留意する必要がある[1]．

※**合理的配慮**：障害者の権利に関する条約（2014年1月20日公布）では，「『合理的配慮』とは，障害者が他の者との平等を基礎として全ての人権及び基本的自由を享有し，又は行使することを確保するための必要かつ適当な変更及び調整であって，特定の場合において必要とされるものであり，かつ，均衡を失した又は過度な負担を課さないものをいう」と定義されている[1]．

発達領域（脳性麻痺） 3

重視して心理的サポートも意識しておく．

保育所，児童デイサービス，学校園等との連携

- 保護者が共働きの場合，障害があっても0歳児から保育所や児童デイサービスを利用していたり，祖父母が同居して日中の育児に協力していたりする場合もある．また，就学後は，放課後に学童保育や放課後等のデイサービスを利用している家庭も多くなってきている．生後間もなくからスタートする医療・保健・福祉による子育て支援チーム，3歳児以降の幼稚園，学校教育での教育支援チーム，青少年期以降の自立生活・就労支援チームへと子どもの成長発達過程に応じて連続的に支援がつながるように申し送りが必要である．一人ひとりの子どもの発達に応じたニーズを的確にアセスメントし，援助方法を介助者間で伝達共有し，ADLで繰り返し適切に実践されることが期待される．そのため，ADL目標について保護者や支援チーム間で合意形成し，援助方法について写真や録画などの視覚教材や申し送りノート，時には見学などを活用する．日頃から保護者が介助方法を記録し，それを説明できる力を養うエンパワメントも重要である．

脳性麻痺の定義〔米国のMaryland州Bethesdaの国際ワークショップで設定された定義（2004年）〕

- 「脳性麻痺の言葉の意味するところは，運動と姿勢の発達の異常のひとつの集まりを説明するものであり，活動の制限を引き起こすが，それは発生・発達しつつある胎児・乳児の脳の中で起こった非進行性の障害に起因すると考えられる．脳性麻痺の運動障害には，感覚，認知，コミュニケーション，認識，それと／または行動，さらに／または発作性疾患が付け加わる」[5]．

脳性麻痺の日常生活機能障害と評価指標

- 脳性麻痺のある子どもの発達過程では，運動発達のピークがほぼ就学期とされ，就学後は機能維持しながらも徐々に機能低下を示すと報告されている[6]．日常生活で「しているADL」を観察し，粗大運動機能，上肢操作機能，コミュニケーション機能，食事機能などについてどのような段階にあるか機能分類表を用いて把握する（表3）．
- また，「しているADL」全般の把握と自立度や介助度も情報収集し，生活全体を理解しておく必要がある．本人，家族の主訴に傾聴し，何ができるようになりたいか，どのような方法で行い，なぜそのように行うのか，どのような介入が効果的かなどを総

311

表3　脳性麻痺の機能分類と効果判定に用いる評価

①粗大運動機能分類システム
　Gross Motor Function Classification System：GMFCS
②操作能力分類システム
　Manual Ability Classification System：MACS
③脳性麻痺児・者のコミュニケーション機能分類システム
　Communication Function Classification System：CFCS
④摂食嚥下機能分類
　Eating&Drinking Ability Classification System：EDACS
⑤リハビリテーションのための子どもの能力低下評価法
　Pediatric Evaluation of Disability Inventory：PDEI
⑥子どものための機能的自立度評価法
　Functional Independence Measure for children：WeeFIM
⑦簡易上肢機能検査
　Simple Test for Evaluating Hand Function：STEF
⑧関節可動域テスト
⑨その他：全般的知能検査，視知覚発達検査など

合的に解釈して分析する.

- 総合的解釈では，先の定義で述べたように発達過程にある脳性麻痺の子どもを対象とする場合，国際生活機能分類評価も活用する．脳性麻痺の多様な障害を感覚，認知，コミュニケーション，認識，行動の側面から，心身機能／身体構造上，活動，参加，個人因子，環境因子の視点から整理し，個別の子どもがもつ強みをとらえ，合理的配慮や基礎的環境整備，援助者の障害理解により，弱みを補う手段や援助方法を検討し作業療法計画を立てる.

痙直型の ADL 動作における特徴的課題と介入のポイント

①中枢性の上位運動神経障害により姿勢筋緊張の調整困難の結果として，筋緊張亢進が起こり可動域や運動方向が制限されやすい.

②この可動範囲の制限により**代償運動**と**連合反応**※を伴いやすく，下肢では股関節屈曲内転内旋，上肢では肩関節内旋，肘屈曲，前腕回内，手関節掌屈運動パターンをとりやすい（**図1**）.

③運動範囲や巧緻性を過度に要求せず，体幹を安定させた座位で抗重力姿勢を取りながら，下肢の足底支持や股関節外転外旋，体幹の抗重力伸展活動，上肢の伸展・外転・外旋方向の選択運動範囲を徐々に広げていく.

④**脳室周囲白質軟化症**による視知覚障害を合併している場合もあり，更衣動作での衣服の

※**連合反応**：中枢神経障害により起こる反応．課題を達成しようと努力すると筋緊張が亢進する．身体の他の部分で実際の運動が起こることもあり，それは筋緊張亢進のため過剰な動きとなる．（Nancie RF（編著），梶浦一郎・他（訳）：脳性まひ児の家庭療育　原著第3版. 医歯薬出版, 1999.）

発達領域（脳性麻痺）　3

左右，上下，前後，裏表の視覚認知や自己の身体と服との位置関係について学習を促していく[7].

⑤下肢の持ち上げや交互動作，足関節運動を伴うズボンや靴下の着脱練習，トイレの排便後の後始末やズボンへのシャツの出し入れなどが課題となり，椅子や壁，手すりを利用し，左右側方や後方への重心移動に伴うリーチと把握の練習が必要である（表4）.

痙直型の特徴
（主に脳室周囲の白質病変による運動障害）

- 姿勢筋緊張が高い
- 過剰な同時収縮
- 抗重力活動が難しく動き出すのに時間がかかる
- 努力性で全体的で定型的な運動パターン
  下肢：股関節屈曲・内転・内旋
  上肢：肩関節内旋・肘屈曲・前腕回内・手関節掌屈
- 連合反応
- 運動範囲が狭い
- バランスの乏しさ
- 拘縮が起こりやすい

介入方針

- 運動制限範囲の分析
- 広い範囲で多様な運動の経験
- 分離運動・選択運動を促す
- 連合反応の調整→自己調整へ
- 刺激の段階付け
- 変形・拘縮の予防または最小化

図1　痙直型の特徴と介入方針

表4　痙直型の更衣動作での課題と介入ポイント

- 上衣動作：長袖シャツ
  頭を入れることはできるが，袖を通すところで，上肢の外転外旋伸展方向へ運動が起こりにくい.
  　→姿勢の安定，体幹伸展，近位部肩関節，肘から誘導.
- 下衣動作：ズボン・靴下の着脱
  下肢の空間への持ち上げや膝の選択運動，足関節の底背屈運動が起こらずズボンや靴下に足を通すことが難しい.
  　→下肢支持側を安定させ，運動側下肢誘導.
- 更衣動作の手順：
  視知覚障害により，上下，左右，前後，表裏がわかりにくい.
  　→衣服と身体の位置関係を学習する.

アテトーゼ型の ADL 動作における特徴的課題と 介入のポイント

①基底核病変により姿勢筋緊張が動揺し不随意運動を伴うため随意運動のコントロールが 困難である．そのため，ADL 動作は，ほとんど介助を必要とする（図 2，表 5）．

②頭部と体幹の中間位保持と上肢・手での両側支持が困難で，頸部の伸筋活動を高めて頭 部を持ち上げるため，背臥位では**緊張性迷路反射**，座位では**緊張性頸反射**の影響から全 身の反り返りにつながりやすい．

③左右両側同時活動が困難で，頭の位置により頸部固有筋や前庭迷路刺激の影響を受け非 対称性緊張性頸反射姿勢となりやすい．そのため，伸展位か屈曲位をとりやすく中間域 での上肢，手のコントロールが成功しにくい．

④介助されやすい姿勢保持に協力できるよう姿勢・運動学習を行う．床上での座位保持介 助で頭部・体幹中間位保持の協力動作，ソフトテーブルや前もたれクッションなどの環 境を利用した支持安定性の保持，ゆっくり，焦らず，段階的で中間範囲の運動を練習す る[8]．

⑤床から座位へ，座位から車椅子へ，車椅子から椅子への姿勢変換時は姿勢が不安定にな りやすく最も反り返りやすい場面である．介助者が身体を接触させ支持面を作り両手両 足を体幹の前でそろえ，頭部，体幹，股関節が屈曲位で前傾姿勢を保持するように介助 すると，安定した姿勢変換が成功する．

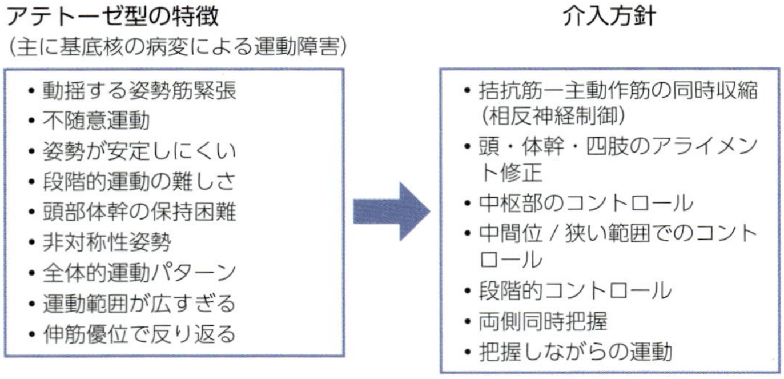

アテトーゼ型の特徴
（主に基底核の病変による運動障害）

- 動揺する姿勢筋緊張
- 不随意運動
- 姿勢が安定しにくい
- 段階的運動の難しさ
- 頭部体幹の保持困難
- 非対称性姿勢
- 全体的運動パターン
- 運動範囲が広すぎる
- 伸筋優位で反り返る

介入方針

- 拮抗筋ー主動作筋の同時収縮 （相反神経制御）
- 頭・体幹・四肢のアライメン ト修正
- 中枢部のコントロール
- 中間位／狭い範囲でのコント ロール
- 段階的コントロール
- 両側同時把握
- 把握しながらの運動

図 2　アテトーゼ型の特徴と介入ポイント

表 5　アテトーゼ型の食事動作での課題と介入ポイント

- 介助されやすい食事姿勢保持
  - 頭部・体幹中間位保持の協力動作を学習する．
  - 環境を利用した支持安定性の保持．
  - ゆっくり，焦らず，段階的な動きを学習．
- 介助下での能動的注意と上肢操作への参加
  - 何を食べるか選択させ，手元操作に注視．
  - 手操作を意識することで頭部体幹が安定する．

臨床実習やOSCEにつながるヒント

- 痙直型脳性麻痺の臨床像を模倣してみよう．丸椅子に座り，下肢の股関節内転内旋，膝関節軽度屈曲，足関節底屈位で足底が床に着かないような下肢の筋緊張亢進状態を作り，ハムストリングスが短縮した骨盤後傾位で座位姿勢をとってみよう．下肢筋群の緊張亢進は，体幹屈曲，肩甲骨挙上，肩内旋，肘屈曲を引き起こし，リーチが困難となることを体験できる．
- 痙直型脳性麻痺がある子どもの更衣動作介助では**支持基底面**[9]と身体の**支持側**と**運動側**を意識して動作学習を援助しよう．服の接触面と身体運動との相互作用により身体感覚を養い，身体位置関係を意識する学習機会となる．体幹の抗重力伸展活動に伴う上肢，下肢の運動可動域を拡大し，分離運動を促していこう．
- アテトーゼ型脳性麻痺の臨床像を模倣してみよう．介助された床上座位で頭部を一側に向け非対称性緊張性頸反射や緊張性迷路反射の影響を受けた姿勢をとり，反り返って伸筋緊張を高めると食事介助が困難な状態を体験できる．
- アテトーゼ型脳性麻痺がある子どもの食事動作介助では，前方にソフトマットで保護した机を置き，前もたれ座位で上肢支持を助け，介助者は横から身体を接触させ子どもの身体を支え，頭部を中間位で保持しよう．
- 子どもの摂食動作がスムーズになるように，頭部中間位保持を下顎から支え安定を助け，過剰な開口運動や舌突出が起こらないように口腔運動を補助する介助方法を練習してみよう．

引用文献

1) 一般社団法人日本LD学会（編）：LD・ADHD等関連用語集　第4版．p6, 38, 61, 日本文化科学社，2017．
2) 公益財団法人日本女性学習財団：キーワード・用語解説　ライフスキル．https://www.jawe2011.jp/cgi/keyword/keyword.cgi?num=n000169&mode=detail&catlist=1&onlist=1&alphlist=1&shlist=1（2023年12月25日閲覧）
3) 厚生労働省：国際生活機能分類－小児青年版（仮称）ICF-CYについて．https://www.mhlw.go.jp/shingi/2007/03/s0327-5k.html（2023年12月25日閲覧）
4) Henderson A（編著），園田　徹・他（監訳）：子どもの手の機能と発達－治療的介入の基礎．pp202-206, 医歯薬出版，2010．
5) 日本リハビリテーション医学会（監）：脳性麻痺リハビリテーションガイドライン　第2版．pp15-16, 金原出版，2014．
6) Karen J Dodd・他（著），上杉雅之・他（監訳）：脳性麻痺のクリニカルリーズニングアプローチ．pp9-30, 医歯薬出版，2011．
7) 鈴木恒彦・他（監）：子育てハンドブック～脳性まひ児とともに～．pp80-87, 市村出版，2021．
8) 梶浦一郎・他（編）：脳性麻痺のリハビリテーション実践ハンドブック．pp40-42, 市村出版，2014．
9) 佐竹　勝・他（編）：作業療法学ゴールド・マスター・テキスト　作業療法評価学　第3版．pp432-445, メジカルビュー社，2022．

参考文献

1) 日本リハビリテーション医学会（監）：脳性麻痺リハビリテーションガイドライン　第2版．p32，金原出版，2014
2) 里宇明元・他（監訳）：PEDI Research Group：PEDI リハビリテーションのための子どもの能力低下評価法．医歯薬出版，2003．
3) 金子断行：近代ボバース概念による正常発達分析 - 脳性まひの治療示唆，三輪書店，2022．
4) 坂野幸江：不随意運動をコントロールし生活を広げる．ボバースジャーナル，25（2）：117-121，2002．
5) 鈴木俊明：The Center of the Body －体幹機能の謎を探る　第6版．アイペック，2015．

事例紹介 1　痙直型

年齢

高校 1 年生の A 君

家族

父，母，本児

出生歴

在胎 29 週，1,442g で出生．アプガースコア 2/7．頭部 CT で脳室周囲白質軟化症（Periventricular Leukomalacia：PVL）と診断．

2 歳から当施設通園開始．3 歳で通園施設と地域保育園を併用．

手術歴

幼少期より股関節，足関節の硬さが顕著で，5 歳で両側ハムストリングス，両下腿三頭筋にボトックス 60 単位を施注した．11 歳で膝関節の伸びにくさのため両内外側ハムストリングス皮下延長術を施行し，手すりで階段を上れるようになった（表 6）．

今回，15 歳頃より成長に伴い再び膝が伸びず，踵が床につかないため歩容改善を目的に手術適応となった．両側ハムストリングス，両則腓腹筋，両側後脛骨筋，両側長趾屈筋，両側長母趾屈筋腱延長術のため 3 カ月の手術入園となった．

表6　可動域の変化

		術前	術後
股関節外旋	右	30	50
	左	40	50
Popliteal Angle（※）	右	75	40
	左	75	35
足部底屈（膝屈曲位）	右	− 5	15
	左	15	15
足部底屈（膝伸展位）	右	− 25	5
	左	− 20	5
足部外返し	右	0	15
	左	0	20

※ Popliteal Angle：仰臥位で股関節を 90 度屈曲位とし，下腿を大腿骨軸延長線から何度の角度まで伸展可能かを測定する．この値が大きいほど膝関節屈曲変形が強い．

用語解説 1

ボトックス	ボツリヌス毒素を筋肉に注射すると，その筋肉へ入り込んでいる運動神経の末端に作用して，注射された筋肉のみを弛緩させる．2 ～ 6 カ月後には薬の効果は切れるため一時的である．
皮下延長術	皮膚を大きく切開せず経皮的に延長する方法．
腱延長術	皮膚を切開して，観血的に腱を切離して延長する方法．

評価

GMFCS：Ⅲ，MACS：Ⅰ，CFCS：Ⅰ，FIM：100 点．

STEF：利き手：左　右 71 点，左 87 点．

TVPS-4※：15 歳 7 カ月時に実施：11 歳 8 カ月レベル．

視覚識別：12 歳 6 カ月，単一記憶：14 歳 2 カ月，空間関係：9 歳．

※ TVPS-4（Test of Visual Perceptual Skills：TVPS Ver.4）：4 ～ 18 歳を対象とした指差しで回答する視知覚発達検査．米国で開発され日本でも英語版のみ販売されている．

形の恒常性：11歳10カ月，連続記憶：18歳6カ月，図地：21歳，視覚閉合：8歳6カ月．視知覚課題は苦手だが身の回りのADLは自立．室内はクラッチ歩行，通学では電動車椅子を使用．

意識すれば対称的に座ることはできるが，課題に集中すると支持性の弱い右後方へ倒れてしまい，右股関節を内旋位，足部内反で固定した（写真1）．床上座位での靴下の着脱は，ハムストリングスが硬く，膝を伸ばした座位が安定しなかった．足を手前に引き寄せるために右殿部に重心を移すと後方に倒れてしまった（写真2）．右足部の可動性が狭く，靴下が引っ掛かり，靴下の方向にあわせて足首を底背屈できず，はけなかった．

統合と解釈

靴下をはくには，下肢操作側の反対殿部で体重を支持しながら，靴下の布面に沿わせて足を動かす必要がある．そのため，股関節内外旋，膝関節屈伸，足関節底背屈を連動させる運動学習を促す．手術により膝関節と足関節の可動性は得られるため，その背景となる殿部の一側支持と体幹の抗重力活動を促進し，自動運動範囲が低下した下肢を上肢で自己介助運動ができるように取り組むこととした．作業療法の頻度は週6回，1回1時間，3カ月実施した．

目標

靴下と靴を自分ではくことができる．

介入

上肢操作時の座位の安定と長坐位で下肢を上肢で誘導できるように取り組んだ．端座位では右殿部での支持を強化するために滑り止めマットをロールにして殿部の支えを強化した（写真3）．長坐位でも同様に右側への崩れを防ぐために，殿部で床を知覚できるように大殿筋及び中殿筋の筋活動を高め，右殿部支持での抗重力活動を促進した．

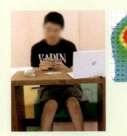

写真1　上肢活動時の座位と座圧

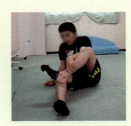

写真2　左足操作に伴い右後方へ倒れる

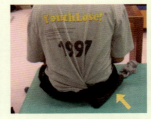

写真3　滑り止めマットをロールにして殿部の支えを強化

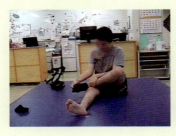

写真4　一人で靴をはいている場面

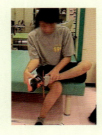

写真5　端座位で靴をはいている場面

結果

退院時 STEF は右 80 点（大球，大直方，中立方，木円板，金円板，小球，ピン），左 91 点（中球，大直方，小立方，布）に向上した．ハムストリングスの長さが得られ，長座位が安定した．右殿部で支えることができるようになり，左足の靴下と靴を一人ではけるようになった（写真 4）．車椅子座位を想定し端座位でも着脱できるようになった（写真 5）．

事例紹介 2　アテトーゼ型

年齢

小学 5 年生の B 君

出生歴

在胎 40 週，3,236g で出生．日齢 3 日で徐脈，発熱．B 群溶血性レンサ球菌髄膜炎，肺血症を発症．MRI で側脳室前角近傍に囊胞病変が多発，両側基底核や視床腹外側核は T1 で高信号であった．0 歳時より地元の療育施設でリハビリテーションを開始．就学後より病院でのリハビリテーションを開始した．

家族

父，母，本児，弟．

評価

GMFCS：V（手動車椅子で移送される），MACS：IV（対象物をかなり環境調整し限定された場面で簡単な動作ができる），CFCS：II（受身的だが慣れた相手であればアイコンタクト可能）．活動意欲に伴い緊張の亢進と不随意運動が出現し，非対称性が増加した（写真 6）．下肢をベルトで固定すると上半身を左右へ側屈し，上肢を固定すると下肢の屈伸の不随意運動が出現した．食事は全介助で，ときどきむせるため，徒手的に顎引き位に誘導するなど誤嚥に注意が必要であった（写真 7）．コミュニケーション手段は 2 択であれば選択できるが，リーチのタイミングがあわず，正解にバラつきがあった．また，ひらがなに興味があった．今回，食事介助量の軽減を目的に 8 週間の集中リハビリテーション入院となった．作業療法は週 6 回，1 回 1 時間，3 カ月実施した．

母への聴取で COPM を行い「一緒にスプーンを持って食べる」が遂行度，満足度ともに 1 であった．

利き手は左で，重心は右側であった（写真 8）．非対称姿勢が強く，運動開始時に肩を挙上，肩関

用語解説 2

B 群溶血性レンサ球菌髄膜炎	膣内に常在することのある細菌で，妊婦以外では，膀胱炎などの尿路感染症でも起こさない限り問題にならないが，出産時に B 群レンサ球菌が膣内に存在すると，生まれる新生児に敗血症，髄膜炎，肺炎などの重症の B 群レンサ球菌感染症を起こすことがある．
肺血症	何らかの感染症を起こしている細菌などが増殖して炎症が全身に広がり，その結果，重大な臓器障害が起きて重篤になっている状態．

節外転，頭頸部は右側屈し，上肢には不随意運動があり意図した場所にリーチできなかった．右上肢は引き込むか，テーブルに引っ掛けて本児なりに自己調整していた．介助にて左手を前に出すように誘導すると，緊張し，抵抗が強まった．

統合と解釈

　アテトーゼ型の特徴として，課題への意図，計画とともに不随意運動が出現した．不随意運動を徒手的に抑えようと対称的な姿勢に誘導すると，抵抗はより強まった．その反面，本児の動きに合わせて，動きの範囲を狭める介助であれば対称的な姿勢に近づけても受け入れ良好であった．特にスプーンを口に近づけるよりも口をスプーンに近づける動作のほうが不随意運動は減少した．アテトーゼ児の場合，課題を通して，手足末梢の感覚情報に注意を向け，自身の身体の動きを自己調整し，環境に適応していく必要がある．スプーンや鉛筆などを用いて手足末梢からの感覚情報を手がかりに体幹中枢の動きの制御を促進することとした．

目標

　スプーンを一緒に持って，介助に協力して食べられる．

介入

　反り返りと不随意運動を減らすには，体幹前面を支持面として安定させ（写真9），手足末梢から感覚情報を取り込みながら，意図した作業の中で自己調整する必要がある．過剰な肩関節外転が頭頸部側屈を助長するため，ベルトで運動を中間範囲に限定し，両側肘関節屈曲位での上肢支持による姿勢保持ができるように自己調整を促した（写真10）．食事場面では，わずかでも頭部を前方へ制御するよう口から離してスプーンを提示した．また，スプーンは固い素材だと握り込んだとき，緊張を緩めることができなかったため，柔軟性があるホースグリップで把握支持面のフィッティングを高めた（写真11）．作業療法場面で発見した本児の特徴を母に伝達し，実際に試してもらった．最初は

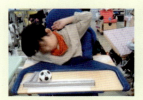

写真6　活動に伴い不随意運動が出現

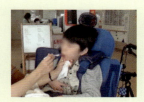

写真7　食事は全介助

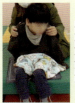

写真8　端座位の様子と座圧

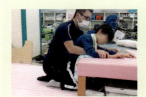

写真9　体幹前面を支持面した膝立ちでの上肢操作

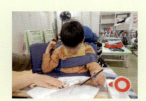

写真10　運動範囲を制限し，肘関節屈曲位での上肢操作

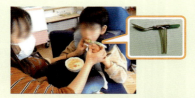

写真11　頭を前方へ誘導し，柔軟性があるホースグリップを使用した食事場面

うまくできず，諦めてしまうことがあった．何度も励ましながら繰り返す中で一緒に持って食べたほうが本児が取り込むタイミングを自己調整でき，むせることが少ないことがわかった．それからは毎日母の半介助でうまくごはんが食べられるようになった．母の希望により，学校の先生にも見学してもらい，継続して学校でも取り組めるよう伝達した．

結果

母の介助に協力して，スプーンを一緒に持って全量食べられるようになった．COPMでは「一緒にスプーンを持って食べる」は遂行度，満足度ともに8へと向上した．退院後はひらがなからカタカナに興味を示し，地元の施設や学校でも継続的に取り組んでいる．

4 老年期領域（認知症）

学習目標
- 認知症のADLの特徴とその評価を説明できる．
- 認知症のADLの介入方法を説明できる．
- 生活行為の工程分析から介入方針を列挙することができる．

Question
- 認知症（特にアルツハイマー型認知症）のADLはどの項目から低下するか？
- ADLへの介入方法にはどのような方法があるか？

老年期領域のADLの特徴

1. 老年期領域のADLの特徴

- 老年期の一般的な身体機能の変化として，感覚・知覚機能，自律神経機能，運動機能，平衡感覚，反射機能などの低下が起こる．結果として，ADLの遂行速度が遅くなったり，判断力が低下したりして他者からの援助が必要になり始める．
- 老年期のADL低下の背景には，身体機能や認知機能の低下だけでなく，精神面・社会環境の影響がある．筋力などの身体機能や認知機能が低下すると活動性が低下して，精神的にも塞ぎ込みがちになる．そうすると他者とコミュニケーションをとる機会も失われ，ますますADLが低下する．

2. 認知症のADLの特徴

- 認知症のADL障害は，明らかな運動障害や感覚障害を伴わないことが一般的である．従来，失行失認などとよばれた固有の局所病変に呼応する症候も含まれており，基本的には認知機能の障害によって引き起こされる生活の障害である[1]．
- 生活行為そのものの遂行は本人一人でできる能力を有していながらも，「排泄の後始末が不十分」「食器洗いでの洗剤の洗い残しがある」「妄想によって服薬を拒否する」「幻覚による恐怖心によって生活全体に影響がある」など，生活をしていくなかで「生活のしづらさ」がある認知症症例も多い．そのため，認知症のADL障害は，単なる動作障害ではなく，多要因から影響を受ける生活の障害として考える．

3. ADLの臨床経過

- 認知症を呈す疾患として最も多いとされるアルツハイマー型認知症のADLの臨床経過として，軽度の段階ではIADLから緩徐に障害され始める．中等度になると，BADLが低下し始め，BPSD (behavioral and psychological symptoms of dementia) の著明な増悪が加わることでADL障害が一気に加速する．そして，重度から最重度にかけて，BPSDが少しずつ沈静化するに伴い，ADL障害の進行は再び緩やかになる（図1）[2]．
- ADLの障害は，認知症の前段階とされている軽度認知障害（Mild Cognitive Impairment：MCI）の時点からすでにIADLの一部の工程が少しずつ障害され始める．特に，金銭管理や服薬管理から低下し始める[3]．中等度の時期では，排泄，更衣，清潔管理といったADL障害が著明になり，重度以降では，基本動作や食事動作の能力が失われ始め，残存するADLはわずかとなる．このような経過をたどることが多い．
- しかし，中等度や重度の時期においても，IADLのすべての項目ができなくなるわけではなく，一部の工程は残存していることもあるので，その点は個別の直接観察評価が重要となる．
- その他にも，認知症の場合では，評価対象が高齢者であることが多いことから，性別によってADLの障害される順序も異なることがある．例えば，料理や洗濯などのIADLでは男性は病前から自立していない場合がある．そのため，病前の生活状況も考慮するとよい．

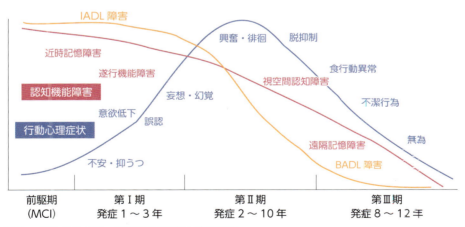

図1　アルツハイマー型認知症の症状と臨床経過
軽度の段階ではIADLが緩徐に障害され始める．中等度になると，BADLが低下し，BPSDの著明な増悪が加わることでADL障害が一気に加速する．そして，重度から最重度にかけて，BPSDが少しずつ沈静化するに伴い，ADL障害の進行は再び緩やかになる．

6章　各領域の臨床における ADL 評価・介入の特徴と事例

ADL に対する評価，介入方法

- 「第 5 章　疾患別の ADL　6．認知症」において各評価尺度や介入方法の概要は説明しているので参照してほしい．この項では，臨床場面と直結する直接観察法の工程分析とその結果を活用した介入方法について事例を通して紹介する．

1．評価および介入のポイント

- 各種評価尺度を用いて ADL の全状況を把握する場合，面接の際に実施すると目標とする生活行為以外の情報も確認できる．

1）工程分析の実施

- 目標設定を行い，特定の ADL に焦点を当てることができれば，次にその ADL の工程分析を行う．評価者が対象者の生活行為を直接観察し，工程ごとに分け，それぞれの工程ごとの自立度・介助量を評価する．工程分析の評価は表 1 のように，直接観察を用いて実施すれば臨床で活用できる．

- これらの生活工程分析における評価も，障害されている工程がどのような要因で障害されているのか，手順の障害なのか，保続なのか，道具の使い方の誤りなのか，といった質的な障害の特徴までは区別できないため，評価者による観察が重要である．

- 障害されている要因を推測するには，①行動開始（覚醒，意欲，うつ），②計画・準備（時間管理，物品・場所認知），③遂行（物品の認知・適切な物品使用）など，認知機能や心理症状などの各水準に応じて要因を推測する．

- 例えば，「電話を掛ける」では，電話機を手にする（探す），通話ボタンを押す，番号を押す，相手と話す，という工程が続く（図 2）．その工程の中で，「番号を押す」という③遂行の工程が障害されているのであれば，それは作業記憶の低下や，処理速度の低下が原因で番号を手際よく押すことができない，などと工程障害とその背景要因を推測できる．電話機を手にする（探す）という②計画・準備の工程が障害されてい

表 1　歯磨きの各工程とその自立度（介助量）
工程分析の評価によって，どの工程に介助が必要なのかを詳細に明らかにできる．特別な評価尺度がなくとも，この表のように動作ごとに分析は可能である．

歯磨き	自立	修正自立	言語・非言語 手がかり	身体誘導	身体介助 軽度／中等度／重度		全介助 協力的	全介助 非協力的
歯ブラシを手に取る	○							
歯磨き剤をつける			○ ふたの開け方がわからず，声かけが必要					
歯を磨く	○							
口をゆすぐ	○							
水を吐く	○							
歯ブラシを洗い片付ける			○ 歯ブラシを置く場所がわからず，指差しが必要					

工程ごとに何ができないか明らかにする

老年期領域（認知症） 4

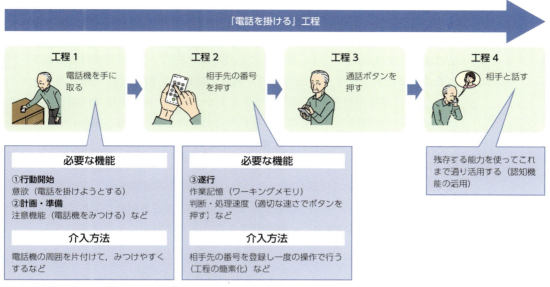

図2 電話を掛ける工程で必要な機能とその障害の介入方法

表2 工程分析を用いた介入戦略5パターン

①残存している工程や認知機能の活用・代償	②反復技能練習	③物理的環境介入	④人的環境介入	⑤家族・介護者への支援教育
・残存している工程はそのまま実施 ・工程を簡素化する（例；電話を掛ける工程で，相手先の電話番号を1つのボタンで完結させる）	・残存している工程は原則対象者1人で実施させ，できない工程は最小限の介助で実施 ・介助はエラーが起きたその瞬間を狙って実施（言語指示もしくは実演） ・できる限り誤りなし学習で実施	・部屋の片付け，食器棚の整理整頓，冷蔵庫の中をトレーや仕切りで用途・食材ごとに仕分けする，衣装ケースにラベリングをする，洗濯機のボタンに順番の番号を貼る，など認知機能障害の代償	・できない工程だけを家族等の介護者に実施させる ・服薬後の確認など，見守りも含めた介入を指す ・フォーマル，インフォーマルな資源利用※	・接し方の工夫・提案や，サービスについての提案 ・ADL上の環境調整，直接介助の際の注意点などを，家族・介護者と相談して決定

※フォーマルな資源：訪問リハビリテーションやデイケアなど．インフォーマルな資源：地域活動参加や親戚からの援助など．

るのであれば，それは注意障害で電話機をみつけることができないのか，もしくは，①の行動開始の工程の障害で，意欲の低下のために電話を掛けようとしないのか，なども背景要因を推測できる．

2）工程分析を用いた介入戦略
- 介入戦略は工程分析の結果に基づき，①残存している工程や認知機能の活用・代償，②反復技能練習，③物理的環境介入，④人的環境介入，⑤家族・介護者への支援教育の5つのいずれか，もしくは組み合わせたものを対象者の能力，環境の状況によって介入者が選択し実施する（表2）．

臨床実習やOSCEにつながるヒント

- 認知症を呈す疾患の多くは，重症度に応じた現実的なADLの再獲得を目指す必要があるため，まずは疾患の知識や現在の重症度，目標として挙げられたADL項目の再獲得が可能な段階かを考えよう（例；中等度以降の段階では独力で服薬・金銭管理のすべての工程を行うことは難しい可能性が高い）．
- 認知症を有していても，家族・介護者を含めた目標の設定は大切であるため，COPMやADOCは使用したほうがよい．
- 介入戦略の5つの手段は認知症だけでなく，高次脳機能障害等，認知機能に障害を有する対象者すべてに応用できるため，その内容を理解しておこう．
- 作業療法の介入効果判定となる評価尺度を取り入れておくことは必須である．

文献

1) 朝田　隆：認知症の最新知識と作業療法（第3回）「認知症の生活障害」の考え方と科学的取り組み．作業療法ジャーナル，46（12）：1542-1547，2012．
2) 西川　隆：Alzheimer病 4) 症状と臨床経過．神経内科，72（6）：277-283，2010．
3) 堀田　牧・他：アルツハイマー病患者のADL障害．老年精神医学雑誌，28（9）：984-988，2017．

事例紹介

ADL に対して成果を上げるには，対象者のこれまでの生活の文脈・課題に焦点を当て，活動・参加レベルの目標を立てた目標指向型の介入を実施する．以下に事例を紹介する．

対象者情報

80 歳代，キーパーソンである娘と同居しているが，娘は日中仕事に従事している．現病歴としてX-3 年にアルツハイマー型認知症と診断，X 年 Y-4 月に腰椎圧迫骨折にて回復期リハビリテーション病棟に入院，同年 Y 月に退院し，退院後 1 週間から在宅にて，週 2 回，1 回 40 分で評価・介入を実施した．

初期評価（目標とする生活行為の決定）

▶作業療法面接

初回訪問時に本人および家族同席のもと目標設定のための面接を実施した．家族・本人からは入院前の生活状態に戻りたいという要望が聞き取れ，入院前の役割・ADL 状況と現在の ADL 状況について，評価した．基本的 ADL について排泄・食事は自立していたが，それ以外は何らかの介助が必要であった．Lawton の IADL 尺度は 3/8 点であった．

COPM では，家族・本人より入院後，「身体が弱くなっており，動かなくなるのが不安」であること，娘・息子からの本人への安否確認のための「携帯電話」を使用していたがその使い方を忘れたとされ，身体面は理学療法士が介入し，作業療法士が介入する ADL を「電話」と決定した（表 3）．

初期評価時の各項目の得点およびキーパーソンの娘による評価としての満足度・遂行度は，「電話」が 2/10 点，1/10 点であった．

▶工程分析による ADL 評価

「電話」では，「電話機を手にする」「通話ボタンを押す」「掛けたい番号に掛ける」の工程ができなかった．家族からは，仕事終わりに買い物などの必要な用事について互いに電話を掛ける習慣があったこと，日中独居になるため隣県に暮らす息子の家に電話を掛けることができてほしいとの希望があった．

表 3　目標とした生活行為とその内容について

目標とした生活行為	生活行為の改善を目標とした項目とその介入内容について	
電話を掛ける	目標とした下位項目	「電話機を手にする」「通話ボタンを押す」「掛けたい番号に掛ける」
	介入内容	携帯電話での簡易呼び出しキーを設定し手順の簡素化（①），携帯電話の設置場所の一定化（③），電話を掛ける・とるの反復練習（②），同じ時間に娘・息子から電話を掛けてもらう（④），電話使用方法についての張り紙の作成（⑤）．

①：残存している工程や認知機能の活用・代償，②：反復技能練習，③：物理的環境介入，④：人的環境介入，⑤：家族・介護者への支援教育．

▶認知機能と BPSD

認知機能については MMSE が 15/30 点で，遅延再生，日時の見当識，計算課題で減点され，軽度の認知機能障害が認められた．各評価結果を**表4**に示す．

生活行為工程分析結果に基づいた介入戦略について

介入戦略は，工程分析の結果に基づき，①残存している工程や認知機能の活用・代償，②反復技能練習，③物理的環境介入，④人的環境介入，⑤家族・介護者への支援教育の5つのいずれか，もしくは組み合わせたものを実施した．

「電話」に対しては，携帯電話での簡易呼び出しキーを娘・息子に設定し，手順を簡素化（介入戦略①）し，携帯電話の設置場所をリビングの机の上に一定化（充電場所）する環境調整（介入戦略③），（介入時に携帯電話の使用目的を伝えたうえで）電話を掛ける・とる練習の反復（介入戦略②），娘との練習にも活用できるように使用方法について記載した張り紙の作成（介入戦略⑤），同じ時間に娘・息子から電話を掛けてもらい練習の機会を作る（介入戦略④）を実施した．表3に介入内容のまとめを示した．

介入経過，再評価

「電話」については，携帯電話での簡易呼び出しキーを娘・息子に設定し，活用時の工程を簡素化すること，電話の呼び出し音が鳴った際に本人が注意を向けやすいようリビングの机の上に携帯電話を充電器とともに設置した．机の上には，娘とともに作成した携帯電話の使用方法を記載した紙を置いた．介入時には，目標・目的を伝えたうえで電話を掛ける・とる練習の反復を毎回行った．

具体的には，「携帯を開く→娘につながる1のボタンを押す→電話マークを押して電話を掛ける」の工程の練習を繰り返した．その際，介入者が口頭で伝えながら見本を工程ごとに示し，エラーレス学習を行った．使用できた際にはその都度，褒めるなどポジティブなフィードバックを行った．2週間後には電話に出ることは失敗なくできるようになった．電話を掛けることについては，再評価時の観察場面では失敗なく実施できていた．

その他の評価尺度得点の変化について，PSMS（Physical Self-Maintenance Scale）[※]は入浴など基本的 ADL の能力が改善したが，IADL の得点は変化がなかった．

表4　症例の各種評価結果

	ベースライン （初期）	介入後 （1か月後）
Lawton の IADL 評価尺度（8点中）	3	3
MMSE（30点中）	15	16

・満足度，遂行度は本人および家族とともに評定．

[※]PSMS（Physical Self-Maintenance Scale）：患者の普段の様子をよく知る家族や医療・介護従事者などに，「排泄」「食事」「着替え」「身繕い」「移動能力」「入浴」の6項目（基本的 ADL）について5段階で聞き取り，評価するものである．得点が高いほど自立度が高いことを示す．

ADLが改善したことについての考察

軽度から中等度AD（Alzheimer's disease）の患者に対して，誤りなし学習を月いた生活行為の再学習効果は示されており，工程が少ない課題のほうが学習しやすい．「電話」において，使用手順を簡素化する環境設定と誤りなし学習を用いた反復練習によって手続き化できたためと考えられた．本人にとって愛着のある対象者（娘・息子）が電話に出ることは，練習に対して動機付けされた要因であったと考えられる．

対象者自身・家族と目標を共有したことも改善効果に影響を与えた可能性が考えられる．対象者自身・家族とともに決定した個別化された目標は，対象者を主体的に介入に参加させやすくし，介入効果も期待できるとされている．

索 引

あ

アカデミックスキル	308
アテトーゼ型	314, 318
アドヒアランス	89

い

育児	84
意志質問紙	211
意思伝達装置	114
移乗	33
移動	37

う

運転支援	107
運転適性	108
運転補助装置	110
運転免許制度	111
運動分析	149

え

栄養管理	93
栄養指標	97
栄養障害	94
エップワース眠気尺度	69

お

起き上がり	26
オストメイト	63

か

介助歩行	38
介助用ベルト	36
階段昇降機	191
改訂版 Frenchay Activities Index 自己評価表	165
買い物	81

拡大・代替コミュニケーション	112
課題指向型運動練習によるスキル構築	282
換気障害	253
間質性肺疾患	250
関節リウマチ	243

き

記憶障害	275
気管切開下陽圧換気	268
基礎的環境整備	310
機能的自立度評価法	154
基本的 ADL	46
基本動作	20
吸盤付きブラシ	220
競技スポーツ	130
競技用車椅子	132
興味チェックリスト	211
筋萎縮性側索硬化症	267

く

車椅子移動	41
車椅子介助	43
車椅子駆動	37
車椅子とよ	40
車椅子の構造	40
車椅子の種類	40
車椅子の寸法	41
クロックポジション	116

け

経静脈栄養	94
頸髄損傷	229
携帯用会話補助装置	113
経腸栄養	94
痙直型	312, 317

ケニー身辺処理評価	164

こ

更衣	53
公共交通機関の利用	101
高次動作性障害	276
行動心理症状	276
合理的配慮	310
呼吸器疾患	249
国際協調運動失調評価尺度	270
国際生活機能分類	9
子どものための機能的自立度評価法	163
コミュニケーション	111
コミュニケーションと交流技能評価	211
コミュニケーションボード	115

さ

サイドケイン	39
作業遂行歴面接	212
作業選択意思決定支援ソフト	144
作業に関する自己評価	211
座薬挿入器	236

し

刺激統制法	70
失行	276
している ADL	11, 143
自動車の運転	105
尺側偏位	244
シャワー椅子	226
就学	122
習得的アプローチ	173, 180
就労	117
就労移行支援	119

就労支援 120
手段的 ADL 5
手段的 ADL 尺度 166
手動運転装置 110
授乳 86
障害高齢者の日常生活自立度（寝たきり度） 161
障害者雇用 119
生涯スポーツ 130
昇降椅子 188
食具 218
食事 46
食事の発達 47
職務施行法 121
シルバーカート 82

す

遂行分析 150
睡眠 66
睡眠制限法 70
スピーチエイド 114
スピーチカニューレ 113
スライディングシート 24
スロープ 188
スロープの勾配 43

せ

生活関連動作 5
生活行為向上マネジメント 174
整容 51
脊髄小脳変性症 270
脊髄損傷 229
脊髄損傷患者の可能な ADL 239
舌接触補助床 114
洗濯 77
前方アプローチ 33

そ

掃除 77
側方アプローチ 33
ソックスエイド 59, 247

た

代償的アプローチ 173, 185
大腿骨頸部骨折 240
多剤併用 90
立ち上がり 29
多点杖 39
短期目標 171
段差解消機 188

ち

注意障害 275
中心静脈栄養 96
長期目標 171
調理 73
治療的アプローチ 173, 178

つ

杖 39

て

できる ADL 11, 143
手すり 188
電気式人工喉頭 113

と

トイレの環境 61
統合失調症 299
動作分析 149
導尿カテーテル 235
トランスファーボード 36

な

長柄ブラシ 66, 247

に

日常生活用具 193
入浴 63
入浴用リフト 236
人間作業モデル 210
認知機能障害 274

認知行動療法 208
認知症 274, 322
認知症高齢者の日常生活自立度 162

ね

寝返り 22

の

脳血管障害 216, 289
脳性麻痺 311

は

パーキンソン病 264
バーセルインデックス 160
肺癌 250
排泄 59
バスボード 66
バスリフト 66
場面設定法 121
パラスポーツ 131
バリアフリー法 103
万能カフ 234

ひ

非侵襲的陽圧換気 268
ピッツバーグ睡眠質問票 69

ふ

プール活動レベル 201
服薬管理 89
服薬支援ロボット 93
不眠重症度質問票 69
分析的アプローチ 149

ほ

ポータブルスプリングバランサー 234, 268
ポータブルトイレ 61
歩行器 190
補高便座 247

歩行補助用具	190
補装具種目	193
ポリファーマシー	90

ま

マウススティック	237
末梢静脈栄養	96
慢性閉塞性肺疾患	249

も

目標設定	171

や

役割チェックリスト	211

よ

余暇活動	126
抑速ブレーキ付歩行車	272

ら

ライフスキル	308

り

リーチャー	59, 247
リフト	36, 236

る

ループ付き靴下	235
ループ付きタオル	66

れ

レバー式ドアノブ	247

ろ

老研式活動能力指標	165

わ

ワンハンド爪切り	221

数字・欧文

2点歩行	38
3点歩行	38
4点杖	39
ADL	4
Aid for Decision making in Occupation Choice（ADOC）	144
ALS	267
ALS 機能評価スケール改訂版	267
A-ONE	206
APDL	5
ASIA の機能障害スケール	230
Assessment of Communication and Interaction Skills（ACIS）	211
Assessment of Motor and Process Skills（AMPS）	151
Augmentative and Alternative Communication（AAC）	112
BADL	5
Barthel Index	160
Canadian Occupational Performance Measure（COPM）	166
CBT	208
CI 療法	198
class 分類	244
CO-OP	203
COPD	249
DAD	278
Disability Assessment for Dementia（DAD）	277
Epworth Sleepiness Scale（ESS）	69
Evaluation of Social Interaction（ESI）	152
FIM	154
Frankel 分類	230
HAQ	244
Hoehn-Yahr 重症度分類	264
IADL	5, 73
IADL scale	166
ICF	9
ICF-CY	308
ICIDH	9
Insomnia Severity Index（ISI）	69
International Cooperative Ataxia Rating Scale（ICARS）	270
Katz Index	160
Kenny self-care evaluation	164
MAL（Motor Activity Log）	201
Management Tool for Daily Life Performance（MTDLP）	174
mMRC 息切れスケール	250
Model of Human Occupation（MOHO）	210
NPPV	268
Occupational Performance History Interview（OPHI-II）	211
Occupational Self Assessment version 2（OSA-II）	211
PADA-D	278
PAL（Pool Activity Level）	201
Pittsburgh Sleep Quality Index（PSQI）	69
PPN	96
Process Analysis of Daily Activity for Dementia（PADA-D）	277
PSB	234
PSMS	328
PULSES profile	164
QOM（Quality of Movement）	201
Scale for the Assessment and Rating of Ataxia（SARA）	270
SCD	270

Skill-Building through Task-
Oriented Motor Practice
（STOMP） 282

Steinbrocker の stage 分類 244

The Dementia Assessment
Sheet for Community based
Integrated Care Systeme-21
（DASC-21） 278

TPN 96
TPPV 268
T 字杖 39

Voice Output Communication
Aid（VOCA） 113

Volitional Questionnaire（VQ）
211

weeFIM 163
Zancolli の分類 230

最新作業療法学講座
日常生活活動（ADL）　　　　　　　　　ISBN978-4-263-26722-6

2025年2月10日　第1版第1刷発行

編著者　小　川　真　寛
　　　　白　井　はる奈

発行者　白　石　泰　夫

発行所　医歯薬出版株式会社

〒113-8612　東京都文京区本駒込1-7-10
TEL. (03)5395-7628（編集）・7616（販売）
FAX. (03)5395-7609（編集）・7663（販売）
https://www.ishiyaku.co.jp/
郵便振替番号 00190-5-13816

乱丁，落丁の際はお取り替えいたします　　　印刷・木元省美堂／製本・榎本製本
© Ishiyaku Publishers, Inc., 2025. Printed in Japan

本書の複製権・翻訳権・翻案権・上映権・譲渡権・貸与権・公衆送信権（送信可能化権を含む）・口述権は，医歯薬出版㈱が保有します．
本書を無断で複製する行為（コピー，スキャン，デジタルデータ化など）は，「私的使用のための複製」などの著作権法上の限られた例外を除き禁じられています．また私的使用に該当する場合であっても，請負業者等の第三者に依頼し上記の行為を行うことは違法となります．

JCOPY ＜出版者著作権管理機構 委託出版物＞
本書をコピーやスキャン等により複製される場合は，そのつど事前に出版者著作権管理機構（電話 03-5244-5088，FAX 03-5244-5089，e-mail：info@jcopy.or.jp）の許諾を得てください．